話在心‧口難言

運動性言語障礙的理論與實務
Motor Speech Disorders

鄭靜宜 著
(Jing-Yi Jeng)

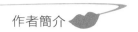

作者簡介

◆ 鄭靜宜

‧學歷：美國威斯康辛大學麥迪遜校區溝通障礙學博士
　　　（University of Wisconsin-Madison, Department of
　　　Communicative Disorders, Ph.D.）
‧現職：國立高雄師範大學聽力學與語言治療研究所教授
‧經歷：國立台南大學特殊教育系副教授
　　　國立台北護理學院聽語障礙科學所兼任教授

推薦序

....

　　鄭靜宜教授所著之《話在心・口難言：運動性言語障礙的理論與實務》，是台灣第一本原創的運動性言語異常專業書籍。鄭教授在美國威斯康辛大學麥迪遜校區主修運動性言語障礙，修習多門運動性言語障礙相關專業課程。其博士論文指導教授為著名之運動性言語障礙學者 Gary Weismer 博士。鄭教授在 Weismer 博士嚴謹的科學訓練下，完成華語腦性麻痺者之言語清晰度及聲學特性博士論文。鄭教授回台先後於台北護理健康大學及高雄師範大學聽語研究所教授運動性言語異常課程，並從事本土化運動性言語障礙研究。她將紮實的運動性言語障礙基礎訓練，融合本身的教學與研究經驗，寫出具本土性之運動性言語書籍，很令人信服。

　　台灣相關專業人員目前使用的運動性言語障礙參考書籍均為國外學者所著，其中不乏該領域著名學者。由於語言、文化及種族的差異，國外運動性言語障礙個案的言語特性、評估工具及介入模式與國內者有所不同，以致臨床應用常遇到困難，影響運動性言語障礙評估的精確性及治療的成效。有鑑於此，鄭靜宜教授從本土化角度撰寫此書，有系統的介紹言語神經生理基礎、運動性言語障礙評估方法、吶吃類型及生理病變機轉、吶吃言語特徵及介入方法、言語失用症。在吶吃類型及言語失用症的篇章後面均附個案研究及思考問題，提供讀者各類型運動性言語障礙臨床處置實例，並導引讀者做臨床決策。此外，鄭教授於本書更另立章節，介紹運動性言語障礙的各種研究方法，以及如何進行以實證為導向的臨床實務。這些內容，可以教導相關專業人員以及研究生做運動性言語障礙研究，以及以科學方法擬訂有效的治療策略。此外，鄭教授更自行開發運動性言語功能評估表、各種華語言語評估工具、華語言語測試材料等，刊於本書附錄，提供語言治療師本土化運動性言語障礙評估工具及治療教材做臨床使用。

　　本書完整介紹運動性言語障礙的理論與實務，應用價值高，可當作工

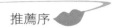

具書，放在身邊隨時查閱。極適合語言治療師、醫師、研究生以及相關專業人員使用。我極力推薦此書。

盛華

國立台北護理健康大學聽語障礙科學研究所

2013.7.13

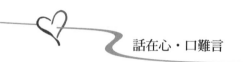

自序

●●●●●●●●●●

　　算一算時間《話在心・口難言：運動性言語障礙的理論與實務》這本書已經折磨我約有十年的時間，最近終於可以把它出版，覺得很開心。對於「話在心，口難言」的情況，有人會質疑幾乎所有「神經性語言／言語障礙」不是都如此嗎？大家都知道「神經性語言／言語障礙」主要包括失語症和運動性言語障礙。「失語症」的情況是心裡有想法，但因為腦部語言區受損，無法將「想法」轉換成「話語」，因為尚未成話語，所以是「想在心，語難盡」的情況。而「運動性言語障礙」則是由於運動神經的損傷，造成言語運動機制無法為大腦語言區服務的情況，無法順利執行腦部語言區發出有關言語動作的指令，就會產生心裡明知想說出的話語是什麼，然而卻無法說出口的情形，就明明心中的耳朵都聽到自己想講的話，但就是「話在心，口難言」，真可謂「一言難語」啊。

　　有人問我為什麼要寫這樣一本主題似乎較為冷僻的書呢？主要原因是目前國內這方面的中文書籍幾乎沒有，這方面的研究也很稀少，然而在臨床上這種言語障礙的出現率卻是蠻高的，對於患者的溝通障礙似乎大家也習以為常，不知道可以改善，也沒想去改善，更無法體會到他們經歷到的人際溝通的痛苦。寫這樣主題的書籍一來可以喚起大家對於這種言語障礙的重視，對患者的障礙有更深一層的認識；二來是推廣對於運動性言語障礙的語言治療，希望多少可以對運動性言語障礙者的溝通困境有些幫助。本書的預定讀者群主要是語言治療師或是想成為語言治療師的學生，或是患有運動性言語障礙的病友與家人。希望他們可以藉由閱讀這本書得到一些相關知識，或是成為語言治療師們在設計語言治療活動或訓練時的靈感泉源。

　　這本書共有十六章，前面部分是在介紹吶吃，言語失用症的介紹則放在後面，用兩個章節來討論。第 1 章是導論，第 2 章介紹運動神經的生理

機制，接著介紹運動性言語障礙評估的方法，其後的六章主要是根據吶吃的分類，一章介紹一種吶吃類型，皆是先說明生理病變、吶吃言語特徵，之後討論介入的方法。第 11 章是將吶吃介入的方法做統整討論。第 12 章主要介紹腦性麻痺造成的吶吃情況，稱為「發展性吶吃」。第 15 章介紹運動性言語障礙常用的研究方法，第 16 章則是討論臨床實務以實證為本（EBP）的課題。本書之後的附錄共有十四個之多，除了附錄 1 以及短文練習材料部分的「北風與太陽」、「是誰敲門？」短文以外，其餘的言語材料都是我絞盡腦汁的原創成果，除了提供我無盡語文創造力一個宣洩的出口，當然最主要是希望能成為語言治療師們設計語言介入活動的材料資源庫，提供給大家一些靈感或想法，也希望大家可以依樣畫葫蘆，更上一層樓，能自行開發出更豐富的介入材料或評估工具。我一直相信語言治療是言語科學與藝術的結合，語言治療的藝術是需要用心領悟的，由求「真」開始出發，接著求「善」的效能，最後到達「美」的境地。

　　本書的出版要感謝心理出版社的洪有義董事長和林敬堯總編的支持與信任，以及李晶小姐的細心校對與勘誤。匆匆付梓，疏漏筆誤在所難免，希望各位讀者們不吝指正。語言治療之道無他，唯「勤」與「情」而已，共勉之。

鄭靜宜
2013 年夏於高師大

目次

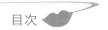

圖次

表次

chapter ① 何謂運動性言語障礙？

➤➤ 說話的歷程

乍聽「運動性言語障礙」（motor speech disorders）一詞可能會給人丈二金剛摸不著頭腦的感覺。什麼是「運動」（motor）？什麼是「言語」（speech）？「言語」與「語言」（language）有何不同呢？「運動」又和「語言」有什麼關係呢？又為何「意在心，口難開」、「有口難言」？「說話」不是很簡單的事嗎？怎麼會變成是一件辛苦費力的事呢？為何有些人生病後說話變得很不清楚？

要瞭解什麼是「運動性言語障礙」，首先要對言語的產生過程有一些認識。言語產生的過程看似簡單，因為說話這件事絕大多數的人都會，但其內在深層的心理、神經運作歷程卻是十分複雜。現在我們先將問題簡單化，將語言產生的歷程看做是一條河流，將此河流切成三部分：上游、中游與下游，也就是將語言產生歷程簡單地分為上游機制、中游機制與下游機制（見圖 1-1）這三個部分來看。水都是由上往下流的，也就是由上游流

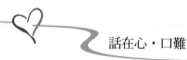

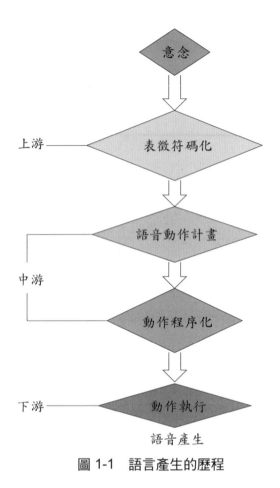

圖 1-1　語言產生的歷程

往下游；說話歷程亦是如此，先由上游機制處理，經過中游機制，再到下游機制。若將說話的過程簡單地分上游、中游與下游三部分，而這三部分機制的運作又是如何呢？

■ 說話的上游機制

　　相較於一些基本的簡單感覺歷程，語言符號的運作是屬於一種高層次的認知處理歷程。我們之所以開口說話無非是為了表達一些想法或意念，

腦中的想法或意念需要先轉換成某一種語言的符號表徵，再由說話的器官來產生該語言相應的語音。所謂的「上游機制」即是語言符號表徵的形成，我們會將想表達的意念或想法變成欲表達某種語言的符號表徵，即所謂入碼（encoding）的歷程，讓某個意義用某一語言的某一種聲音來表示。同一個意思，在不同的語言中用來表達的語音也會有所不同。這個歷程是屬於認知性的心理語言運作歷程，也是我們平常所指狹義的「語言」（language）的部分。

每一種語言系統皆有屬於其語言獨特的語音、語意、語法與語用的符號表徵或規則，一種語言系統通常包括符號表徵系統和這些符號的組合規則。兒童從出生就開始學習自己母語的語言，學習該語言中某種語音和意義的連結關係，學習母語的語音、語意和語法規則，將母語內化為自己思考的符號表徵和自動化的言語運動習慣。語言上游機制的作用即是將個人想要表達的意念以某一種語言形式的符號來表示，即是將個人意念轉換成一連串語言單位的組合，如音素、音節和詞彙，以表達個人想傳達的意念，這就是意念或概念的「符碼化」（symbolization）過程。這符碼化過程主要涉及所使用語言之語意、語法與語音系統。一般語言學對於一個語言系統的分析通常也都會涵蓋這幾個部分，即語音、語法、語意與語用等方面，而這些也是一般語言學的領域範疇。人類的大腦中有一特化的模組，專門負責語言符號的處理，包括語言符號的解碼與入碼；簡言之，即是專門負責語言的理解與表達的模組（modality）。此模組一般統稱為語言區（language area），它位於大多數人左腦的布洛卡區（Broca's area）和威尼克區（Wernicke's area），此為語言上游機制之所在。若在這些區域受損則會對語言的理解與表達產生不利的影響，損害個人的表達或理解的功能。

■ 說話的中游機制

腦中意念經過上游機制的處理，轉換為相對應的符號表徵，就進入語言產生歷程中的「中游機制」，進行在動作執行前言語動作計畫的編排，

即計畫說話動作的組成和順序編排。言語動作是一種序列式（serial）的處理。由於人只有一張嘴巴，所有意念的表達無法在一時之間同時完成，需有「先來後到」的順序排列處理，按照順序一個音接著一個音地製造出來。說話語音動作順序的安排，除了需按照句意、句法規則外，還需安排到更詳細的言語相關系統的協調，和有關的肌肉、神經調節控制，這些運作需有程序化的控制。

　　語言產生的「中游機制」是有關說話動作的安排與規劃，其中主要又包括兩大部分：語音動作的計畫（planning）與動作的程序化（programming）。中游機制主要為言語動作的規劃與排序的歷程，其中動作計畫的位階又位在程序化之上。中游機制即是將想說的話語之「語言碼」轉換成執行說話動作的「程序碼」。動作程序包含了所有需要位移肌肉的位置和收縮強度以及其收縮時序的安排，以及各肌肉收縮或放鬆之相對時間的安排設定。這些時間參數的設定包括了各肌肉收縮或放鬆的開始時間和持續時長。而這些時間的參數設定均要考量到各個肌肉與結構之間收縮或放鬆的相對時間，即動作協調順序性的考慮與安排。對於一些個體本身已自動化的熟練動作可能就不需要再重新做細部規劃，只需做大略的動作成分組織與規劃即可。事實上，「說話」的動作屬於一種半自動化歷程，語句中的一些詞語的說話動作多已達自動化的程度。若語句中有些音段之言語動作已達自動化程度，動作的計畫就只需提取這些音段的動作命令程序，再將它們做序列性的排列和組織即可。

　　至於言語動作需要規劃到何種程度，則可能依照個體對該動作的自動化程度或熟練度而異。到底我們說話時，言語動作規劃的單位為何？是音素、音節、雙字詞、片語或是短句？動作規劃的單位是固定的或是隨著語詞的特性（如熟練度、句型）而有所不同呢？語詞的動作熟練性、語法功能等變項在言語動作的規劃上又是扮演何種角色呢？其實，目前我們對這些部分所知甚少，這些問題都有待未來的研究來解答。

　　語言產生的中游機制的任務是設定或是規劃動作相關肌肉的相對時序、順序、力道和速度等性質。一個動作的執行需要運動神經機制做細部規劃，

但是詳細到何種程度則未知。愈複雜的動作需要的規劃也就愈多，說話即為一種組成複雜的動作，而說出一個長句子比起只說出一個詞語的動作則又複雜了許多。實行動作規劃時，事實上其中有些動作參數的設定是隨著動作執行的步調自動配合改變，自由度不高。而其中也有些參數則可隨意志或喜好而自由改變，屬於可自變調整的參數，例如說話時為了強調句中某一詞語會提高這詞語的音量或音高，即屬於可自變調整的部分。因此一個人在說話時即使是說同一個語音，每一次言語動作實際執行的時間與空間皆可能有所差異，因為動作執行的計畫與程序會保留某一程度的彈性，以便在執行時可即時地做調整與修正。同樣說一句話，說者刻意地一個音節、一個音節慢慢地說出來時，就與一口氣快速的連珠砲動作程序有些差異，此兩種說話模式的動作大小幅度、速度和動作精準度，甚至動作計畫或程序化的單位（如音節數目）皆可能有所不同。總之，說話是一種目標導向的動作任務，可能動作目標一樣，但達成目標的方式卻有所差異。而達成目標的方式就需要專門的神經機制負責規劃，可見，語言中游機制運作是十分複雜的。

當計畫動作時，達成一個目的的動作方式通常有許多套，亦即一個有效動作目標的達成可有好幾種方法。換個角度來看，也就是神經系統中可能儲存著好幾套的動作程序備案，可隨時因應提供選擇使用或是臨時應急之用，當然也可能是由隨機應變式地即時產生。當然新的動作計畫也可由原計畫程序再經調整、修正或組合而成。當一個動作實行之時，系統通常會選取在當下效率高、較省力的動作計畫方案來執行。但若在執行受到阻礙時，就需改用其他的動作方案，例如當嘴巴需含著食物說話時，該動作和平常的說話動作即會有所差異。此時感覺回饋系統在動作程序規劃階段就扮演著重要的角色，感覺回饋系統可提供是否趨近目標的線索。因為動作監控系統需即時地去比對實際執行的情況與預期目標的差距，再去做動作計畫的調整與修正，以達成動作的目標。

運動神經系統動作的執行其實是很有彈性的，而非死板地一個指令接一個指令，如機器人般呆板地執行一個行動。有時在一些非典型正常的情

況下，需要依靠豐富的感覺回饋線索導引，即時性地修正動作計畫以達到預期目標，例如在口中咬著東西時，我們通常還是能產生清晰的話語。可見有一些動作參數是隨著執行動作的當下才產生的，動作計畫中是保有一些自由度的。因此一個言語動作的計畫與程序需要規劃到多詳盡的地步也是值得深思的問題。另一方面，愈熟練、達自動化的動作，愈不受個人意志的控制，動作序列經啟動後即自動完成，保有的自由度較小。有些說話的動作也有這樣的性質，例如一些個人口頭禪或咒罵語，常很不受個人意志控制地就如連珠砲地衝出口去。

言語動作執行的規劃屬於語言製造歷程中的中游機制，此歷程的存在是由一些言語失用症（apraxia of speech, AOS）患者的言語表現推論而得，例如有些「言語失用症」患者通常能說出簡單音節的組成詞，語音表現尚可，但若增加音節的數目或是提高語音組成的複雜度，他們的表現就會明顯變差，構音錯誤有不一致的現象。AOS 患者主要的困難是無法應付複雜的言語動作程序，無法產生正常流利的語音，可能出現一些語音的錯誤，即使個人想更正，卻也無法做到，這是在語言中游機制損傷的表現症狀。

■ 說話的下游機制

當言語動作做好計畫與程序化後就進入說話的「下游機制」階段，動作即將要執行演練出來。「下游機制」是最後說話動作實際執行（execution）的部分，說話動作命令發出後，需要由各相關肌肉收縮造成連續性動作，製造出語音。活化運動神經去支配（innervation）這些和構音、共鳴與發聲有關結構之肌肉，如呼吸與喉部的肌肉、下顎、雙唇、舌頭、軟顎、後咽壁等結構。這些結構肌肉的收縮，會造成聲源氣流快速地被規律或不規律地壓縮，而產生語音聲波，這些聲學信號傳送至接收者的耳中，被聽覺理解機制接收、處理與解碼（decoding），最後，訊息由「說者」傳到「聽者」，完成溝通的目的。此語言製造的「下游機制」就是我們平常所指的「言語」（speech）的部分，它並不包括高層次「語言」（language）

的運作，純粹是說話動作的執行歷程。「言語」是指去除高層次語言的部分。單純的「言語」即可被視為一種動作的執行，就如同我們彈琴、騎腳踏車、跳舞、游泳等的肢體動作一樣，需要連續性地運動相關的肌肉才行。而動作的執行主要是由運動神經系統負責去驅動或支配相關的肌肉群。下游機制主要包括呼吸、發聲（嗓音）、共鳴、構音，由這幾個結構之神經、肌肉的協調和運作執行說話的動作指令。有關運動神經系統的運作可詳見下一章。

■ 各機制間的協調合作

由以上說話歷程的「上游」、「中游」和「下游」機制的討論可知「說話」這件事的達成並不是件簡單的事。除了需要大腦語言區製造出符合於原說話者的意念、所使用語言的語法、語意的文句外，還需要一套良善的動作計畫，最後還需要掌管運動的神經系統支配這些與說話有關的生理結構，如呼吸器官、喉部、咽喉與口部構音子（articulators）等運動。運動神經系統與這些說話結構的關係就如同彈琴者的手與琴鍵的關係，需要在一個適當的時間用適當的力道彈奏出適當的音出來。運動神經系統的運作使各說話有關器官相互協調合作，製造出讓人可理解的語音信號出來。表 1-1列出各語言產生歷程階段的神經系統涉及機制、損傷後果與主要症狀。在此只是簡單地將語言產生歷程分為上、中與下游機制三個部分來瞭解，其實語言的製造過程所涉及的神經生理機制相當複雜，目前的研究也不斷地在探索之中。

若將「說話」比喻為一個交響樂團的演奏，成員們有一個共同想彈奏的曲子（意向符號化：上游機制）、一個樂譜、一個指揮家（計畫和編序：中游機制）以及數十個樂器演奏者（執行：下游機制）。這些機制必須一起在「時間」點上與「空間」上協調合作，共奏美妙的樂章。然而有時候這個交響樂團，雖然依照著樂譜練習良久（假設樂譜是沒問題的），可是依然無法奏出和諧優美的曲調來，無法順利的演奏，問題可能就出現在指

表 1-1　語言產生歷程的涉及機制、損傷後果與主要症狀

階段	區域	損傷後果	主要症狀
認知機制	腦皮質	MR、失智、TBI	智能障礙
上游機制 （接收）	左腦 威尼克區	接收型失語症、SLI	語言理解困難
上游機制 （製造）	左腦 布洛卡區	表達型失語症、SLI	語言表達困難
中游機制	左腦 布洛卡區	言語失用症	語音異常
下游機制	與言語有關的運動神經機制	呐吃、音聲障礙、唇顎裂等	言語的構音、發聲、調律等異常

揮家或是樂器演奏者身上，不是指揮家指揮不良就是演奏者樂器彈奏動作不佳。「運動性言語障礙」即是「說話」這個「交響樂團」的「指揮家」或是「樂器演奏者」出了問題，即說話歷程中的中游或是下游機制有了缺損，以至於出現荒腔走板、走音怪調、喃喃不清、語焉不詳的情況，讓聽者一頭霧水、無法理解與溝通。

➤➤ 運動性言語障礙的定義

「運動性言語障礙」是指和運動有關的神經性缺損，造成說話動作的計畫程序或神經肌肉等動作執行的失調，導致言語動作的障礙，使得言語清晰度降低，造成人際溝通方面的困難。常見於腦傷（brain injury）患者、中風、巴金森氏症（Parkinson's disease）、腦性麻痺（cerebral palsy, CP）的患者或是其他退化性神經疾患者。運動性言語障礙是由神經或肌肉性的損傷所造成，運動性言語障礙和失語症同屬於神經性溝通障礙（neurogenic communication disorders）。然而如同上一節所談到的，失語症是屬於語言上游機制的缺損造成，而運動性言語障礙是屬於語言中、下游神經機制的

缺損造成。

　　Duffy（2005）對「運動性言語障礙」所下的定義為「『運動性言語障礙』是指因為神經性的缺損影響說話運動的計畫、程序化或言語神經肌肉的控制或執行，導致言語異常，它包含『言語失用症』與『吶吃』（dysarthria）兩大類」。以下是 Duffy（2005）對「運動性言語障礙」所下的原文定義：

　　　　Motor speech disorders (MSDs) can be defined as speech disorders resulting from neurologic impairments affecting the motor planning, programming, neuromuscular control, or execution of speech. They include the dysarthrias and apraxia of speech. (p.6)

　　在此，Duffy（2005）對「運動性言語障礙」所下的定義是很清楚的，「運動性言語障礙」乃是導源於神經性的缺損，主要涉及言語製造歷程當中的言語運動計畫、程序化、神經性肌肉的控制或執行，亦即是言語歷程中的「中、下游機制」的障礙，非上游機制的異常。失語症（aphasia）則是語言的「上游機制」出了差錯，雖然也會造成言語溝通的障礙，但並不屬於言語運動異常。失語症的形成主要是大腦負責語言功能的機制運作不當，如負責語言理解的威尼克區或是語言表達的布洛卡區受到損害，出現了無法理解語言（威尼克氏失語症）或無法製造出合於意念、語法或語意的語言碼（布洛卡氏失語症），是屬於上游機制的問題。

　　單純的「運動性言語障礙」者的「語言」機制是完好的，說話者自己知道要說什麼，也知道那些話的詞語內容為何，但因為神經肌肉的疾病使得說話動作在規劃或執行上有問題，讓張口說話變成是一件很困難的事，產生出的語音模糊難辨，難以和他人順暢地溝通。

　　運動性言語障礙可大致分為兩大類：吶吃與言語失用症。言語失用症是語言行為的動作在程序規劃的障礙，屬於說話意志與行為動作的脫節，可說是語言行為的「中游機制」出了差錯。吶吃是神經性運動語言失調，

是個體執行語言說話動作的神經肌肉失常造成的溝通障礙，是語言行為的「下游機制」出了問題。運動性言語異常之中，吶吃的出現率遠高於言語失用症。

■ 出現率

在溝通障礙人口中，運動性言語障礙者其實占有很大的比例。在臨床上，依據美國梅爾診所（Mayo Clinic, 1987-2001）多年累積的案例統計，運動性言語障礙約占整個後天性溝通障礙（acquired communication disorders）人口的 41%，比起失語症患者所占的比例（19%）以及音聲障礙患者的比例（8%）還多出許多（Duffy, 2005）。近幾十年來，由於醫學進步，人類壽命增長，但年老者患有神經性退化疾病的比例升高，言語運動異常者人數漸增。尤其在未來社會，人口老化問題預期將日益嚴重，言語運動異常人數占總人口的比例又會再攀升，將導致後續種種衍生的社會、經濟等問題，實不可忽略。

依據梅爾診所（1987-2001）的統計，罹患神經性溝通障礙人口中有 54%屬於「吶吃」，4%屬於「言語失用症」，4%屬於「失語症」，其他認知語言障礙（如失智症）占了 16%（Duffy, 2005）。可知，臨床上神經性溝通障礙者中「吶吃者」所占的比例最高，其次為失智性認知障礙，再其次為言語失用症和失語症，而言語失用症和失語症這兩種障礙則常合併一起出現，主要是因神經受損部位很相近。

在運動性言語障礙者之中，依據梅爾診所（1987-2001）的統計，吶吃約占運動性言語障礙人口的 92%，而言語失用症約占運動性言語障礙人口的 8%（Duffy, 2005）。可見，言語失用症其實較為少見，只占運動性言語障礙者的一小部分，運動性言語障礙者絕大多數是屬於吶吃的情況。

▶▶ 何謂「吶吃」？

　　「吶吃」又稱「吶語症」或「吶語」，是一種「症候」，而非一種疾病。吶吃是神經性言語動作障礙，主要的特性是言語肌肉的緩慢、衰弱以及動作不準確與不協調（Yorkston, Beukelman, Strand, & Bell, 1999）。簡言之，吶吃是言語運動控制的障礙，它是由於中樞神經系統或周圍神經系統受損，造成在言語表達的基本運動過程之中，言語產生機制的肌肉控制受到干擾，產生了言語的含混不清、音質沙啞、單調或其他異常的說話特徵（如說話速度緩慢、遲疑、斷續等等）。

　　吶吃的產生主要是由於個體罹患了疾病，使得執行動作的神經、肌肉系統發生病變，運動神經系統遭受破壞，造成與言語相關的肌肉出現衰弱、麻痺、無力或痙攣的症狀，導致與說話有關的結構無法順利運作，說話動作無法正常地執行，而使得個體無法說出清楚的語音來。通常個體說話動作的缺失其實只是其神經病變症狀的一部分，而這神經肌肉系統的病變也同樣地會表現於其他身體動作的執行上，如吞嚥、呼吸、步行、姿態維持，乃至於舉手投足等肢體動作皆可能受到影響，因此一個患有吶吃的個體通常可由其外觀或舉止動作觀察到一些初步的動作相關訊息。明顯的說話動作缺損通常是在個體出現相當嚴重程度的運動神經病變時才顯現出來。由於說話是一種代償性相當高的行為，若有小程度的結構或機能上的缺損，可由其他相關結構的運動來補償，因此產生的語音通常並不會特別引人注意或讓人無法理解。

　　Yorkston 等人（1999）認為要瞭解吶吃必須由病因、發病年齡、病程、腦傷位置、疾病病理、嚴重度、影響涉及的言語機制（或成分）、言語聽知覺特徵等這幾個方面著手，才會比較完整。有了這些資訊，在介入時也才能為吶吃個案發展出有效的治療方案。表 1-2 列出與吶吃相關的幾種神經性疾患，較多是源自於退化性疾病，其他病因有些是屬於非進行性的神經

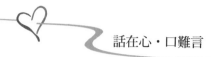
（表 1-2） 與吶吃有關的神經性疾患病因

1. 退化性疾病（degenerative disease）
2. 腦血管性疾患（vascular disorders）
3. 腦創傷（traumatic brain injury）
4. 腫瘤（tumor）
5. 發炎性疾病（inflammatory）、感染性疾病（infectious disease）
6. 毒性代謝異常（toxic-metabolic conditions）
7. 髓鞘脫失疾病（demyelinating disease）
8. 腦神經病變（neuropathies）
9. 肌肉疾病
10. 解剖結構畸形（anatomic anomalies）
11. 其他未知病因

（表 1-3） 與吶吃有關的退化性與非進行性神經疾患

一、退化性疾病（degenerative disease）
1. 巴金森氏症（Parkinson's disease）
2. 菲得區氏運動失調（Friedreich's ataxia, FA）
3. 亨汀頓氏症（Huntington's disease, HD）
4. 肌萎縮側索硬化症（amyotrophic lateral sclerosis, ALS）
5. 多發性硬化症（multiple sclerosis, MS）
6. 進行性上核麻痺症（progressive supranuclear palsy, PSP）
7. 威爾森氏症（Wilson's disease）
8. 橄欖體橋腦小腦萎縮（olivopontocerebellar atrophy, OCPA）
二、非進行性疾患（nonprogressive disorders）
1. 腦血管疾患、中風（cerebrovascular accident, CVA; storke）
2. 腦創傷（traumatic brain injury, TBI）

性疾患，如腦血管性疾患（vascular disorders）或是腦創傷（traumatic brain injury）等。表 1-3 列了幾種常見的和吶吃有關的退化性與非進行性神經疾患，這些疾病皆會於後續章節中陸續介紹。

許多呐吃者是由於罹患了一些神經性或肌肉的疾患而造成。疾病的嚴重度和呐吃的嚴重度之間常是呈正比的關係，但此關係通常不是線性相依的（Weismer, 2006）。通常病變要嚴重到一種程度時才會對個人言語溝通產生不利的影響，此情況即為「呐吃」。在疾病初期或輕微時，言語的微弱缺陷通常不被察覺或尚未對溝通造成影響，要等到疾病嚴重到一個程度時溝通問題才會顯現出來，此時溝通阻礙的發生也意味著神經疾患的嚴重化。例如患有進行性疾病的病人，如肌萎縮側索硬化症（amyotrophic lateral sclerosis, ALS）、多發性硬化症（multiple sclerosis, MS）等，在患病初期個體的口語能力大都不會出現問題，但隨著病程的進展，嚴重度日益加劇，口語溝通受到影響的程度也日益加深。這是因臉部、喉部和頸部肌肉的功能逐漸喪失，隨著這些和說話相關的神經、肌肉的缺陷愈嚴重，病人的語音清晰度也會逐漸下降，到了末期可能會嚴重到無法以口語溝通的地步。此時則需藉助擴大輔助溝通系統（augmentive and alternative communication system, AAC）來與他們進行溝通，以滿足其各種生活的需求。

　　對於一個呐吃說話者而言，說話動作的缺失表現於說話動作的力道（strength）、幅度（range）、精確度（precision）、速度（speed）與穩定度（steadiness）。如果用以上的參數來描述呐吃者的言語動作，和正常者的相比，這些參數通常是呈現不足、不穩定或紊亂的形式，例如動作的力道不足、幅度過小、速度過慢或是動作不精確等。呐吃者由於言語神經、肌肉在動作控制上的失調（太弱、太慢或無法協調）造成言語的呼吸、發聲、共鳴、構音以及韻律節拍的問題，其中對構音的影響最嚴重，而構音幾乎是所有的呐吃者共有的問題。不精確的構音會造成語音歪曲或模糊，子音不準也幾乎是所有呐吃者共有的言語特徵。除了構音異常的問題外，呐吃者通常有較差的嗓音特質，如嗓音粗糙、沙啞、氣息聲、不悅耳、音量過小等。其他常見言語特徵還有鼻音過重、聲調或語調平板、語速過慢或是其他調律異常等問題。這些皆會影響語音的清晰度與自然度，造成人際溝通的障礙。

➤➤ 吶吃的診斷

在區分性診斷方面，首先需分辨「吶吃」與「失語症」（aphasia）的不同。失語症是指處理語言符號的基本表徵功能發生了問題，即語言的入碼與解碼方面的功能缺損，表現在語言的聽、說、讀、寫各方面能力的降低。失語症乃起源於大腦語言區或語言相關區損傷造成腦部符號表徵處理異常，屬於語言「上游機制」的失調。吶吃則是屬於語言「下游機制」的失調，是說話的運動神經控制的缺損以致言語的清晰度降低，與上游機制無關。也就是單純吶吃者本身的認知能力和語言能力是沒有受損的，亦即他們聽得懂別人的話語，語言理解能力正常，也知道要說些什麼語句來表達自己的意念，表達性語言功能是正常的，但就是無法說出構音準確、嗓音悅耳、語調韻律合適的語音出來。

其次是有關「吶吃」與「言語失用症」的區分性診斷。言語失用症是指對言語運動動作的組合計畫或動作程序安排的失當，以致言語動作執行時動作錯亂、語音錯誤，這是屬於語言「中游機制」的失調，造成的病因大多為腦血管性疾患（vascular disorders）、腦創傷（trauma）或是腦瘤等，失用症患者並無肌肉萎縮或肌張力失常的問題，而是在做動作的計畫或程序化時出了問題，因此無法做出預期的動作，在本書的第 13 章和第 14 章中對言語失用症會有更進一步的介紹。吶吃者在言語動作的計畫和程序化基本上是沒有缺失的，而是口語動作執行的運動神經或肌肉的失常導致言語的構音、共鳴、嗓音或調律異常，產生的語音模糊難辨。吶吃為神經性的損傷所造成，造成的病因有退化性疾病（degenerative disease）、毒性代謝異常（toxic-metabolic conditions）、腦血管性疾患、腦創傷、感染性疾病（infectious disease）等。這些疾病或創傷對於人體的神經系統可能造成局部性或擴散性嚴重程度不等的損傷。

Darley、Aronson 與 Brown（1969a, 1969b, 1975）提出依據神經病理的

不同，呐吃又可分為幾種次類型，而這幾類呐吃者的言語表現與其語音特徵在聽知覺向度上亦有差別。他們以三十八個語音聽知覺向度評量各類呐吃者的言語，發現各呐吃類型說話者各有其獨特的言語特徵以及和其他呐吃類型有所差異的區辨性特徵。他們評估所用的三十八個語音聽知覺向度詳見於附錄 1。Darley 等人（1969a, 1969b, 1975）依神經病理的不同將「呐吃」分為六種類型，它們各是鬆弛型（flaccid）、痙攣型（spastic）、運動失調型（ataxic）、運動不及型（hypokinetic）、運動過度型（hyperkinetic）與混合型（mixed）。此六種呐吃的次類型分類乃源自於運動神經系統的一些結構受損所致，不同的結構受損出現不同的動作異常症狀以及失調的言語表現特徵。

　　Duffy（2005）於這六個次類型之外，還加入了單側上部運動神經元（unilateral upper motor neuron, UUMN）這一類型的呐吃，此型與痙攣型呐吃的病理相似，皆為上部運動神經元受損所致，但痙攣型呐吃是雙側上部運動神經元受損，通常呈現較為嚴重的症狀；而單側上部運動神經元的症狀通常較輕微，且許多是屬過渡性質，可獲得恢復，因此較不顯得嚴重。

　　茲將以上這幾個呐吃類型之神經系統受損部位、動作特徵與主要的言語特徵整理於表 1-4。若依照梅爾診所（1987-2001）的資料（Duffy, 2005），這些類型中發生率最高為混合型，其次為運動過度型。依據梅爾診所 1969年到 2001 年的統計（Duffy, 2005），將六型呐吃的前五大病因按照發生率的高低列出於表 1-5。其中退化性疾病為大多數呐吃類型的主要病因，在痙攣型、運動失調型、運動不及型和混合型呐吃都是排名第一的病因。造成運動不及型呐吃的原因主要是巴金森氏症，即是一種退化性疾病。腦血管性疾患主要造成痙攣型和 UUMN 型呐吃，同時也是小腦損傷的運動失調型呐吃常見的原因。腦創傷（traumatic brain injury）可能形成任何一種類型的呐吃，其中以痙攣型呐吃最常發生。頸部的受傷或是手術連帶傷害常造成鬆弛型呐吃，也可能造成其他類型的呐吃，但較不可能造成運動不及型呐吃（Duffy, 2005）。此外，髓鞘脫失疾病（demyelinating disease）也可能造成除了運動不及型呐吃以外的任何一種類型的呐吃。神經肌肉接合處異常

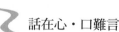

表 1-4　各吶吃類型的神經系統受損害部位、動作特徵與主要的言語特徵

類型	神經受損害的位置	動作特徵	主要言語特徵
1. 鬆弛型（flaccid）	下部運動神經元（LMN）	衰弱無力	鼻音過重、子音不準
2. 痙攣型（spastic）	上部運動神經元（UMN）	痙攣、高肌張力	嗓音粗澀、子音不準
3. 運動失調型（ataxic）	小腦	動作無法協調	音調、語調不當、語音歪曲
4. 運動不及型（hypokinetic）	基底神經核（basal ganglia）	僵硬、顫抖、動作幅度減小	說話速度慢、含糊不清、構音動作過小、缺乏聲調或音量的變化
5. 運動過度型（hyperkinetic）	基底神經核	不自主性動作	音量多變、構音不準確
6. 混合型（mixed）	以上不只一處	混合以上症狀	混合以上症狀
7. 單側上部運動神經元損傷	單側上部運動神經元	偏癱、痙攣、高肌張力	子音不準、嗓音粗澀

（neuromuscular junction disorders）、肌肉疾病或解剖結構的畸形主要造成的吶吃類型是鬆弛型。

　　吶吃者的運動神經系統受到一些病理因素的影響造成全身性或局部性的運動障礙，由於說話也屬於身體運動的一種，說話的相關運動也會受到影響。吶吃者說話動作的執行有其困難，導致語音不清、語意難以傳達、話在心卻口難言，造成人際溝通障礙。由以上可知，吶吃是由於運動神經的損傷所造成，不同神經方面的損傷會有不同的言語困難情況，吶吃因而可分為幾種不同的次類型，本書之後的章節將會對各類型的吶吃加以介紹，在下一章中則會對於有關各類型吶吃的神經損害相關病理加以說明。

表 1-5　六個吶吃類型的前五大病因

1. 鬆弛型吶吃	創傷性腦神經病變、神經病變、退化性疾病、肌肉疾病、神經肌肉接合處傳導疾病
2. 痙攣型吶吃	退化性疾病、腦血管性疾患、腦創傷、原因未知、髓鞘脫失疾病
3. 運動失調型吶吃	退化性疾病、髓鞘脫失疾病、原因不明、腦血管性疾患、毒性代謝異常
4. 運動不及型吶吃	退化性疾病、腦血管性疾患、病因未定、毒性代謝異常、腦創傷
5. 運動過度型吶吃	病因未知、毒性代謝異常、退化性疾病、多重原因、其他
6. 混合型吶吃	退化性疾病、腦血管性疾患、腦創傷、多重原因、髓鞘脫失疾病

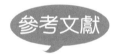
參考文獻

Darley, F. L., Aronson A. E., & Brown, J. R. (1969a). Clusters of deviant speech dimensions in the dysarthrias. *Journal of Speech and Hearing Research, 12,* 462-469.

Darley, F. L., Aronson A. E., & Brown, J. R. (1969b). Differential diagnostic patterns of dysarthria. *Journal of Speech and Hearing Research, 12,* 246-256.

Darley, F. L., Aronson, A. E., & Brown J. R. (1975). *Motor speech disorders*. Philadelphia: Saunders.

Duffy, J. R. (2005). *Motor speech disorders: Substrates, differential diagnosis, and management*. St. Louis: Mosby.

Weismer, G. (2006). *Motor speech disorders*. San Diego, CA: Plural Publishing.

Yorkston, K. M., Beukelman, D. R., Strand, E. A., & Bell, K. R. (1999). *Management of motor speech disorders in children and adults*. Austin, TX: Pro-Ed.

話在心・口難言

chapter ②　言語的神經生理基礎

　　運動性言語障礙是由於運動神經系統異常所導致，我們有必要對運動神經系統有些基本的認識，尤其是需加強對於神經系統的解剖學和生理運作與功能方面的瞭解，才能在個案的評估與介入時明瞭個案言語動作受到的影響與限制，並且想辦法幫助個案克服這些不良的影響與限制。

　　一般而言，運動或是動作可概括地分成三類：反射性（reflex）、韻律性（rhythmic）與隨意性（voluntary）動作。反射動作是個體與生俱來的，不需要學習，只要外界出現適合且足夠的刺激，個體就會出現某一種形式的動作反應。這些反射動作的形式是種一成不變的原始行為組型，有著固定的型態，且通常不受意識控制，例如嬰兒臉頰受到觸碰的體感刺激，即會出現往刺激方向的轉頭反應，此即為尋乳反射（rooting reflex）。

　　韻律性動作是一組重複性的動作組型，一旦動作被啟動就會自動化地持續執行，可不斷地重複執行規律化的動作，並可由意志控制動作的啟動和停止，如咀嚼、行走、跑步或騎腳踏車等這些皆屬於韻律性動作。動作之啟動至停止間有固定的形式，較難以改變。韻律性動作的自動化程度很高，不像反射動作，韻律性動作不是與生俱來的。韻律性動作需要經由學習才能獲得，但通常學習時間不會很長，絕大多數的個體往往很快地在一

段時間內即可學會，如幾天或幾個月。

隨意性（voluntary）動作或意志性動作則是動作的每一部分皆可由個體隨心所欲地加以控制。個體需要學習而習得，學習的時間則依照各種動作的複雜程度而定，簡單的動作甚至可能不需練習即可做到（如關水龍頭、剝香蕉皮），複雜的高技巧性動作就需要較長的時間才能習得（如舞蹈、繪畫、體操、投籃）。隨意性動作的自動化程度相對較低，但視熟練程度而異，也有某些程度的自動化。動作過程中，起始、進行和結束大多可受個體意志的控制。事實上，我們日常生活中多數動作依據熟練或自動化程度的多寡，或多或少都摻雜著韻律性動作和隨意性動作的成分，例如書寫、彈琴或打字的動作。

究竟我們說話的動作是以上所談到的三種動作中的哪一種呢？說話的動作需要經由不斷地模仿、練習、回饋與修正而習得，而且通常我們說話的動作多數是可以受意志所控制的，可見說話動作中多數的成分是屬於隨意性動作。然而有時候我們似乎也會發現說話動作有一些不可控制的部分，一旦啟動一個音，一句話或一個詞就會衝口而出，似乎自己也管束不了，例如我們一說出：「腳踏」，「車」這個音似乎就已經在嘴邊等著說出了，可見說話動作也有自動性的動作成分。又如一些簡單的口腔輪替運動（oral diadochokinetic movement, oral DDK）、背誦行為（如數數、背詩歌）、熟練的咒罵行為或唱歌，這些行為一旦啟動就會自動執行，說到一半時似乎較難停下來。可見說話動作是屬於一種半自主性行為（曹英嬌，1996），有隨意性動作成分，也有自動性動作成分，而這些動作皆由運動神經系統所負責。

▶▶ 運動的神經控制

隨意性動作牽涉到的神經機制包括位於大腦皮質的上部運動神經元（upper motor neuron, UMN）、脊髓或腦幹裡的下部運動神經元、基底神經

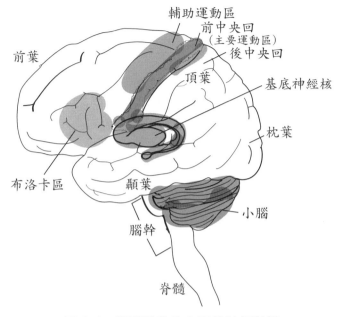

圖 2-1　與肢體動作有關的神經結構

核與小腦系統，還有輔助運動區（supplementary motor area, SMA）（見圖 2-1）。身體動作的產生是由這些神經機制相互協調合作運作的結果，其中一些機制之間則有著階層性的統馭關係，有一些機制則扮演輔佐調節的角色（Duffy, 2005）。SMA 位於大腦左右半球中主要運動區之前，屬於運動前區（premotor area），Brodmann area 第六區。SMA 涉及隨意性動作的計畫、組織和整合訊息，負責動作歷程的初期工作。大腦中支配肢體運動的上部運動神經元位於皮質的主要運動區（primary motor area），屬於 Brodmann area 第四區，此區可說是最高的動作指揮中心，因為大腦運動皮質的上部運動神經元發出的運動指令，可直接支配脊髓或腦幹裡的下部運動神經元。下部運動神經元支配肌肉，使其收縮或放鬆因而產生肢體的動作。基底神經核與小腦等控制迴路則是負責動作的調節運作機能，屬於輔助性的協調角色。

　　肢體運動的產生是由於肌肉收縮所造成，一個動作的產生是由身體各

部分的肌肉協調性或輪替性的收縮或放鬆達成。這些有關肌肉收縮或放鬆的動作指令由大腦的運動皮質發出後，經由脊髓（或腦神經）往下或往周邊傳輸，最後傳至目標肌肉群，肌肉纖維收縮或放鬆，可產生動作。如此有關動作之神經訊號的傳輸徑路稱為最終共同徑路（final common pathway, FCP），亦為運動命令最後送達到終點站（肌肉）的路徑，主要由上部運動神經元和下部運動神經元一起共同負責。

　　一個動作的內在發生過程是十分複雜的，前額葉皮質整合其他腦葉（如頂葉、顳葉、枕葉）的訊息，依據內、外在的線索形成動作決策，並發展動作的計畫。有研究發現在骨骼肌（如二頭肌）開始動作之前的九十毫秒，可在後頂葉的一些神經細胞中記錄到一些相關的動作電位（Holmes, 1993），可推論後頂葉皮質可能和意志性運動的啟動有關，可能和一些感覺性資訊的整合有關。造成骨骼肌收縮的動作電位與大腦運動皮質區的電位活動存在著一種共時性（synchronous）關係，這種共時性關係的存在，顯示運動皮質是發號施令的長官，肌肉細胞如同其所支配的下屬。基底神經核與小腦在動作控制中所扮演的角色和大腦運動皮質則是不同的。事實上，運動時，骨骼肌的電位與位於基底神經核與小腦的神經電位在時間上並無一致性的關係（Holmes, 1993）。基底神經核除了接收運動皮質的信號外，也接收許多來自於後頂葉皮質的信號，並且也投射傳出信號至 SMA。在基底神經核內有些神經元在一個自主動作開始之前即出現電位活動，可推論基底神經核的運作功能是在動作執行前參與調控工作。

　　小腦內神經元的電位活動在一個動作之始通常並不明顯，而通常是在一個動作執行的終了時刻才出現明顯的電位活動，這顯示小腦在動作控制具有校正的角色。小腦將動作後的結果做一評估，將預期與實際的狀況做比較，計算要達到動作目標當下還需要做的動作資料，如動作的方向、時間和幅度等資料，可即時回饋給大腦皮質，以修正動作。小腦本身接收許多本體感覺的訊息，整合各方面的消息給動作最高指揮中心——腦皮質做參考。由以上可知一個動作的產生需要這些相關的神經結構在空間和時間上一起運作才能順利達成。

言語說話動作主要為一種高技巧性的隨意動作（skilled voluntary move-
ment），是一種精細動作，需符合一定的動作精確性和速度的要求（曹英
嬌，1996），要完成這樣的動作需要神經系統中許多結構共同整合性的運
作，互相協調合作。這些相關結構主要包括有腦皮質、脊髓、基底神經核、
腦神經、脊神經、小腦和肌肉等，在這幾個重要機制中的神經訊號相互連
結協調運作，一起去完成言語相關機制的運動，這些包含了控制呼吸、發
聲、構音和共鳴調整等器官或結構的動作，才能產生出正確的語音。

■ 神經元運作的特性

　　神經系統是由一個個微小的神經元（neuron）所構成，例如人類的神經
系統估計至少有一千億個以上的神經元所構成。神經元，即神經細胞，負
責傳遞神經衝動，是神經系統構造與功能上的基本單位。神經元的基本構
造有細胞本體（cell body, soma）、樹突（dendrites）與軸突（axon）（見圖
2-2）。一個神經元通常有很多個樹突；而軸突則只有一條。「樹突」通常
較短，並且有許多分支，它們就如同天線一樣，會接收其他周圍細胞傳來
的神經訊息，傳入神經元之細胞本體中。當到達細胞本體的神經訊息累積
到一個程度（超過其閾限值）就會啟動神經脈衝（impulse），神經脈衝順
著軸突傳遞出去。軸突就像是長長的電線一樣，所傳遞的神經信號以「電
位差」或「動作電位」（action potential）來表現。當信號傳到軸突終點時，
軸突要如何將信號傳遞給下一個神經元呢？此時信號傳遞由電傳導的形式
轉變為化學傳導的形式。軸突與下一個神經元的樹突或肌纖維細胞並不直
接相連，兩者間相匯的部分稱為突觸區（synapses）。突觸前細胞的軸突之
末梢處，又稱終止扣（terminal button）上有許多小囊泡，稱為突觸囊泡
（synaptic vesicles）。囊泡中含有許多神經傳導物質（neural transmitter），
神經衝動促使囊泡移向軸突終端的突觸間隙（synaptic cleft），並釋放出大
量的神經傳導物質至突觸間隙中。釋放後神經傳導物質隨即充滿於突觸間
隙之中，並被突觸後膜上（可能是另一個神經元的樹突、細胞本體或是樹

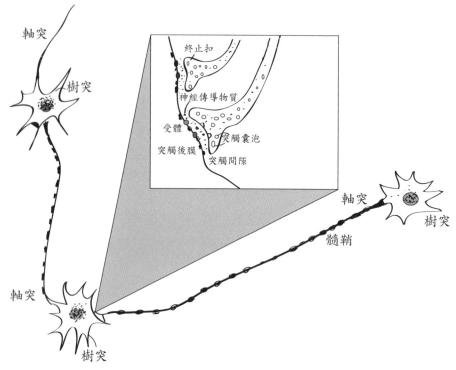

圖 2-2　神經元與突觸區

突）的接受器〔或稱受體（receptor）〕所接收，接著便會改變突觸後膜上
離子通道的通透性，造成下一個神經元細胞電位的改變。電位的改變若夠
大就又可啟動細胞本體動作電位的產生，藉由樹突傳至末端終止扣，如此
信號的傳遞即可跨越細胞，一個接著一個地傳遞下去。因此，神經系統內
訊息的傳遞包含了神經元內部的「電傳導」與神經元外部的「化學傳導」。
一個神經元上的突觸可能多達上百個，或上千個，或甚至上萬個（Love &
Webb, 1992）。突觸的可能位置除了典型地位在軸突與樹突之間，還可能在
軸突與細胞本體間、在軸突與軸突之間或是樹突與樹突之間，神經訊號的
化學傳導即發生在這些突觸區之中，訊息的交流傳遞相當頻繁。
　　神經傳導物質是一種化學物質，在突觸區被釋放出來，除了具有啟動
動作電位的興奮性（excitatory）功能以外，還有抑制性（inhibitory）的功

能。有些神經傳導物質會抑制神經動作電位的產生，讓神經脈衝不易產生，例如有一種稱為 GABA（gamma aminobutyric acid）的神經傳導物質，屬於一種氨基酸，可打開細胞膜上的氯通道，造成過極化（hyperpolization），是一種抑制性的神經傳導物質，因此分泌 GABA 的神經元即有抑制性的功能。又如一種稱為麩氨酸（glutamate）的神經傳導物質可打開鈉和鉀離子通道，屬於興奮性的神經傳導物質。有些神經傳導物質的興奮或抑制的角色則不一定，要看所分布的位置結構或是接受器離子通道的調節功能而定，例如位於神經肌肉接合處（neuromuscular junction）的神經傳導物質——乙醯膽鹼（acetylcholine, ACh），是屬於興奮性的神經傳導物質，可以讓神經脈衝傳至肌肉細胞，讓肌肉細胞去極化，造成收縮。但位於基底神經核的乙醯膽鹼卻具有抑制的作用（Purves et al., 2004）。又例如多巴胺（dopamine）分布在大腦中極多的部位，如前額葉、邊緣系統或是基底神經核。多巴胺在基底神經核和腦幹之中為一種具抑制功能的神經傳導物質，但在腦部其他許多部位則具有興奮性功能（Purves et al., 2004），多巴胺在這些區域和動機、增強、酬賞機制和過動等的行為有關。

　　神經元的細胞膜（突觸後膜）上有許多接受這些神經傳導物質的接受器（receptor），也可依其興奮或抑制的性質，分為興奮性的或是抑制性的，而突觸亦依其興奮或抑制性質分此兩類。興奮性的突觸促進動作電位的產生；而抑制性的突觸則防止動作電位的產生。各神經元之間具興奮性與抑制性突觸組合，可連結形成各種不同型態的神經網路（neural network）。神經電位信號可在這些神經網路中依序傳遞開來。

　　神經網路的型態大致可分為分散（divergence）或會聚（convergence）兩種型態。會聚的型態是信號蒐集自各個不同的單位，聚集後統整到某少數幾個神經單元中做處理；而分散的型態則是將信號各自分發至不同的單位中分別去處理。簡言之，神經系統就是由各種的會聚和分散式的神經網路所組成複雜的信號處理系統，處理各類感覺和運動的興奮性或抑制性訊息，讓個體產生各種感覺、知覺、思考或行動，而說話動作也是由這些複雜的運動神經網路所負責產生。

　　神經系統的正常運作除了需要有健全的神經元以外，還有賴分布於神經元附近的各種支持細胞（supporting cells）的運作。支持細胞負責許多功能，例如神經元分布架構的維持、髓鞘（myelin sheath）的形成、代謝物質清理和養分供給等功能。這些支持細胞主要有以下幾種：寡突膠細胞（oligodendroglia）、許旺細胞（Schwann cells）、星狀細胞（astrocytes）、腦室細胞（ependymal cells）與小膠細胞（microglia）。

　　寡突膠細胞形成中樞神經元軸突的髓鞘；許旺細胞則形成周邊神經元軸突的髓鞘。在周邊神經纖維上每一個（段）髓鞘是由一個許旺細胞所構成。這些髓鞘以多層的方式包裹著軸突，有絕緣效果，讓電位訊號能在軸突上迅速傳遞至末端。髓鞘在軸突上無髓鞘裸露的區域稱為蘭氏結（node of Ranvier）。神經信號以電的形式在軸突上蘭氏結之間以跳躍的方式（saltatory conduction）迅速傳導過去。

　　在有髓鞘包裹的軸突上，神經衝動的傳導速度會比在無髓鞘神經纖維上的傳導快上好幾百倍。除了「有無髓鞘包裹」的因素以外，神經纖維的直徑也會影響電位訊號在神經纖維上傳導的速度，通常直徑愈粗的神經纖維傳導速度愈快。在神經學上，神經纖維又可依據其直徑的大小分為幾種等級類別。如果髓鞘被破壞時，則會嚴重地影響神經電位訊號的傳導。一些髓鞘脫失疾病（demyelinating diseases），如多發性硬化症，即是由於自體免疫系統對神經系統中的髓鞘進行攻擊、破壞，導致神經信號傳遞的失誤與運作功能的失調。

■ 運動神經元與肌肉支配

　　運動神經系統主要是由許多的運動神經元（motor neuron）所組成，由運動神經元構成許多複雜的網路結構，分布在大腦神經系統中，目的在協調肢體各肌肉的收縮與放鬆，產生各種動作。「運動神經元」與一般神經元相較，形狀通常較大，但其基本構造和運作方式大致是相似的，結構有細胞本體、樹突與軸突。運動神經元主要的任務是將腦與脊髓的神經衝動

傳到肢體的肌肉，促發肌肉收縮，形成肢體的各種動作。運動神經元負責支配肌肉纖維細胞，使其收縮或放縮，產生運動。

　　肢體的動作若要正常地運作，則必須仰賴許多「運動單元」（motor unit）的協調運作。所謂的「運動單元」是由一個「下部運動神經元」（lower motor neuron, LMN）以及此運動神經元所管轄、支配的一群肌肉纖維。位於脊髓腹角（前角）或腦幹之中的一種大型的神經細胞，又稱為 α 運動神經元（alpha motor neuron），即為「下部運動神經元」。刺激此神經元可直接支配與其突觸相接之肌肉纖維產生收縮。此外，一個運動單元之中還包括了神經元與肌肉接合處，又稱為神經肌肉接合處，此區是神經訊號以化學傳導傳至肌肉的突觸區，以 ACh 為神經傳導物質。簡言之，神經肌肉接合處乃是神經元與肌肉細胞的突觸區，此區有運動神經元的軸突末端，又稱為運動終板（motor end plate）。總之，一旦「運動單元」之中的任一部分出了問題，例如運動神經元細胞核、運動神經元軸突、肌肉纖維或是神經肌肉接合處若有了損壞，都會導致肌肉功能失常，影響個體肢體運作的功能。

　　一個下部運動神經元可能支配多達數百至數千個肌肉纖維，每一個運動單元所涵蓋的肌纖維數不一，最多可多達數千條肌纖維，而少則有十幾條肌纖維。「支配比」即是運動單元的肌肉纖維數比神經元數量。支配比多寡的差異涉及所控制肌肉的性質以及動作的精細度，例如支配眼動之運動單元的肌肉神經支配比平均約只有 3：1，支配喉內肌之運動單元的肌肉神經支配比平均大約為 150：1，而位於小腿背部的腓腸肌（gastrocnemius）之運動單元的肌肉神經支配比卻有 1000 至 2000：1 之多（Holmes, 1993）。簡言之，負責軀體運動的運動單元所支配的肌肉纖維會遠多於負責精細動作的運動單元，而這種負責軀體運動的運動單元活動所產生的力道也較強大。負責技巧性部位之運動單元的神經肌肉支配比則較小，所產生的力道也較小，但動作可以表現得較為精細。例如眼球運動、說話和手指運動都是高技巧性的精細動作，這些運動單元的肌肉神經支配比例通常是較小的。

　　正常的動作產生通常涉及兩群肌肉互相協調地收縮或放鬆，而這些肌

肉群依據所做動作的功能可分為主動肌（agonists）與擷抗肌（antagonists）兩群。通常做某一特定動作時，主動肌群需收縮，而動作時與之對應的擷抗肌群則需要放鬆。例如手肘屈曲時，手臂的屈肌（flexor）二頭肌（biceps）需要收縮，而其擷抗肌三頭肌（triceps）則需要放鬆，如此手臂才能做內屈動作。依照肢體運動的方向，肌肉又分為屈肌與伸肌（extensor）。屈肌的收縮造成肢體向內屈縮，而伸肌的收縮則造成肢體的向外伸展。肢體各部分的運動則是由各屈肌與伸肌協調性的交替收縮與放鬆來達成。若主動肌和擷抗肌同時發生收縮，則該肢體呈現僵直，無法產生任何動作。因此，在動作的過程中調節主動肌和擷抗肌張力的時序安排是很重要的，主動肌與擷抗肌需適時地協調以便移動骨骼或關節產生動作。肌肉放鬆的運作主要是由一些神經做抑制性（inhibition）的調節（Zemlin, 1999）。神經的抑制作用在使某些肌肉興奮性降低或是減少興奮性的輸入，藉以降低神經元的靜止電位，使之不容易興奮起來。

　　肌肉之運動功能的失調在臨床上通常可觀察到的主要症狀為動作無力、麻痺、痙攣或甚至萎縮。一旦肌肉失去運動神經元的支配後，肌肉纖維細胞會開始有不規則的自發性放電，肌肉在失去下部運動神經元的聯繫與調節時就會如同「無政府狀態」似地產生肌束顫動（fasciculation）的情況。肌束顫動可在皮膚表面觀察到肌肉出現小幅度的自發性抽動或蠕動。過了一段時間後肌束顫動情形減少，此時肌肉細胞開始發生不可逆的變化——萎縮與變性，肌肉呈現一種無力、鬆弛麻痺和低張力狀態，神經再也無法控制它們。

　　下部運動神經元除了 α 運動神經元，另有一種較小型的運動神經元，稱為 γ 運動神經元（gamma motor neuron）。γ 運動神經元與 α 運動神經元的本體同樣也是位於脊髓的前角，而 γ 運動神經的纖維直徑較 α 運動神經纖維的直徑為細，神經傳導速度也較慢。γ 運動神經元的軸突由脊髓的前角出發，延伸至肌肉去支配肌梭（muscle spindles）裡的肌纖維。肌梭埋於肌肉之中，與肌纖維（即梭外纖維）呈平行排列，是骨骼肌張力的偵測器或牽扯接收器（stretch receptors）。肌梭和高基腱器（Golgi tendon organ,

GTO）同屬身體本體感覺（proprioception）的接收器，兩者可將肌肉狀況（如長度、長度變化速率和緊張度等）的訊息傳給脊髓與大腦，可說是肌肉狀態的監視器。高基腱器與梭外纖維類似呈「串聯」狀態，用於偵測肌肉的張力；而肌梭與梭外纖維則類似呈「並聯」狀態，用於偵測肌肉長度的變化（游祥明，1999）。γ 運動神經元的任務是在調節肌梭內肌肉纖維（intrafusal muscle fibers）的長度和張力，藉以維持肌梭能敏銳偵測肌肉張力的狀況，以便使其發揮調節梭外纖維長度的任務。透過 γ 運動神經元和 α 運動神經元的通力合作，調節肌肉肌張力，產生肢體的動作和維持姿勢。

肌梭為肌肉中重要的感覺回饋機制。一個肌梭通常由二到十二條特化的肌肉纖維所組成，稱為梭內纖維。整個肌梭是被肌肉所包裹，埋藏在肌肉中，這些肌肉又稱為梭外纖維（extrafusal muscle fibers）（見圖 2-3）。梭外纖維即是普通的肌纖維。肌梭對於肌肉被牽扯拉長的程度很敏感，當肌肉受到拉扯而伸長時，與肌肉中肌纖維類似成「並聯」狀態排列的肌梭也會受到牽動而被拉長，肌梭中的感覺神經纖維（為 Ia 傳入纖維）即會偵測到肌梭長度的變化，送出神經訊息至脊髓與腦幹中。位於脊髓或腦幹中

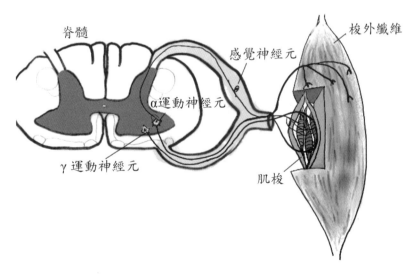

圖 2-3　肌梭與肌肉的結構

的 α 運動神經元即會接收到此訊息，並會送出神經衝動至原來被拉長的肌肉梭外纖維，收縮該肌肉，以防止肌肉被過度拉扯，此即為一個簡單的牽張反射（stretch reflexes）。

牽張反射為人體基本的正常反射動作之一。「反射」為身體自動、由刺激促發的無意識反應動作，有的反射是身體的正常反應，有的反射則是病理（pathological）徵兆。反射動作的神經訊號並非是由大腦皮質發布的動作命令，例如牽張反射只是透過脊髓中運動神經元組成的反射弧即可達成。牽張反射涉及一個由肌肉中的肌梭、α 運動神經元（位於脊髓中）和肌肉纖維所構成的迴路。它的主要功用在於維持身體的姿勢以抵抗地心引力或其他外界力量的牽扯。當一肌肉被動地被拉扯時，肌梭即會被刺激，傳送信號給 α 運動神經元，造成肌肉收縮，以防止肌肉過度地被拉扯。因此當外力牽扯肌肉的力量愈大時，肌肉收縮程度也愈強。牽張反射雖屬於正常的反射，但在上部運動神經元受損的個體身上卻也可能出現過度的反射。

肌腱反射（tendon reflexes）也是屬於人體基本的正常反射動作之一。位於肌腱中的高基腱器則是在肌肉主動收縮時，偵測肌肉收縮緊張的程度（Purves et al., 2004），發送肌肉收縮的感覺回饋至中樞神經系統，以便在運動時使肌肉能維持一定的肌力。當肌肉張力過高時，則引發肌腱反射去抑制 α 運動神經元的活動，以保護肌肉。膝跳反射（knee-jerk reflex）即屬於肌腱反射，敲擊坐姿個體之膝蓋凹陷處可引發小腿前踢動作。

肌張力（muscle tone）是指肌肉在靜止放鬆或被動狀態下的張力程度。正常個體的肌肉在放鬆時會有一種適度的微緊張感。這種適度肌張力的維持可讓肢體處於準備狀態，有利於視需要隨時可做最佳的動作反應。在臨床上，肌張力的評估通常是測量肢體受外力被動性的拉扯或彎曲時，關節或肌肉所呈現的阻抗力，此阻抗力來自肌肉、關節與相關結締組織的牽制。事實上，身體的各部分肌肉之肌張力水準皆不盡相同，而且肌張力也非一直固定不變的，它會視外界和肢體肌肉的狀況而在一個範圍中變動，若肌張力超出此正常範圍，過多或過少則屬不正常的病理現象。高肌張力（hypertonia）情形是肢體對於被動動作有高的阻抗力，痙攣（spasticity）和僵

直（rigidity）就是肢體有不正常高肌張力的情況。低肌張力（hypotonia）則是對於被動動作有過低的阻抗力，肌肉呈現鬆弛、軟趴趴的狀況。

　　事實上，個體正常的肌張力維持需靠運動神經系統的 γ 運動神經元系統與 α 運動神經元系統共同合作來達成。γ 運動神經元與 α 運動神經元皆可傳送神經脈衝至肌肉使肌肉收縮，但所控制的肌纖維不同。α 運動神經元所收縮的是梭外纖維，γ 運動神經元收縮的是梭內纖維。激發 γ 運動神經元可使梭內纖維收縮，使肌梭變短，亦即縮短肌梭本身的長度。而肌梭在肌肉運動事件中負責的是「感覺回饋」的角色（Bhatnagar, 2002）。肌梭就如同是一個尺規，若是它發現其梭外纖維的長度比自己（肌梭本身）來得長時，它的接受器就會興奮起來，傳遞信號給感覺系統徑路或是脊髓的感覺神經元，再去活化 α 運動神經元，產生肌肉的收縮，以增加肌張力。

　　簡言之，肌梭的長度要靠 γ 運動神經元去設定，而中樞神經系統依靠調整 γ 運動神經系統去調整身體個別肌肉的張力。當肌肉收縮時，埋藏在肌肉中的肌梭會變得相對地較為鬆弛，如此就會對於肌肉的長度變化較不敏感，此時肌梭若想要恢復和其梭外纖維有同步性的長度，就需要活化 γ 運動神經元，收縮梭內肌纖維，使得肌梭本身長度變短一點，如此一來梭外纖維就會和肌梭具同樣的平行鬆緊度，即可確保其感覺敏銳度。此時，肌肉一有被拉長的情況，肌梭的接受器就可立即活化（興奮）起來，接著就會活化與其突觸相接的 α 運動神經元，梭外肌纖維很快地產生收縮，保護肌肉不被過度拉長。因此 γ 運動神經元的活動可使肌梭保持在最佳敏感狀態，以便善盡肌肉感覺其受器的回饋功能。當所要執行的動作是較為困難或是狀況不太確定、無法預期時，γ 運動神經元會有較高的活動水準（Purves et al., 2004），以應付周遭環境可能的挑戰。

　　目前在運動神經系統的研究逐漸重視對於感覺神經成分的重視，強調「感覺回饋」在運動控制中擔負的角色，例如負責下頜運動的下頜上提肌群〔如嚼肌（masseter）〕中就有許多肌梭，而下頜下降肌群則否（Seikel, King, & Drumright, 2010）。事實上，與說話動作有關的肌肉中皆含有相當數量的肌梭，分布於下頜、雙唇、舌頭、顎咽、喉部和呼吸系統（Kent,

1997），但是目前我們對於有關肌梭在說話動作中所扮演的角色所知甚少，有關這方面的研究並不多。

運動神經系統的病變會造成肌張力的異常，肌張力有過高、過低或不穩定的情況。例如 α 運動神經元或是肌梭的感覺傳導功能受損將造成低肌張力的情形；反之，α 運動神經元或γ運動神經元若過度活化將造成高肌張力的情形。γ運動神經系統之感覺回饋失常也會造成肌肉高張力情形，導致肌肉痙攣的情況。

➤➤ 運動神經徑路

當我們要做一個動作時，這些動作的神經訊號由大腦運動皮質區的上部運動神經元（UMN）發出經由皮質延髓徑（corticobulbar tracts）或由皮質脊髓徑（corticospinal tracts）下行傳到對側延髓（又稱延腦）或對側脊髓的下部運動神經元（LMN），再經由下部運動神經元（神經細胞本體位於脊髓或延髓）的神經纖維延伸傳至肌肉中。這是動作的直接激發徑路（direct activation pathway），圖 2-4 顯示皮質延髓徑和皮質脊髓徑。這些神經徑路即是運動神徑元的軸突所組成的神經束。

依照運動神經元所處的位置，運動神經系統中分兩種系統，一是「上部運動神經元」系統，起源於大腦皮質；另一是「下部運動神經元」系統，起源於位於脊髓灰質腹角的運動神經核或是腦幹（brainstem）之運動神經元。上部運動神經元是位於大腦皮質的運動神經元，主要運動區是位於前中央回（precentral gyrus）區域。在前中央回的第五層、第六層皮質中有許多大型的貝茲（Betz）細胞，它們的軸突往下投射成為皮質脊髓徑以及皮質延髓徑，並直接和位於脊髓或腦幹的下部運動神經元有突觸的聯繫。下部運動神經元的細胞本體則是位於脊髓或腦幹中，其神經纖維則和肌肉細胞有突觸聯繫。

腦幹的結構由上而下是由中腦（midbrain）、橋腦（pons）與延髓

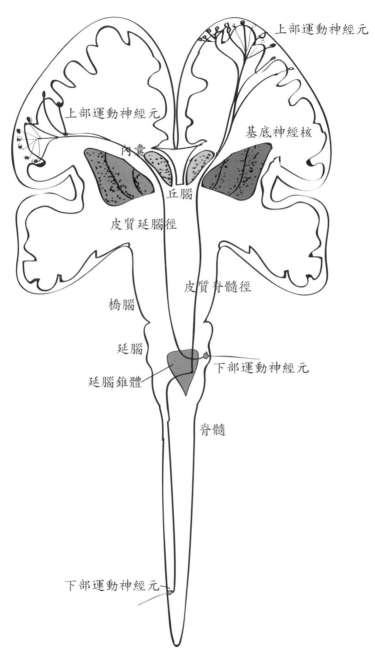

圖 2-4　皮質脊髓徑與皮質延髓徑

（medulla oblongata）所構成，為生命中樞之所在，內含許多與個體生存有關的神經核，和呼吸、睡眠、覺醒、進食等功能有關。十二對腦神經（cranial nerves）的神經核即位於腦幹之中，這些腦神經即屬於下部運動神經元系統。

下部運動神經元系統，又稱「最終共同徑路」（final common pathway, FCP），「最終」的意思是指有關運動產生歷程的階層性關係中最後的任務執行者，為神經傳導路徑的終點站。「上部運動神經元」支配「下部運動神經元」，而「下部運動神經元」支配肌肉，造成肌肉收縮，產生運動的動作事件。「共同」的意思則是指所有的運動、動作都必須藉由此徑路來完成。下部運動神經元負責支配所有與運動相關的骨骼肌，完成最終共同徑路的神經傳導。

事實上，上部運動神經元系統不僅直接地控制下部運動神經元，也可藉由投射至腦幹的神經核間接控制肢體的運動，而這些間接控制的部分大多和姿態的維持有關。也因此，上部運動神經元系統的徑路可分兩類，一類是「直接激發徑路」，另一類是「非直接激發徑路」（indirect activation pathway）。直接激發徑路屬於錐體徑路（pyramidal tract），起源於大腦皮質，主要是在大腦的主要運動皮質區（primary motor area, Brodmann area 4）。直接激發徑路可直接支配下部運動神經元系統，與最終共同路徑有直接的突觸連結，主要功能在於產生隨意性與技巧性的動作。非直接激發徑路則是採間接的方式去調節下部運動神經元系統，屬於錐體外徑路（extrapyramidal tract）。錐體外徑路就是指除了錐體徑路以外的神經路徑，即沒有通過錐體這個結構的神經徑路，而「錐體」到底是指什麼？

「延腦錐體」（medullary pyramids）位於延腦的腹側處，約有一百萬的軸突神經纖維在此通過，因狀膨出如倒三角錐體故名之。經過錐體的神經徑路稱為「錐體徑路」。運動皮質的神經元軸突下行至延腦的部分，約有80%至90%的神經纖維會跨越中線交叉行至對側，而跨越中線交叉處位於延腦錐體的尾端，稱為錐體交叉（disscusation），是神經系統於延腦處重要的地標。當神經受損位置位於此區以上，此神經受損部位和受損肢體部

位會呈現左右對側的關係，但若受損部位是位於此區以下，則神經受損部位和受損肢體的部位呈同側關係。

　　錐體徑路主要指的就是通過錐體的神經徑路，它包含了皮質延髓徑與皮質脊髓徑（請見圖 2-4），這些徑路的神經細胞本體位於主要運動區皮質。皮質脊髓徑負責軀幹與四肢的隨意運動；皮質延髓徑則負責十二對腦神經之運動部門的支配。在皮質延髓徑（corticobulbar tracts）一詞中的「bulb」本指「延髓」（medulla oblongata）之意，但在此也包含了橋腦（pons），因此，「bulb」有涵蓋「腦幹」之意。皮質延髓徑又稱核上纖維（supranuclear fibers），核上纖維一詞中的「核」指的是腦幹中的神經核，「核上」是指位於腦神經核以上的神經纖維。皮質延髓徑是錐體徑路的一部分，與腦幹中的神經核有突觸相聯繫，可支配腦幹中腦神經核之運動神經元（屬於下部運動神經元）。和言語動作有關的腦神經，在橋腦的部分主要有三叉神經與顏面神經；在延腦的部分主要有迷走神經、舌咽神經與舌下神經；此外，通常也涉及第十一對腦神經（副神經）。

　　非直接激發徑路和最終共同徑路之間則無直接突觸的連接關係，意指在其傳導徑路中有其他的神經核做突觸轉接，訊號的傳遞要經過好幾站的傳送，速度會比直接激發徑路為慢。非直接激發徑路有皮質網狀體脊髓徑（corticoreticular spinal tracts）、皮質前庭脊髓徑（corticovestibul spinal tract）與皮質紅核脊髓徑（corticorubral spinal tracts）、四疊體脊髓徑（tectospinal tract）等為運動神經系的下行徑。這些非直接激發徑路由大腦皮質往下傳遞的神經訊號，並非直接傳至下部運動神經元，而是會經過一些中介的神經元（位於腦幹中的一些神經核）的轉送，是經過多突觸式的傳導，最後才傳到下部運動神經元，調節下部運動神經元的電位活動。而轉送的神經核大多位於腦幹中，如網狀組織、四疊體、紅核、前庭核等。圖 2-5 呈現這些非直接激發徑路。這些徑路的前半部是由皮質出發至這些中介的神經核。後半部則是由這些神經核至脊髓，這些徑路的名稱即是以出發的神經核為名，如網狀體脊髓徑（reticulospinal tract）、前庭脊髓徑（vestibulospinal tract）、紅核脊髓徑（rubrospinal tract）、四疊體脊髓徑。紅核（red nu-

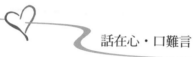

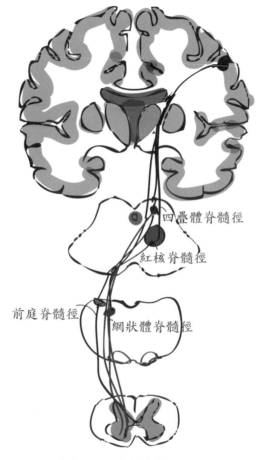

四疊體脊髓徑

紅核脊髓徑

前庭脊髓徑

網狀體脊髓徑

圖 2-5　非直接激發徑路

cleus）是位於中腦的神經核，由紅核脊髓徑傳送的神經訊息活化上肢的屈肌群（flexor muscles），並抑制伸肌群（extensor muscles）。若紅核或紅核脊髓徑受損，將使伸肌群之張力增加（失去抑制），上臂屈肌群失去張力，此狀態稱為「去大腦姿態」（decerebrate posturing）。若是非直接激發徑路的上半部受損則徑路下半部會失去抑制，造成一些神經核的功能過度。如皮質紅核徑（corticorubral tract）受損造成上臂屈肌群和下肢伸肌的張力過度，此為典型的「去皮質姿態」（decorticate posturing）。

雖說 α 運動神經元和 γ 運動神經元皆會受非直接激發徑路的影響，但以 γ 運動神經元受非直接激發徑路的影響較大。例如大部分的網狀體脊髓徑會和 γ 運動神經元連結。總之，非直接激發徑路主要的功能在於調節反射動作，並且維持身體姿勢與適度的肌張力，負責反應性動作和大範圍的運動，支援隨意動作，而這些調控大多不在我們意識的控制範圍。這些非直接激發徑路因為沒有通過延腦錐體，不屬於錐體徑路，是屬於錐體外徑路。

　　總之，錐體外徑路就是指除了錐體徑路以外的神經路徑，即包含通過基底神經核、中腦、橋腦或延腦中一些神經核結構的徑路，如網狀體脊髓徑、皮質前庭脊髓徑、四疊體脊髓徑和橄欖體脊髓徑。而一般狹義所謂的「錐體外系統」（extrapyramidal system）則是指「基底神經核」（basal ganglia，或簡稱基底核）系統，此為狹義的錐體外系統的定義，廣義的錐體外系統則通常包含以上所談到的非直接激發徑路和基底神經核，基底神經核是大腦中很重要的動作調節機制。

➤➤ 運動控制迴路

　　運動神經系統除了以上介紹的「上部運動神經元」與「下部運動神經元」系統，還包括運動控制的神經迴路系統。神經迴路系統負責整合各種感覺訊息，並調整直接與非直接激發路徑中的各種神經訊息。運動控制的神經迴路系統主要包括基底神經核與小腦（cerebellum）這兩套系統。基底神經核不屬於上部運動神經元系統，乃屬於錐體外系統，是皮質下的結構（subcortical structure），是位於大腦皮質底下的灰質結構。

　　基底神經核的結構主要包括尾核（caudate nucleus）、殼核（puta-men）、蒼白球（globus pallidus）、底丘核（subthalamic nucleus）、黑質（substantia nigra）等（見圖 2-6、圖 2-7）。「黑質」顧名思義是帶有黑色的神經核。底丘核位於丘腦的下方，而黑質又位於底丘核的下方。整個基

底神經核結構之中黑質的位置最低，黑質已經是位於腦幹中腦位置的結構。殼核如同包覆於蒼白球外的殼，而蒼白球如同殼核所包的餡料。殼核包覆著蒼白球，兩者合起來看如豆子狀或是凸透鏡（lens）一樣，又被稱為豆狀核（lentiform nucleus）。蒼白球為基底神經核的傳出機制，而尾核為傳入機制。

　　尾核的形狀像是一條向下勾捲的尾巴或是如同一條捲曲的蝦子形狀，有一個似球狀的頭部，後接著一條向後下捲曲的尾巴。尾核與殼核之中有許多神經纖維穿行，切面呈現許多灰白相間的條紋狀，又被統稱為紋狀體（striatum）或是新紋狀體（neostriatum）。所貫行的神經纖維中最大者為內囊（internal capsule），它將尾核和豆狀核分開來，也將丘腦和豆狀核分開來。

　　丘腦（thalamus），又稱視丘，位於兩側基底神經核之間，兩顆有如鳥

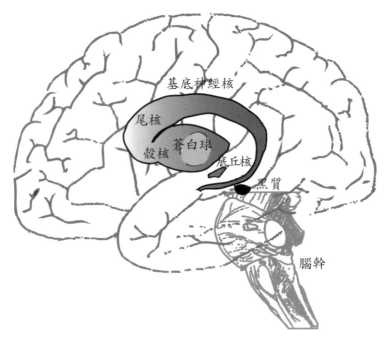

圖 2-6　基底神經核結構（側面）

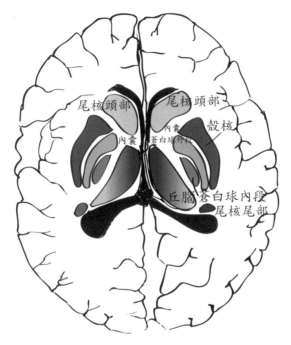

圖 2-7　基底神經核結構（橫切面）

蛋的形狀，也正位於大腦中的核心位置，此位置屬於間腦（diencepha-lon），乃位於兩個大腦半球之間。此狀如鳥蛋形的丘腦事實上是由許多神經核所組成，是中樞神經系統感覺神經訊息的轉承站或轉運站，亦即神經訊息要傳達至大腦皮質之前需經過此轉運站處理。除了來自感覺系統的訊號，丘腦也傳遞許多神經結構要送往大腦皮質的訊息，如基底神經核、小腦和邊緣迴路系統等，是屬於多種神經迴路中不可或缺的一部分。丘腦的地位就如同古代皇帝身邊的小太監，大臣們要呈給皇帝看的奏書都要經由太監的轉呈才能送到皇帝手中，不能直接交給皇帝。丘腦並不屬於基底神經核的結構，但卻是大腦動作控制迴路中不可或缺的一部分，屬於皮質下（subcortical）結構。

　　「基底神經核」主要的功能在於動作的調節，可抑制多餘或無關的運動神經訊號。基底神經核系統中具有多個複雜的神經迴路，大致運作情形

是由「紋狀體」接收從大腦運動皮質以及頂葉皮質傳來的訊息，經由殼核投射至蒼白球，再由蒼白球輸出至丘腦和紅核，由丘腦再傳給大腦運動皮質。如此組成一個神經控制的迴路。簡言之，基底神經核接收大腦皮質的訊息，處理之後再經由丘腦的神經核反饋給大腦皮質。基底神經核調節動作肌張力的大小，其中包括抑制一些過多的神經衝動信號，以及協調各相關感覺（如體感覺、視覺）、運動等方面的訊息（Bhatnagar, 2002）。基底神經核在大腦皮質發布動作命令之前先實行去蕪存菁的運作，調節並去除一些不需要的動作雜訊。此外，在動作學習方面基底神經核也扮演著重要的角色。有關基底神經核的運作可詳見第 8 章。

除了基底神經核結構以外，小腦也是個複雜的運動控制迴路。小腦位於大腦的後下方，並位於橋腦和延腦的後方。小腦在軀體動作的協調和動作的精準控制有著不容忽視的角色。簡單來說，小腦主要的功能在協調身體各部分的動作，整合感覺訊息，調節肌肉的張力與身體姿勢平衡的維持，以便讓肢體能用適當的力道並在適當的時間做出準確的動作反應。小腦的協調功能在一些具目標性和技巧性的隨意性動作非常重要，尤其是在即時性的整合感覺回饋訊息和修正動作誤差方面有重要的貢獻。讓個體做出準確無誤的動作。簡言之，要讓動作「快、狠、準」，小腦實是功不可沒的幕後功臣。小腦和大腦一樣也分為左右兩個半球，有關小腦的結構和運作請詳見第 7 章。

➤➤ 運動神經系統的受損

以上所述之運動神經系統中的各個部分（上部運動神經元、下部運動神經元、基底神經核、小腦）對於個體肢體的運動以及姿勢的維持皆負有重要的責任。任一部分受損皆會產生運動障礙，由於受損層次與各系統功能各不相同，因此所表現出的症狀亦隨之而異。運動皮質、基底神經核、丘腦、內囊（屬於白質）是位於天幕以上層次（supratentorial level）的結

構，腦幹、小腦是位於後窩（posterior fossa）的結構，而腦神經、脊神經則是位於周邊，屬於周邊神經系統。這些不同層次或層次中不同結構的損傷所造成的肢體動作問題也各自不同。例如造成言語失用症（AOS）或是運動不及型吶吃只會在天幕以上的層次發生，而周邊神經系統的損傷只會造成鬆弛型吶吃。

運動神經元疾病即是因中樞或周邊神經系統的運動神經元損傷導致的運動障礙，通常患者的感覺、認知與自主功能不受影響。個體會因受損的神經元種類、位置的不同而表現出不同的症狀。在腦幹或脊髓的「下部運動神經元」損傷所影響的區域是較局部性的。個別局部肌肉會受到影響，牽涉到的是受損傷的運動神經元和其所支配的肌肉纖維群，可能會造成麻痺癱瘓（paralysis）或無力（paresis）的症狀。「麻痺癱瘓」一詞是指某身體部位或肢體因為神經系統的損傷導致嚴重無力，喪失行動功能。肢體癱瘓的範圍則要看受損神經的區域和程度。「無力」一詞則是指神經系統的損傷導致程度較輕微的肌肉無力。總之，運動神經元結構的損傷最直接的結果就是造成肢體的麻痺癱瘓或無力的症狀，除此以外還會有哪些症狀呢？

典型「下部運動神經元」損傷通常出現的症狀有肌力減退、嚴重的肌肉萎縮、虛弱無力、相關的反射降低或消失、低肌張力、肌束顫動（fasciculation）或肌纖顫動（fibrillation）以及易抽筋等現象。肌纖顫動是在皮膚外表看不出來，但用肌電圖儀可偵測到肌肉出現不正常的自發性電位活動；肌束顫動則是於肉眼可見到皮膚底下的肌肉出現些微的蠕動或跳動。

「上部運動神經元」受損所影響的區域則較廣泛，常涉及多個相關肢體部位，如身體的右半部。「上部運動神經元」受損導致的症狀有輕度肌力減退、肌肉高張力、痙攣、反射增強，甚至出現病理反射，如巴賓斯基反射（Babinski reflex）。巴賓斯基反射在嬰兒時期是一種正常的反射，當嬰兒的腳底板受到觸覺刺激時，腳趾會如扇狀地伸張開來。但此反射通常約在嬰兒六個月大神經較成熟之後逐漸消失，然而當個體的上部運動神經元系統受損後，此反射又會出現。可見，這些反射在成熟的正常個體是持續一直受到上部運動神經元系統的抑制，但是當上部運動神經元系統受損

後，便無法再抑制它們，就會讓這些不正常的反射釋放出來。而這些不正常的反射出現就成為神經科醫師診斷是否有上部運動神經元系統受損的徵兆，視為病理性反射。

表 2-1 列出上部運動神經元、下部運動神經元受損症狀的比較。要注意的是單純的「上部運動神經元」受損並不會出現明顯的肌肉萎縮或肌束顫動的情形。上部運動神經元受損後，通常在上肢的「屈肌群」之肌張力會增強，但在下肢「伸肌群」之肌張力會增強，使得患者在步態上有著固定的偏跛型態。通常單側上部運動神經元損害將造成其對側肢體的虛弱與痙攣，但由於與說話有關的腦神經大部分皆是由雙側上部運動神經元掌管（除下半臉部和舌頭肌肉為單側對側上部運動神經元掌管外），因此單純的單側上部運動神經元損害對說話動作不致造成太大的影響，雙側的上部運動神經元損害才會對說話動作造成明顯的問題，例如假性延髓麻痺（pseudo-bulbar palsy）為雙側皮質延髓徑（corticobulbar tracts）或核上纖維（supra-nuclear fibers）受損，屬於上部運動神經元的受損，出現症狀有口腔、咽喉與喉部肌肉痙攣與假性延髓情緒（pseudobulbar affect）。假性延髓情緒為病患個人無法控制的情緒表現，如突然大哭或大笑等，而患者本人則通常不會承認這是他自己真正的感情表現。

進行性延髓麻痺（progressive bulbar palsy, PBP）起因於位於腦幹的運

表 2-1 上部運動神經元和下部運動神經元受損症狀比較

面向	下部運動神經元	上部運動神經元
牽涉部位	較局部性	較大範圍
力道	減退、虛弱無力	輕度減退
肌張力	減小	增強
肌肉狀態	大幅萎縮、常出現肌束顫動	緊縮、痙攣、可能微幅萎縮、無肌束顫動
反射	降低或消失	增強、出現病理反射
典型病症例	進行性延髓麻痺、貝爾氏麻痺（Bell's palsy）	假性延髓麻痺

動神經元（疑核、舌下神經核或顏面運動神經核等）受損，是屬於下部運動神經元病症。典型的延髓麻痺的症狀有吞嚥困難、舌頭肌肉萎縮或肌束抽動，說話帶有鼻音、氣息聲及語音清晰度下降等。在臨床上，語言治療師對於上、下部運動神經元受損出現的不同症狀需加以分辨清楚，兩者在言語功能損害的面向上有明顯的差異性。

►► 與說話動作有關的下部運動神經元系統

下部運動神經元病症對言語動作的影響通常呈現的是相對較為局部的情形，涉及的是與由腦幹伸出的各個腦神經的功能受損有關。與「說話」動作較有直接相關的腦神經共有六對，它們是三叉神經、顏面神經、舌咽神經、迷走神經、副神經與舌下神經（見圖 2-8）。現在我們就來大致瞭解一下與「說話」動作有關的這六對腦神經功能，它們可能受損的情形則在第 5 章鬆弛型吶吃會有詳細的說明。表 2-2 列有與言語有關的六對腦神經主要的感覺與運動功能。現在我們一一來瞭解它們有哪些和言語相關的重要功能。

■ 三叉神經

相較之下，形體較巨大的三叉神經（trigeminal nerves）起源於橋腦（pons），為運動與感覺混合型的神經，其中感覺部門比運動部門大很多。三叉神經因為有三個分支故得名，這三個分支分別是視分支（ophthalmic branch）、上頷分支（maxillary branch）、下頷分支（mandibular branch）。其中的視分支負責上額頭與眼睛附近的感覺。上頷分支則負責鼻翼、鼻腔、雙頰與上頷的感覺。下頷分支是三叉神經最大的分支，負責下頷皮膚、嘴唇、下齒齦、口內、舌、硬顎、軟顎等的感覺，以及舌頭前三分之二的體觸覺。此外，下頷分支還負責支配下頷動作有關的肌肉群，主宰下巴的運

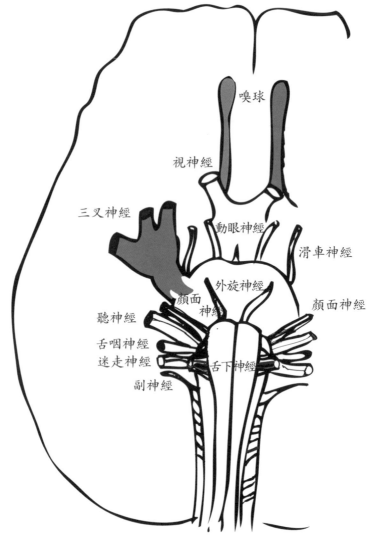

圖 2-8　六對與說話動作相關的腦神經

動。若三叉神經受損則主要會造成顏面感覺的喪失或疼痛、舌頭前三分之
二的體觸覺消失、角膜眨眼反射（corneal blink reflex）消失、牙齒和牙齦等
體感覺喪失，以及下巴動作異常（麻痺或無力）。

　　在感覺成分方面，三叉神經主要負責臉部顏面、頭部及口腔、鼻腔的

表 2-2 與言語動作有關之腦神經的感覺神經核與運動神經核

神經	主要位置	感覺成分神經核	運動成分神經核
三叉神經（CN V）	橋腦	中腦核、主核、脊髓核	三叉神經的運動神經核
顏面神經（CN VII）	橋腦	孤立核	顏面運動神經核、上唾液神經核
舌咽神經（CN IX）	延腦	孤立核	疑核、下唾液神經核
迷走神經（CN X）	延腦	孤立核	疑核、背側運動核
副神經（CN XI）	延腦	孤立核	疑核、脊副神經核
舌下神經（CN XII）	延腦	無	舌下神經核

感覺，包括痛覺、溫度覺、觸覺與本體覺（proprioceptive sensations）。三叉神經有三大感覺神經核：中腦核（mesencephalic nucleus）、主核（principal nuclus）和脊髓核（spinal nucleus）。主核負責顏面部位觸覺信號的傳遞，中腦核負責這些部位的本體覺的傳遞，而脊髓核則負責這些部位的痛覺和溫覺的傳遞。其中中腦核所負責的本體覺之中，下頜分支傳來的咀嚼肌中肌梭的訊息，有助於協調下顎的動作，對於咀嚼和言語動作的進行有重要的功用。

三叉神經的運動部門，主要支配下頜動作有關的肌肉。其神經核起源於腦幹中的三叉神經的運動神經核（motor nucleus），其神經纖維進入下頜分支後支配面部的咀嚼肌群，主要有咬肌（masseter muscle）、顳肌（temporalis）、內翼肌（internal pterygoid muscle），這些肌肉是負責下頜的上提動作。外翼肌（external pterygoid muscle）、下頜舌骨肌（mylohyoid muscle）、前二腹肌（anterior body of the digastic muscles），這些肌肉負責讓下頜下降（即下巴張開）或下頜前凸動作（外翼肌），這些肌肉也是由三叉神經下頜分支所支配。此外，三叉神經下頜分支還支配鼓膜張肌（tensor tympanic muscle）和顎帆張肌（tensor veli palatine muscle）的運動。鼓膜張肌的收縮反射是一種保護耳朵的機制，在音量很大時，可以牽拉中耳的槌

骨（malleus）使強大的聲音信號所造成的振動幅度減弱，以避免內耳受損。顎帆張肌的收縮使軟顎張力增加，並有助於歐氏管（Eustachian tube）開口的擴張，以調節中耳腔的壓力。

　　由於三叉神經負責咀嚼肌群下頜運動功能，若要測試此神經運動功能正常與否，可請受測者做張嘴和閉嘴動作，亦可令其用力咬合以檢測咀嚼肌的收縮力道，例如要求受試者口中某一側（左邊或右邊）用力咬住一物（如壓舌板）不放，以評估咀嚼肌的力量。當單側三叉神經的運動神經元或神經纖維束受損時，同側的咀嚼肌即會有萎縮、虛弱、無力、癱瘓的現象。若咀嚼肌出現萎縮現象，患者的患側半臉部會有明顯可見的凹陷狀。若要求患者做嘴部閉合或下頜前凸動作時，下頜會歪斜偏向患側。若神經雙側受損則患者下頜會呈下垂狀，嘴巴無法關閉或活動下頜，嚴重影響言語的構音功能。

　　若三叉神經受損時，下頜急跳反射（jaw jerk reflex）會消失。下頜急跳反射乃屬於肌伸張反射（muscle stretch reflex），肌伸張反射是肌肉突然受到伸張或牽扯時而引起的收縮反射。此反射乃是神經系統對於外界感覺刺激引起的不隨意運動反射動作。下頜急跳反射與三叉神經的感覺與運動成分功能皆有關，可用以檢查三叉神經的感覺與運動功能。測試下頜急跳反射時，可令受測者下顎微張放鬆，使用反射槌輕敲其下顎正前方（見圖2-9），下顎會有陡然上升閉口的動作，此乃閉頜肌（咬肌）突然收縮之故。然而，有些正常人缺乏此種反射。

　　若是支配三叉神經的大腦皮質之上部運動神經元受損（UMN lesion），會造成何種症狀？因為三叉運動神經核接受上部運動神經元（位於三叉神經的上一層級神經元，即大腦皮質中支配三叉神經的神經元）雙側性支配，因此，若是單側上部運動神經元受損只會造成輕微的咀嚼肌力道減弱，以及下頜急跳反射增強的現象，亦即單側上部運動神經元受損造成的影響通常不至於太嚴重。但若為雙側上部運動神經元受損則會嚴重影響下頜的動作。

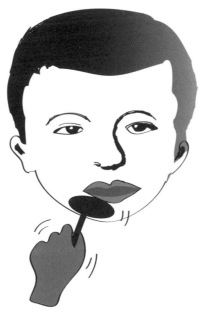

圖 2-9　下頜急跳反射的測量

■ 顏面神經

顏面神經（facial nerves）為感覺運動混合型的神經，但主要為運動神經。顏面神經主司顏面表情肌肉的運動。顏面神經叢有三大神經核：運動神經核（motor nucleus）、上唾液神經核（superior salivary nucleus）、孤立核（nucleus solitarius）。孤立核主要負責味覺的傳遞。和運動功能有關的運動顏面神經纖維起源於顏面運動神經核，此核位於橋腦下半部，神經纖維會往後繞過外旋神經核，形成一個大彎套（loop），接著就在靠近橋腦與延腦交界處（腹側）離開腦幹，然後與耳蝸前庭神經（vestibulococholear nerve）一起進入內耳道（internal acoustic meatus），並在膝狀節（geniculate ganglion）與耳蝸前庭神經分開。有一些顏面神經是由位於上唾液神經核發出的神經纖維，負責淚腺（lacrimal glands）、舌下腺（sublingual glands）、下頜腺（submaxillary glands）的分泌（淚液、唾液），此部分受損

則這些腺體分泌減少。唾液神經核位於延腦的背側，顏面神經、迷走神經、舌咽神經三者皆有神經纖維源自於唾液神經核。

顏面神經有五個分支，由上而下依序為：顳支（temporal branches）、顴支（zygomatic branches）、頰支（buccal branches）、下頜支（mandibular branches）、頸支（cervical branches）。顏面神經支配雙唇、頰肌（buccinator）與各表情肌肉的活動，舉凡如笑、哭、皺眉、扮鬼臉、抬眉毛、嘴角上升或下降等臉部動作皆需要顏面神經的作用。此外，顏面神經還支配外耳肌肉、莖突舌骨肌（stylohyoid muscles）、後二腹肌（the poterior belly of the digastic muscles）以及鐙骨肌（stapedius muscles）的活動。鐙骨肌是一種耳的保護機制之一，可以使鼓膜及三小聽骨振動幅度減小，可避免內耳受大聲響的損害，此機制如受損，聽到的聲音將變得很大聲（hyperacousia），令人很不舒服。

我們吃東西所感覺的酸、甜、苦、鹹等味覺主要由顏面神經的鼓索分支（chorda tympani branch）所傳遞，它負責傳遞舌頭前三分之二部分的味覺訊息，即舌頭前三分之二部分的味蕾訊息。此外，鼓索分支還負責唾液腺分泌的功能，即下頜下腺（submandibular gland）和舌下腺（sublingual gland）分泌唾液的臟器運動成分。因為顏面神經路線與分布部位較廣，若受損則依受損部位不同會有不同的症狀。單側顏面神經元於橋腦部位受損會造成同側的表情肌癱瘓的現象，並喪失舌頭前三分之二部分的味覺功能。

若有單側表情肌癱瘓情形可見患者同側臉面部無法做出動作，如眨眼、嘴角後縮（上揚）、露齒微笑等動作。單側臉上亦較無皺紋（如笑紋、額紋），且兩側臉部表情顯示出不對稱的型態，此為下部運動神經元（LMN）受損的徵狀。貝爾氏麻痺（Bell's palsy）常見有單側顏面神經受損的情況，於第 5 章中有進一步的說明。

顏面神經受位於大腦皮質運動區的上部運動神經元所支配（藉由皮質延髓徑下傳），由於上半臉部與下半臉部受兩側上部運動神經元的控制量是不同的，因此，上部運動神經元的受損造成的臉部表情不對稱情形與下部運動神經元受損時的情形會有不同（見圖 2-10）。由於上半臉部是受上

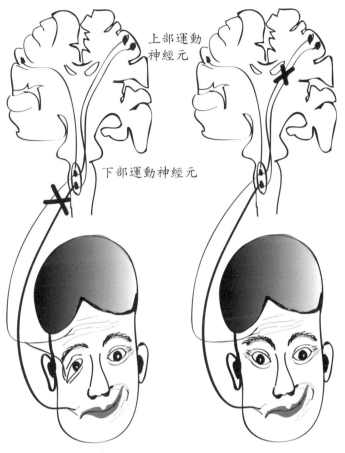

右側下部運動神經元受損　　　左側上部運動神經元受損

圖 2-10　上、下部運動神經元受損造成之臉部表情的差異

部運動神經元雙側性控制（受左右腦皮質的上部運動神經元支配），而下半臉部受上部運動神經元單側性（對側性）控制，因此當某一側的上部運動神經元受損時，上半臉部的表情看起來依舊是正常的，動作時顏面會出現皺紋，如笑起來時會有魚尾紋等。這是因為上半臉部是受上部運動神經元雙側性控制，如果一邊神經元受損，另一邊的上部運動神經元仍可支配有關上半臉部運動的下部運動神經元（顏面運動神經核）。而下半部顏面只受單邊對側上部運動神經元的控制，因此，如果單邊上部運動神經元受

損，對側下半臉部肌肉將失去支配而無法動彈，因而會出現明顯的兩側不對稱情形，如對側的嘴角下滑，或是單側下面部表情僵硬等情形。因此單側上部運動神經元受損會出現只有單側下半臉部不對稱的情形，與下部運動神經元（顏面神經）受損的情形不同，需仔細加以區辨之。單側下部運動神經元受損，則其患側邊（整個半邊）臉部的肌肉皆無法動彈，臉部的表情會有明顯的左右不對稱的情形。觀察左、右臉部以及上、下臉部表情肌運作的一致性可以推斷上、下部運動神經元的受損狀況。

■ 舌咽神經

在延腦之中，舌咽神經（glossopharyngeal nerves）、迷走神經和副神經的腦神經分支這三者有共同的起源神經核，它們就是孤立核（solitary nucleus）和疑核（ambiguus nucleus）。孤立核為感覺神經核，負責接收味覺、動脈血管的血壓感受，以及消化道和呼吸道的感覺。疑核為運動神經核，支配咽收縮肌群、莖突咽肌（stylopharyngeus muscle）、顎帆提肌（levetor veli palatini muscle）和喉內肌群。疑核接受左右兩側上部運動神經元的支配，單側上部運動神經元受損，則因會有另一側的輸入，造成的影響較小。由於舌咽神經、迷走神經和副神經的腦神經分支起源於相同的神經核，形成神經叢，並且一起通過顳骨的頸靜脈孔（jugular foramen），在這些區域受損時，則三者皆會一起被波及，單純的個別神經（如舌咽神經受損）而其餘兩神經完好的案例情形則屬少見（Bhatnagar, 2002; Love & Webb, 1992）。

舌咽神經為運動和感覺混合型的神經，而感覺成分的神經纖維較多。舌咽神經的感覺成分為負責舌頭後部三分之一之味覺和觸覺訊息的傳送，並涉及引吐或作嘔反射（gag reflex）的感覺成分，以及扁桃體（tonsilar）和咽壁黏膜的一般體感覺。引吐反射是當後咽壁受到物理刺激時，引起咽肌的收縮，此反射由舌咽神經與迷走神經共同負責。上部運動神經元病變的患者引吐反射會有增強情形；反之，下部運動神經元病變的患者則有引

吐反射減弱或甚至消失的情形。舌咽神經還涉及引吐反射和吞嚥動作的反射階段的動作，舌咽神經支配莖突咽肌（stylopharyngeus muscle），負責吞嚥時喉部上抬功能。此外，一些起源於下唾液核的舌咽神經纖維則負責腮腺（parotid gland）唾液的分泌。

■ 迷走神經

迷走神經（vagus nerves）的名稱，顧名思義有「迷路」之意，這是因為它和一般的腦神經走的路線不一樣。一般的腦神經分布的範圍都只在頭、頸部。迷走神經起源於延腦的幾個神經核，包括孤立核、疑核、背側運動核。迷走神經之神經纖維束往下走經過喉部，其左側支（返喉神經分支）會一直延伸至胸部及腹部。迷走神經為感覺運動混合型的神經，具有許多自主神經纖維，為自主神經系統的副交感神經系統之一部分。源自於孤立核的迷走神經負責咽、喉、食道、心、肺、腸及心臟動脈等體壁的一般體感覺。

源於背側運動核（dorsal motor nucleus）的迷走神經則支配心臟、內臟平滑肌以及各胸、腹腔臟器（胃、腸）的腺體分泌，為自主神經系統的副交感自主神經功能。

源自於疑核（ambiguus nucleus）的迷走神經負責軟顎、咽部與喉部肌肉的運動，還負責引吐（gag）、咳嗽、嘔吐、吞嚥等反射活動（Bhatnagar, 2002）。由疑核發出的迷走神經有三個分支：咽分支（pharyngeal branch）、上喉分支（superior laryngeal branch）和返喉分支（recurrent laryngeal branch）。迷走神經的分支——返喉神經支配除了環甲肌（cricothyroid muscles, CT）以外的所有喉內肌，包括如後環杓肌（posterior cricoarytenoid muscles, PCA）、側環杓肌（lateral cricoarytenoid muscles, LCA）、甲杓肌（thyroarytenoideus, TA）、內杓肌（intenal arytenoideus, IA）等，這些肌肉負責嗓音發聲功能，因此可用一些母音發聲的作業（如發出/a/音延長）來測試返喉神經所負責的聲帶振動發聲功能。

　　迷走神經的上喉神經分支，支配環甲肌的運動。可使用需要變化音高的上升或下降的發聲活動來測試CT肌肉運作或是上喉神經分支功能的健全與否。上喉神經分支的內分支還負責整個喉部內襯之黏膜層的感覺。

　　迷走神經的咽分支則是負責軟顎相關的肌肉（如提顎肌、懸雍垂肌、顎舌肌、顎咽肌）和咽部肌肉（上咽縮肌、中咽縮肌、下咽縮肌）的活動。顎咽功能評估可測試迷走神經咽分支負責軟顎上抬的功能，於下一章中有較詳細的介紹。值得一提的是咽分支還支配食道上方環咽肌（cricopharyngeus）的運動，吞嚥時需要放鬆此肌肉，讓食團由下咽部進入食道中，是負責吞嚥反射功能重要的肌肉。疑核主要受上部運動神經元雙側性的控制，故單側上部運動神經元受損對其影響不大。

■ 副神經

　　副神經（accessory nerves）同時起源於延腦與脊髓兩處，具有腦副神經（accessory cranial branch）與脊副神經（accessory spinal branch）兩分支。其中腦副神經分支加入迷走神經一起負責軟顎運動與咽、喉部肌肉的運動。副神經的另一個起源為脊副神經核（spinal accessory nucleus），是唯一不在腦幹的腦神經核，它位於頸椎段（C1至C5）的腹角。

　　副神經之脊副神經分支純粹為專司運動的神經，支配斜方肌（trapezius muscle）與胸鎖乳突肌（sternocleidomastoid muscle）的運動。單側胸鎖乳突肌的收縮可讓頭轉向對側，例如左側的胸鎖乳突肌收縮可讓頭向右轉動。若單側副神經受損則會讓頭無法轉向受損的對側。斜方肌收縮則協助上臂和肩部上舉。起源於頸椎的脊副神經核主要受上部運動神經元對側性的控制。

■ 舌下神經

　　舌下神經（hypoglossal nerves）起源於延腦的舌下神經核（hypoglossal

nucleus），成分單純為運動神經性質。主要支配舌頭肌肉的運動，包括舌內肌群與舌外肌群。舌內肌群負責舌頭本身的精細運動，如舌頭的伸長、縮短，舌尖的方向性運動（往上或往下）。舌外肌則負責舌頭較大幅度的前伸、後縮、上升、下降等運動。舌下神經控制的舌外肌有頦舌肌（genioglossus muscles）、莖突舌肌（stylossus muscles）、舌骨舌肌（hyoglossus muscles）。是否所有的舌內肌和舌外肌皆是由舌下神經所控制呢？事實上，並非所有的舌外肌皆由舌下神經所支配，有一個舌外肌——顎舌肌（palatoglossal muscles）則是由迷走神經所控制，它負責舌根上抬或軟顎下降等運動。

舌下神經主要負責說話、咀嚼與吞嚥等有關舌頭運動的功能。若受損則會影響個體的言語、進食和吞嚥等功能。單側舌下神經受損對舌頭的言語性運動稍有影響，但影響的程度端看個人代償功能重建的成功與否（Bhatnagar, 2002）。單側舌下神經受損會造成同側舌頭的麻痺、萎縮；當令其伸舌時，舌頭會偏向萎縮（或麻痺）的那一側，因為萎縮的那側較無力，較無法阻抗有力的那一側，故伸舌時舌頭會歪向患側。

雙側舌下神經受損將會造成嚴重的吶吃，因為舌頭將失去移動的能力，吞嚥與咀嚼功能也受到嚴重的影響。單側上部運動神經元（即大腦皮質中控制舌下神經的上部神經元）受損會造成舌頭運動較緩慢、無力，容易疲累，一些語音會發得較不準確。

因為舌下神經核主要受上部運動神經元對側性的控制。若上部運動神經元受損是單側性的，因為尚有另一側上部運動神經元可支配其對側舌頭肌肉，舌頭尚可運作，可發揮代償作用，因此對於清晰度的影響相對地較不如雙側性上部運動神經元損傷來得嚴重。

➤➤ 說話動作之神經的整合運作

說話動作涉及個體的呼吸、發聲、共鳴、構音的功能，與這些功能相

表 2-3 與言語動作相關的六對腦神經之感覺與運動功能

神經	感覺成分	運動成分
三叉神經	顏面部皮膚的感覺	咀嚼肌肉群運動、下頜運動功能
顏面神經	舌前三分之二的味覺	顏面肌群運動、鐙骨肌運動
舌咽神經	舌後三分之一的味覺和體覺、上咽部體覺、外耳道和耳廓後方體覺	咽部肌肉，負責吞嚥動作的反射階段活動
迷走神經	耳膜、外耳道和耳廓後方體覺、下咽、喉、食道、胸腹內臟的臟腑感覺和痛覺	軟顎運動、咽部、喉部肌肉運動，喉部肌肉的運動與聲帶發聲有關
副神經		腦神經根部分加入迷走神經、脊根部分支配胸鎖乳突肌（sternocleidomastoid）和斜方肌（trapezius）
舌下神經	無	支配舌內肌群與舌外肌群的運動

關的神經受損即會影響個體所產生的語音，造成語音不清楚的問題。在表 2-3 中整理了六對腦神經所涉及主要的感覺與運動功能。表 2-4 列出與言語動作有關的呼吸、發聲、共鳴、構音功能結構的周邊神經。身體動作的執行不僅僅依靠運動功能還需要大量的感覺回饋，因此表 2-4 除了列出運動相關的各神經之外，也列出了體感覺相關的神經。和說話動作有關的下部運動神經元系統之中，不只是以上所提的六對腦神經，事實上，一些脊神經也參與了說話動作的執行，例如提供說話所必需的原料——氣，則是由呼吸功能相關的肌肉運作產生，而這些肌肉則由脊神經所支配。脊神經中的頸椎神經和胸椎神經支配許多呼氣和吸氣肌的活動，這些肌肉相互協調產生呼吸動作。其中頸椎的 C3、C4、C5 構成頸神經叢（cervical plexus）並延伸成膈神經（phrenic nerves），支配吸氣最重要的肌肉——橫膈膜（dia-

表 2-4　支配與言語動作有關的呼吸、發聲、共鳴、構音功能結構的腦神經與脊神經

言語相關結構	運動相關腦神經	體感覺相關腦神經
舌	舌下神經	三叉神經、舌咽神經
下顎	三叉神經	三叉神經
唇	顏面神經	三叉神經
軟顎	迷走神經	舌咽神經、三叉神經
咽	迷走神經	舌咽神經、迷走神經
喉內肌	迷走神經	迷走神經
橫膈膜	脊神經 C3 至 C5	脊神經 C3 至 C5
肋間肌	脊神經 T1 至 T11	脊神經 T1 至 T11
腹肌	脊神經 T7 至 T12	脊神經 T7 至 T12

phragm）肌肉的運動。一些肋間肌和腹肌則由頸椎神經或胸椎神經所支配。說話時的呼吸和平靜時的呼吸不同，說話時為控制聲門下壓需主動控制呼氣肌肉，尤其是腹部的一些肌肉，而這些腹部肌肉由胸椎神經所支配，這些脊神經皆和說話時的呼吸動作有關。控制呼吸本身的神經元則是位於腦幹延腦的呼吸中樞。此外，一些頸部、肩部肌肉的運動提供說話動作的軀體支持也有些微的相關性。

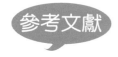參考文獻

曹英嬌（1996）。運動性言語障礙。載於曾進興（主編），語言病理學基礎第二卷（頁 233-282）。台北：心理。

游祥明（1999）。神經解剖學。台北：藝軒圖書。

Bhatnagar, S. C. (2002). *Neuroscience for the study of communicative disorders*. Baltimore, MD: Lippincott Williams & Wikins.

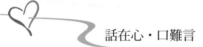

Duffy, J. R. (2005). *Motor speech disorders: Substrates, differential diagnosis, and management*. St. Louis: Mosby.

Holmes, O. (1993). *Human neurophysiology*. London: Chapman & Hall Medical.

Love, R. J., & Webb, W. G. (1992). *Neurology for the speech-language pathologist*. Newton, MA: Butterworth-Heinemann.

Kent, R. D. (1997). *The speech science*. San Diego, CA: Singular Publishing Group Inc.

Purves, D., Augustine, G., Fitzpatrick, D., Hall, W. C., LaMantia, A.-S., McNamara, J. O., & Williams, S. M. (2004). *Neuroscience* (3rd ed.). Sunderland, MA: Sinauer Associates, Ins.

Seikel, J. A., King, D. W., & Drumright, D. G. (2010). *Anatomy and physiology for speech, language and hearing*. Singapore: Delmar Cengage Learning.

Zemlin W. R. (1999). *Speech and hearing science, anatomy & physiology* (4th ed.). NJ: Prentice Hall.

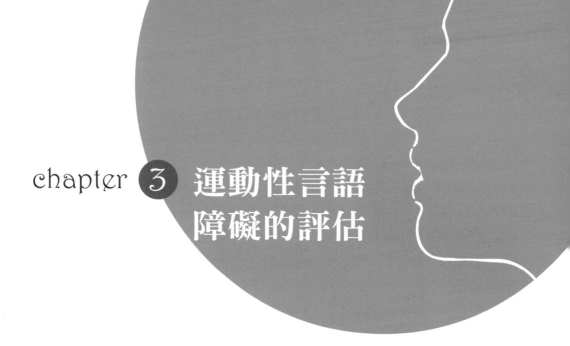

chapter **3** 運動性言語
障礙的評估

　　何謂「評估」（assessment）？「評估」是一種廣泛性的用語，是為了瞭解某些特性而從事的測量活動。診斷（diagnosis）則是指醫學臨床上，在治療之前對個體所出現症狀的瞭解以及病症種類的判斷。「評估」是後續處遇介入的基礎，絕不可未經評估就逕自進行治療或介入，更不可在沒有評估的事實資料做根據的情況下就妄下診斷。評估是語言治療師常進行的事務之一，臨床評估在語言病理學上占有極重要的角色，尤其在運動性言語障礙領域評估扮有舉足輕重的角色，是介入成效的先決條件之一。

➤➤ 前言

■ 評估的重要性

　　茲將運動性言語障礙之臨床評估的重要性與目的歸納為以下六點：
  1. 偵測運動性言語障礙的存在：一開始需要回答的是一個「是非題」
    （yes/no question）。首先，語言治療師需要判斷個案是否有「運動

性言語障礙」的存在。個案的溝通困難是否是來自於語言下游或中游機制的問題，而非語言的上游機制的問題？或者是有混合性、同時具有的問題？亦即需仔細分辨失語症與吶吃，有時也有可能存在兩者混合的情況，個案可能同時具有著失語症與吶吃症。再來，是判斷言語溝通問題是屬於運動神經性的言語異常，而非來自於心因性疾病或是口面部結構的缺損，在此需要做這些因素的排他評估，當然也可能會有共同發生的可能性。

2. 區別性診斷：當確定有「運動性言語障礙」的問題之後，再來需要回答的是「什麼」（what）的問題，此個案是屬於何種類型的問題？運動性言語障礙包含言語失用症與吶吃，需要辨別個案的運動性言語障礙是言語失用症，或是吶吃。若確定是吶吃問題，吶吃中又有六種次類型，而此個案又是屬於哪一種次類型？次類型的分辨在吶吃的評估診斷上尤其重要，它會影響後續治療介入的目標方向與選擇治療手法或策略的考慮。

3. 衡量障礙嚴重的程度：需要回答的是「如何」（how）的問題，言語障礙有多嚴重？運動性言語障礙可依照嚴重程度大致分幾個等級，如可分為輕微、中度、嚴重或極重度等幾個程度。後續的介入針對個案的嚴重程度施予不同重點的訓練或策略。例如若吶吃或是言語失用症十分嚴重，造成無法使用言語的方式溝通，個案成為一個無語言者，此時擴大替代性溝通應成為對此個案介入的重點。

4. 治療方案的擬定：由評估結果，確定了運動性言語障礙的類型和嚴重程度之後，即可開始積極地做介入治療，以改善個案的溝通困境。治療或介入前的評估是極為重要的，語言治療師需瞭解和個案目前的病症相關的資訊，明瞭個案言語障礙的特性之後，才能訂出合理的評估介入治療目標，並決定後續介入治療的方向。

5. 顯示治療成效：比較個案介入前的前測與介入之後的後測表現兩者之間的差距可顯示治療介入的成效，此為介入成效最直接的支持證據。目前在醫療界十分講求以實證為本的實務（evidence-based prac-

tice, EBP）理念，臨床的評估與介入實務莫不以此為導向，成效證據的蒐集是必要的，而療程中不同時間點的評估可顯示治療的成效。

6. 預後（prognosis）與決定終止治療的標準：語言治療師在詳盡評估後，通常可合理地預測個案日後言語障礙的進展程度、可能的進步或是進步的侷限所在，並可藉以決定日後可結案的標準。

對於運動言語異常個案的評估，語言治療師在評估前宜先思考此次評估的目的，並思考所做的評估若要達到以上這六個面向目的，有哪些項目內容需要完成或是應蒐集哪些方面資料才可達成。以下部分就評估的過程和內容各面向說明對運動言語異常個案評估的基本原則。

■ 評估的過程

評估主要的目的在於蒐集和個案有關的各項資料，診斷異常的存在，有利於後續介入的計畫。評量的過程其實就是一種動態的人與人互動的歷程，包含主試與受試間的相互溝通、瞭解與信任關係的建立。一個好的評估會增進治療師和個案之間的瞭解和信任，反之則否。評估作業內容的選擇需配合受試者的年齡、性別、認知能力，甚至個人喜好等特性，以贏得個案的信任並增進個案的配合以得到有利於後續介入的資訊。然而，評估過程中所獲得資料，有時不免涉及個人隱私，語言治療師和相關人員須嚴格遵守專業倫理守則，不向他人披露。如此才能贏得個案和其家屬的信任，蒐集到可靠真實有用的資訊。一個完整的評估過程通常包括下列幾個步驟：

1. 蒐集基本資料：初步瞭解，蒐集個案之個人史和病歷史，可參考其家人或其他相關者的描述。

2. 面談：與個案及其家人面談，將重點放在語言溝通的限制方面，詢問個案在家中或其他場合和周遭的人溝通的情形。

3. 進行系統性的觀察：在不同情境下觀察個案實際上與他人的互動情況，可包括家庭、學校、職場、候診室、餐廳等不同情境或場合。

4. 非正式的評量：蒐集真實的語音樣本，問答時要給對方足夠的待答

時間。通常可使用錄音或錄影設備進行記錄，有助於後續的分析。

5. 進行正式的評量：使用具信、效度和常模的標準化測驗，施測時遵循指導手冊中描述的施測程序，指導語的說明應盡量清楚、明白。注意整個測驗所需的時間，如果個案易疲勞、體力有限，測驗可視需要分次完成。

6. 進行資料分析、結果解釋：分析各項測驗所得的分數，如百分等級、z 分數等，或於記錄表上繪製成側面圖（profile），並將各項測驗結果撰寫成完整的評估報告。之後向個案以及他的相關重要家屬解釋總結觀察與測驗的結果，在解釋時，應以客觀的資料為基礎，以深入淺出、淺顯易懂的語言向個案或其家屬加以說明，並應避免過多的專業術語。

7. 擬定言語介入方案：以評估的結果為基礎來擬定治療介入的方針與計畫，包括大目標的決定、次（小）目標的決定、治療的模式、使用的材料、可激勵的增強物、活動以及其他須注意的事項等。

■ 評估的內容面向

臨床上，對於一個疑似有「運動性言語障礙」的個案，評估範圍可大可小，項目可多可少，調查可粗可細，端視語言治療師考量的這些評估的必要性，並且考慮以下幾個因素，如節次時間的限制、患者病症的特性和嚴重度、易感疲累程度、個案求助動機、評估或介入的目的等因素。對於一個運動性言語障礙者的評估，完整的評估內容可包含下列幾個部分：

1. 基本資料的蒐集：調查並記錄一些基本資料，如姓名、年齡、性別、身高、體重、教育程度、職業、家庭狀況、聯絡電話、主要照顧者、平時溝通的夥伴或對象以及他們教育程度等資料。這些資料的蒐集有助於對個案背景現狀的瞭解。

2. 病歷（history）的瞭解：蒐集個案的疾症、可能病因、家族史、發病年齡、病齡、嚴重度、身心障礙類型與成因、障礙家族史、成長歷

史、之前語言治療的經驗等相關資料。這些綜合的基本資料可幫助語言治療師瞭解個案以及個案的語言障礙基本性質，有助於決定評估的項目多寡、作業（task）或材料的選擇或使用等。

3. 言語功能的評估：此為對「運動性言語障礙」評估的核心要項，包括言語機轉的評估和言語能力的評估。言語機轉的評估是與言語有關的口腔、發聲、共鳴、呼吸結構的評估，如口腔結構功能評估、顎咽結構功能評估、喉部結構功能評估、呼吸與發聲的協調情況等。言語能力的評估包括構音與語調節律的評估，可評估說話時的語音錯誤、語音清晰度、語調形式、語速、自然度等。此外，還可評估個案整體的溝通功能，評估言語障礙的嚴重程度，嚴重度範圍可由正常、輕微、中度、嚴重到極重度。

4. 語言能力的評估：評估個案常用語言的聽、說、讀、寫的相關能力。可使用正式或非正式的語言測驗來做評量。由個案的口語、文字的理解以及使用口語或文字表達的表現來推測他內在的語言能力。個體內在的語言能力包括詞彙量、音韻、語型、語意、語用、識字等方面的能力。

5. 其他相關功能的評估：如聽覺、視覺、情緒或認知（智力）功能的評估。認知功能的評估包括語文與非語文認知能力。認知能力的表現包括如記憶、概念分類、問題解決、圖形配對、順序排列、模仿行為、符號替代、圖形組合分解等。可使用正式或非正式的認知或智力測驗來做評量。有些高齡或患有退化性疾患的個案在認知功能上有退化的情形，認知方面的評估目的在檢測個案的認知能力是否在正常範圍之中或是有退化情形，獲得此方面的訊息有助於後續介入時選擇策略或活動的考量。

對於一個「運動性言語障礙」個案的評估，就以上提出的五方面評估成分之中，第三部分為一般評估的核心重點，而第四和第五部分的評估可排除高層次語言障礙、認知或知覺感官的障礙。然而，在臨床上，往往由於時間上的限制，並不容許語言治療師做詳盡五個部分的評估。事實上，

在具有一些初步資料的合理懷疑情境下，也不需要過度的評估。例如在初期可使用簡單的篩檢性評估，若個案的表現皆在正常範圍之內，則不需耗費時間去做進一步詳盡的評估。在認知和語言功能方面的評估，通常會先透過與個案或其家屬晤談並觀察其表現。對於純粹運動性言語障礙的個案，因為語言上游機制沒有受損，語言理解部分應是在正常範圍以內，因此通常若在沒有合理的懷疑條件下（如在觀察個案後發現沒有疑似失智或失語的狀況時），或可略過認知功能或語言能力的評估，或待之後有需要時再行補做評估。總之，對於運動性言語障礙的患者，評估重點應該放在運動性言語障礙相關的言語能力評估項目上，如言語清晰度的評估、溝通功能的評估等。

➤➤ 運動性言語障礙之評估層次與架構

運動性言語障礙的起因是由於運動神經性或肌肉的損傷導致言語運動功能不彰、言語表達困難、語音清晰度下降，造成人際溝通的困難。評估的層次範圍包含由低階的言語生理機轉的評估到高階整體言語溝通功能。這是由低階到高階的範圍，涉及言語障礙的概念由低階的病理損傷（impairment）、功能損失、能力不足（disability）到生活限制（limitation）各層次方面。若參考世界衛生組織的評估架構（World Health Organization's Model of Assessment），對於一種障礙的評估可以下列五個層次的角度來進行：

1. 病理生理（pathophysiology）層面：檢查和言語運動相關的細胞、組織、結構在生理或發展上的異常情形。
2. 損傷（impairment）層面：檢查因神經肌肉系統的異常導致與言語有關的呼吸、發聲、顎咽共鳴、構音等方面功能的異常或失調情況。
3. 功能限制（functional limitation）層面：調查因為以上的病理或損傷情形造成的說話功能不利的影響或限制，如在語音清晰度、說話速度、調律、構音適切性、言語的自然度等有下降或減弱的情形。

4. 失能（disability）層面：調查在生活情境中的言語表現受到限制，影響言語的可理解程度（comprehensibility）或溝通的效能，溝通時無法合宜地傳遞適當的語言訊息。此層面可評估言語的可理解程度或溝通效能等。

5. 社會限制（societal limitation）層面：調查個體參與家庭、社區受到的限制、對個人社會角色扮演不力的影響、在日常活動中造成的種種不便和阻礙、造成的一些後續的權利損失，以及心理、情緒的壓力與困擾，例如評估吶吃對於個體生活各方面的阻礙、帶來的困擾或是生活品質下降的影響。

　　一般在臨床上對於個體之言語機制的評估，若就單純的說話結構檢查而言是屬於第一層次的評估，如檢查牙齒、舌頭、下顎等。對於言語運動各次系統的評估則是屬於第二層次的評估，即損傷層面的評估，包括有口腔結構之功能評估、呼吸評估、嗓音評估、顎咽功能評估、動作協調功能評估（如口腔輪替運動）等。而言語清晰度的評估則是屬於第三層次：功能限制層面的評估。但也有研究者，如 Yorkston、Beukelman 與 Bell（1988）認為言語清晰度的評估是屬於失能（disability）層面的評估，可見研究者對於評估層次的劃分還是有歧見存在。評估吶吃對於個人日常生活的影響屬於第四和第五層次的評估，通常是較易被忽略的，但因為此部分較涉及個案日後參與介入的動機和配合度，因此這些部分的評估其實也不應偏廢。對於此方面的評估可使用問卷、量表或透過面談、諮商的方式加以瞭解，所得的資訊可對個案心理有較深層的瞭解，並有助於尋找激勵其學習動機的方法，以利後續介入治療的進行。

　　參照以上世界衛生組織五層次的障礙評估模式，在臨床上，對於運動性言語障礙的核心評估架構以下列三方面為主：

1. 言語生理機轉的評估：檢查言語運動各次系統的功能是否健全。評估的目的在瞭解言語生理機轉的「結構」與「功能」的正常與否，並瞭解結構性的損傷影響說話動作產生的程度或嚴重性。言語運動的控制可分為呼吸、發聲、構音與共鳴等方面，言語運動各次系統

評估即包括呼吸評估、嗓音評估、顎咽評估、口面部評估、構音功能等部分，每個部分又分為結構生理與功能性的檢查。

2. 個案的語音聽知覺特徵評估：正常的聽者對於個案所發出語音的聽知覺感受，是單就個案的語音樣本之聲學信號本身的特徵印象。例如是否有出現一些不當的音高、音量、不良音質或是一些怪異、另人不悅的特徵。對於個案語音的聽知覺特徵評估可採用梅爾診所 DAB（Darley, Aronson, & Brown, 1969a）使用之三十八個知覺評量向度（見附錄 1），或是其簡化的版本。聽知覺評估特徵之中通常應包含語音的清晰度（intellibility）和語音的怪異度（bizariness）。語音的清晰度是單純沒有情境線索的幫助下，就個案所發出的聲學信號來評估其整體話語可讓人理解的程度。

3. 言語溝通功能的評估：言語溝通功能的評估是評估個案日常生活中實際的口語表現，例如在一情境下個案使用口語與人互動溝通的功能。評估指標包括有口語使用量、言語可理解程度（comprehensibility）、說話速度、溝通效能評估等。「言語可理解程度」是指在一情境下說話者的話語可讓他人理解的程度。言語可理解程度和語音清晰度的意義相近，唯一的不同在於是否有情境脈絡線索的提供，通常言語可理解度會高於語音清晰度，因為語音清晰度無脈絡情境線索的幫助，純粹以語音聲學信號來解碼，若信號本身不清楚會很難猜測。然而，言語可理解程度的評估因加入情境線索，會有混淆變項，難以追溯是哪些情境線索幫助了聽者對語音信號的理解。但由另一方面來看，言語可理解程度評估其實是較貼近日常生活時溝通的狀況，所具有的生態性效度（ecological validity）較高，這是屬於個案失能（disability）層面的評估。溝通效能是指個案在一段固定時間（如一分鐘、五分鐘）之中可有效傳遞訊息的量，加入了時間和言語速度的因素，也是較貼近日常生活時的溝通狀況。

通常依照評估測驗的語言性質，又可分為非語言性（nonlinguistic）與語言性（linguistic）的評估。語言性的評估作業（speech tasks）是指評估測

驗的刺激具有語言的性質、具有語言語音的形式、有語法以及有語意的刺激材料。非語言性的評估作業（nonspeech tasks）則是使用不具意義的語音材料，如口腔輪替運動（oral DDK）；或是生理功能檢查，如口內壓、肺活量的測量、舌頭的運動、發聲等。

▶▶ 言語生理機轉的評估

　　言語生理機轉評估的目的是檢查言語運動各次系統的結構和功能是否有異常或是在正常範圍之內。言語各次系統包括呼吸、發聲、構音、共鳴與調律等方面的評估。評估進行之前需備妥一些必需儀器、器材和材料，例如各項評估相關的表格、鏡子、碼錶（或計時器）、小手電筒、壓舌板、棉花棒、手套、錄音（影）裝置、音量計（sound level meter），及其他一些相關的設備或器材等。評估範圍通常包括呼吸評估、嗓音評估、顎咽功能評估、口腔功能評估（說話構音機制的檢查）。這些評估之中有些需要有特殊的儀器設備才做得到，如氣體動力測量系統、喉咽內視鏡系統等，但在實際臨床上這些特殊專業的儀器設備往往並不可得，因此可用一些替代式的方法做簡易篩選式的評估，如自製的口內壓測定器（後段中有說明）。

　　語言治療師在時間、精力與評估深度的權衡之下，在呼吸、發聲、構音、共鳴與調律等各方面至少能各有一種功能性的評估，以測試個案言語各次系統有無異常情形。評估的向度可由這些機制的言語肌肉運動的各參數去思考，例如動作的力道（strength）、幅度（range of motion, ROM）、準確度（accuracy of movement）、速度（speed of movement）、穩定度（steadiness）以及改變肌張力的能力等（Duffy, 2005）。

■ 呼吸與氣體動力的評估

呼吸的氣流是製造言語的原料，呼吸功能的好壞關係到發聲功能和言語調律的流暢，呼吸評估的重點在檢查個案是否具有基本足以支持言語的呼吸功能，可應付說話時呼氣氣壓的最低需求。呼吸評估項目包括有肺活量（vital capacity）測量、呼吸型態觀察、口內壓測量、胸腔與腹腔的位移、言語呼吸群計算等。肺活量與年齡、性別、身高、姿勢等因素有關。肺量計（spirometer），為一種測量呼吸時交換氣量的裝置，可用來蒐集、儲藏和測量吸氣和呼吸氣量的一種圓桶狀裝置，現在臨床上多使用改良的電子式儀器，用來測量肺活量和其他呼吸相關的肺容量。在早期的肺量計是使用透明的容器（如瓶子），容器中裝滿水後蓋上塞子，塞子中放置一條水管，將水管管口固定於容器底，再將容器整個往下倒放於裝滿水的桶子或盆中，如圖 3-1 所示。用此裝置測量時，請個案含住水管，深吸一口

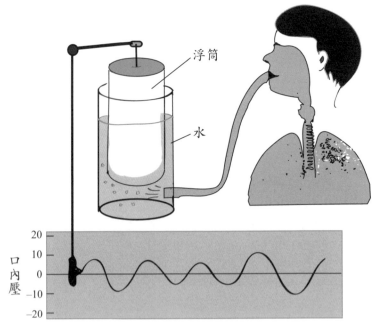

圖 3-1　肺量計圖示

氣，並往管中吹氣，直到無氣可吹為止，此時吹氣瓶子的氣體量即為肺部交換的氣量。這是一次呼吸最大的氣體交換量，即為肺活量。目前臨床上肺活量的測量多使用電子式的肺量計裝置，有些還可連接電腦，使用專業程式控制來做準確的測量。成年男性的肺活量平均值約為 4,800 cc，成年女性的肺活量平均值約為 3,200 cc（Seikel, King, & Drumright, 2010）。若手邊沒有這些專業的肺量計，呼吸支持能力的測試可用一些需要吹氣的活動，使用吹熄蠟燭或泡泡或吹氣球等活動做大略的觀察。

不良的呼吸型態造成肺活量不足，可能影響言語的功能。呼吸型態的評估主要在觀察個體呼吸的動作，比較個案在休息時以及說話發聲時（如持續母音發音、數數、背唐詩）的呼吸型態。呼吸型態可簡單分為以下三種：

- 鎖骨式（clavicular）：呼吸時主要運用到的是頸部和肩部的肌肉。吸氣時肩部上聳、費力，吸氣時可見頸部肌肉有明顯的活動，頸部肌肉很用力，甚至吸氣時頭部還有些微上抬動作。此種呼吸型態效率極差，常見於老年人或身體虛弱的患者。

- 胸式（thoracic）：呼吸時主要運用到的是胸部的肌肉。在發聲吸換氣時可見個案有明顯的胸部起伏。事實上，胸式呼吸是最常見的呼吸型態。

- 橫膈膜—胸式（diaphragmatic-thoracic）：呼吸時除了運用到原本的胸部肌肉外，還會運用到下胸部以及腹部肌肉。呼吸換氣時可見到胸部起伏較小，腹部起伏則較明顯，尤其是呼氣時收縮腹肌肌群，腹部有內縮動作，將橫膈膜上推，此時胸部也呈現內縮動作。這些動作皆可有效縮小胸腔體積，並有助於形成下一次吸氣時的負壓，可吸進更多、更充足的氣。此種型態是較有效率的呼吸型態，能提供最佳的呼吸支持，通常是需要經過訓練才會形成。

以上所述呼吸型態判斷的方法是使用眼睛觀察而得，因此可能會受評估者經驗和觀察能力的影響，產生主觀的偏誤。是否有儀器可做客觀的測量記錄呢？呼吸軌跡紀錄儀（respitrace）裝置即是記錄呼吸過程中胸腔與腹

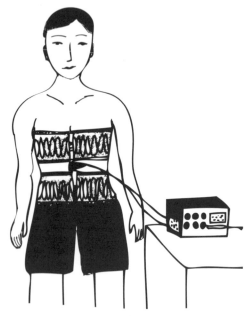

圖 3-2　呼吸軌跡紀錄儀測量圖示

腔收縮或膨脹移動的儀器（見圖 3-2），可由軌跡推論呼吸時胸腔和腹腔體
積的變化，測量呼吸時胸腔與腹腔外部的擴張量。藉由兩條具彈性的鬆緊
寬帶分別繫綁於胸部與腹部部位，記錄呼吸時胸腔與腹腔擴大移動的軌跡
資料，可用以推論個案的呼吸時胸、腹起伏移動的型態，是檢查是否有反
向型呼吸型態（paradoxical respiratory pattern）的優良裝置。反向型呼吸是
一種不良的呼吸型態，在呼吸時胸腔與腹腔移動的方向與正常人的呼吸型
態是相反的（Baken, 1987）。一般人以胸式呼吸時，吸氣時胸腔體積擴張
變大，腹腔體積變化不大，略有縮小；呼氣時，胸腔縮小，腹腔也縮小。
反向型呼吸則相反，吸氣時胸廓缺乏上抬外擴的動作，反而有內縮塌陷情
形，腹腔可能有些微擴張；呼氣時胸腔反而有些擴張，此為吸氣肌和呼氣
肌群協調不良所致，是效能不佳的呼吸型態。呼吸軌跡紀錄儀即可記錄胸
腔和腹腔在呼吸時的起伏移動。呼吸軌跡紀錄儀通常是供實驗室做研究之
用，此儀器一般在臨床上並不可得，因此，臨床上呼吸型態的評估一般還

是靠評估者的眼睛觀察而得。

　　言語呼吸群（breathing group）是指說話者在一次吸呼氣（換氣）之間可以產生的音節數目。言語呼吸群可能是連續言語時言語呼吸計畫的單位，一般人說話時呼吸換氣的位置常是在兩個句子、子句或是片語間，很少是在一個詞裡面。因為換氣動作常會在語流中造成一小段靜默，如果靜默發生在一個詞裡面可能會造成聽者理解斷詞的錯誤，因此，一般人說話換氣的時機會選在盡量不妨礙聽者理解的句子末尾或句子開始之處。也因此，連續說話時換氣位置的選擇會和言語材料的語法和篇章結構有關，並不完全決定於生理的呼吸支持。

　　計算言語呼吸群的音節數量可大致瞭解個體說話時呼吸支持的情形。在一次換氣中可以說出的音節數目愈多，代表呼吸支持的功能愈好，反之則否。一個正常的成年人用正常的音量、速度朗讀文章，在足夠的吸氣後朗讀，言語呼吸群甚至可達五十多個音節，一般約可達二十多個音節（Baken, 1987）。若說話速度快，言語呼吸群的數量自然較多，因為每個音節的時長變短。此外，用小聲音量說話時，言語呼吸群也會較多。年齡較小的兒童言語呼吸群較小，他們在連續說話時常有呼吸較急促、上氣不接下氣的情形。許多吶吃者由於呼吸支持較為不足，言語呼吸群也通常較少。呼吸支持愈不足的吶吃者，言語呼吸群數量愈少，如此將造成語句中有許多不自然的破碎斷裂，自然會影響聽者理解，產生溝通障礙。

　　測量時，除了觀察說話時的呼吸動作外，還可由基頻（音高）變化的訊息來分離切割言語呼吸群。由於在言語呼吸群的末尾語調通常下降，而在言語呼吸群的起始處語調通常最高，評估時，對於識字的個案可用短篇文章的朗誦作業觀察個案換氣停頓的位置和語調型態，計算個案的言語呼吸群的大小。對於識字量不多或是不識字的個案則用說故事或是數數等自發性言語作業來評估。

　　在評估言語呼吸群的同時，亦可合併做說話時吸氣、呼氣、換氣時間的測量。吸氣與呼氣的時間比值在安靜休息的呼吸與說話時的呼吸是不同的，在安靜休息時吸氣與呼氣的時間比約為 4：6，在說話時的呼吸週期中

吸氣與呼氣的時間比值約為 1：9（Borden, Harris, & Raphael 1994）。評估說話時吸氣、呼氣、換氣時間，可要求個案以平常的語速和音量閱讀一篇短文，並且錄音或錄影，之後進行語音聲學分析測量語句中因換氣的靜默期時長的長短以及呼氣的時長間距值。

在說話狀態的呼吸週期中對於呼氣的時間控制要求較大，說話時的呼吸需「急吸慢呼」。說話時需在很短的時間中完成吸氣動作，並需要維持較久的呼氣動作，以保持穩定的聲帶下壓（subglottal air pressure），以驅動聲帶持續做振動以發聲。此動作需要許多吸氣和呼氣相關的肌肉群合作參與去達成。說話的嗓音即是利用持續呼氣的氣流驅動聲帶的振動，持續用穩定的聲門下壓驅動聲帶的規律振動，氣流再經由上呼吸道（口道或鼻腔）共振後傳出口外。穩定的聲門下壓的維持需要許多呼吸有關的肌肉（位於胸、腹部）共同參與並協調運作，合力完成。若有損傷或缺陷，就會影響到發聲行為，造成在音量、音高或音質的問題。

■ 氣體動力測量

氣體是說話時語音形成不可或缺的原料。說話的氣體動力（areodynamic）是指說話時來自肺部氣壓和氣流是否足夠在一時間內維持聲帶持續振動，或是足夠造成口腔爆破和摩擦音產生動作等事件。氣體動力的評估包括口內壓、聲門下壓、氣流流速、喉部氣流速度或是喉部的抗阻的測量。一般而言，說話時口內壓力需維持約 5 至 10 公分水柱高（cm H$_2$O）高，通常普遍認為能維持在 5 至 7 公分水柱高的口內壓是說話氣壓的最低要求（Borden et al., 1994）。測量口內壓需使用壓力計（manometer），見圖 3-3。

是否個體的呼吸功能滿足說話的最低壓力的需求？可測量呼吸時的最大口內壓（maximum intraoral air pressure），所謂的「最大口內壓」是指最大吸氣後由口吐氣可達最大的壓力，此時聲帶在未發聲狀態，是開放的，口內壓也等於肺部壓力。影響「最大口內壓」的因素有年齡、性別、身高、

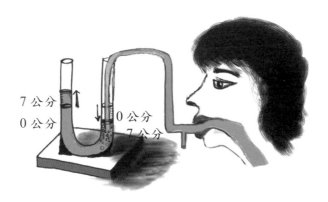

7 公分
0 公分
0 公分
7 公分

圖 3-3　簡易的口內壓力計

嘗試次數、顎咽功能（鼻漏氣）等。年齡愈幼小的兒童口內壓愈小。一般
正常成年男性的口內壓通常比女性為大。顎咽閉合功能較差者的口內壓則
會較低，因為空氣會由鼻腔散逸而出，口中壓力自然變小，如唇顎裂的患
者通常口內壓較低。依照活動的不同口內壓也會隨之變化，例如把小喇叭
吹出聲來就需要有 180 公分水柱高的壓力，吹熄生日蛋糕上所有的蠟燭可
能就需要 40 公分水柱高的壓力（Baken, 1987）。一般人說話所需要的口內
壓通常至少需要有 5 至 10 公分水柱高的壓力，這大約只是一般人最大口內
壓的二十分之一或十分之一，但若是要大聲喊叫，則需要有約 60 公分水柱
高以上的口內壓（Stathopoulos, 1986）。

　　要測量個案是否具有說話所需的基本口內壓，可用簡易自製的口內壓
力測量水杯來測量，圖 3-4 呈現一個自製的口內壓測量裝置，即口內壓力測
量水杯。此裝置十分容易自製，準備透明的高杯容器（高度至少需要有 10
公分），在杯中裝約八分滿的水，並準備一支乾淨的吸管，將吸管固定於
水面往下數 7 公分處（如圖 3-4），吸管可略固定於杯蓋或是黏附於杯內
緣，最好能蓋上蓋子，以免吹氣時水花四濺。評估時，請個案含住吸管往
吸管用力吹氣。觀察吹氣時水中是否有明顯的氣泡產生，若有吹出明顯的
氣泡，即表示能移動 7 公分水柱高的水，代表此時口內壓至少有 7 公分水
柱高。口內壓測量時最好至少能持續一段時間，如持續維持五秒鐘以上。

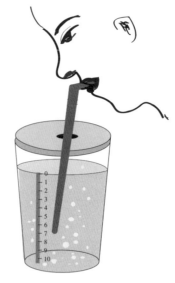

圖 3-4　自製口內壓測量裝置

因此可請受試者持續吹氣維持五至七秒鐘，若能持續吹出明顯的氣泡即算通過。因為說話時口內壓的維持需持續一小段時間，對於吶吃的患者通常要求至少能有 5 公分水柱高口內壓即可算通過，因為已可滿足說話時所需的口內壓要求。

　　以上所述的口內壓裝置只能用於簡單的呼氣（非發聲的情況）的壓力測量，無法用於發聲或說話時的口內壓測量。而說話時的氣體壓力或氣流又該如何測量呢？發聲時（或說話時）的呼吸評估是測量個體說話時（或發聲時）的氣體動力狀況，氣體動力參數包括有聲門下壓、口內壓、口部氣流速度、喉部氣流速度、喉部的抗阻等。若要「直接地」測量聲門下壓需使用導管（catheter）和壓力換能器（pressure transducers），置放於兩片聲帶之間的正下方來測量，或是放置一壓力氣球約於喉部聲門的位置來測量，此法需要氣管刺孔（tracheal puncture）方式來測量，但是這些程序是屬於侵入式（invasive）的測量，會造成受試者的不舒服，並且會有嗆吸或感染的危險，有研究倫理上的爭議，因此只有在早期的研究曾使用過，目前無論是在臨床上或研究上均極少使用。現在較普遍的方法是使用肺氣流

流速測量儀（pneumotachograph），用「間接」估計的方式來測量聲門下壓。

使用肺氣流流速測量儀將氣流面罩罩於口面部以測量發聲時的聲門下壓和氣流，如圖 3-5 中呈現肺氣流流速測量儀主機以及已接上換能器（transducer）的面罩。測量時需先將此面罩洗淨並消毒，然後連接壓力換能器或氣流換能器。之後用此面罩將受測者的口鼻完全罩住（因面罩有透氣網裝置，沒有窒息的危險），再發出目標語音。氣流換能器可測量氣流的流速，壓力換能器可測量口內壓。面罩上的壓力換能器內側面會連接一條短細導管，令受測者含於口內，可測得發出語音時的口內壓。當在發送氣雙唇塞音的持阻期時，由於雙唇和顎咽閥門緊閉且聲門開放（聲帶打開），在那一瞬間上呼吸道和氣管是相通的，此時聲門下壓與口內壓相等，因此可使用那一瞬間的口內壓來代表聲門下壓。測量時通常是要求受測者發出慢速度/pʰi/、/pʰi/、/pʰi/、/pʰi/……（或 是/pʰe/、/pʰe/、/pʰe/、/pʰe/……）的音（Hixon, Weismer, & Hoit, 2008）。由於在發出/pʰ/時，氣管是暢通的，上

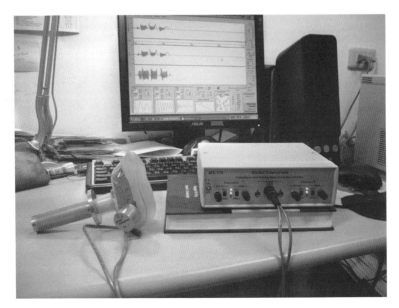

圖 3-5　肺氣流流速測量儀

下呼吸道壓力相等，發出/pʰ/時即可代表下一瞬間發出母音/i/的聲門下壓，因為發母音/i/時的口內壓通常接近零，因為口腔是開放狀態，和外界大氣壓力相等。使用氣流測量裝置可同時測得發出這些音時的氣流流速，之後將所測得在母音音段發聲時的聲門下壓除以氣流流速即可獲得發出喉部阻抗（resistance）數值（Orlikoff & Baken, 1993）。此法是以間接的方法測得聲門下壓和喉部阻抗數值，可用以評估個體是否在發聲時喉部聲帶部位有過高或過低阻抗的問題。

　　簡言之，要求得喉部阻抗數值需要有聲門下壓和氣流速率的數值。聲門下壓可用發出/pʰi/音時的口內壓加以推估。一般發出/pʰi/音的口內壓約在6公分水柱高左右，若音量較大則會增加到8或9公分水柱高左右，小聲時則口內壓較小（Bernthal & Buekelman, 1978; Stathopoulos, 1986）。以普通音量持續發母音（sustained vowel phonation）時，正常人喉部的氣流（airflow）流速約160 cc/s，但在發出悄聲（whisper）時氣流流速較高，可達約400 cc/s；若是使用完全的氣息聲（breathing voice）則流速可達800 cc/s以上（Orlikoff & Baken, 1993; Stathopoulos & Weismer, 1985）。

　　喉部阻抗數值是指喉頭氣壓和氣流量的比值。說話時，聲帶振動調節聲門下壓讓氣流緩緩流出，喉部對氣流會有一定的阻抗值，過多或過小皆不正常。使用正常普通音量說話時，正常成人喉部的阻抗指數值的範圍在30至40 cm-H_2O/LPS之間（Smitheran & Hixon, 1981）。兒童的喉部阻抗數值通常較高，因為小孩子的氣管徑較窄小，且小孩說話時習慣用較大的聲門下壓（Stathopoulos & Weismer, 1985）。若因喉部結節、息肉或聲帶麻痺等病變妨礙聲帶向中閉合，喉部的阻抗數值將會降低，暗示氣息聲的存在。此外，測量「s/z比值」也可評估喉部的阻抗，於後段中有進一步的說明。

■ 發聲功能評估

　　持續母音發聲作業是要求個案以普通慣用的音量和音高持續發出一個母音（如/a/的音），發得愈長愈好，施測者使用計時器（如碼錶）測量個

案的最長發聲時長（maximum phonation duration, MPD）或最長發聲時間（maximum phonation time, MPT）。MPD 是持續發母音，如/a, i, u, e/等母音的最長發聲時長。通常施測者需先備妥計時器以便計時，並讓受試者先有二、三次的練習後，再進行正式測試。測量時最好使用站姿，用坐姿和仰臥姿通常會較短。通常指導語為：「請先深吸一口氣發出/a/，盡量使發出的音愈長愈好，用普通的音量就好，我們先來練習幾次。」一般常模是成人應最少能維持十至十五秒鐘的持續發聲，而小孩（4 至 7 歲），因為肺活量較小，最少應維持五至七秒鐘。發聲時若使用的音量較大，MPD 長度會減少，因為平均氣流量較大，氣消耗快，很快就會沒氣。因此在指導語中通常不會指定音量，只告訴受試者以普通中等音量發聲，讓發聲時間持續愈長愈好。

最長發聲時長的影響因素有肺活量、所用音量、喉部的氣流、喉頭阻抗、喉部病理、顎咽閉鎖功能、嘗試練習次數等。MPD 和呼吸支持有密切的關係，肺活量愈大者，MPD 愈長。此外，顎咽閉鎖功能較差者的 MPD會減少，因為氣流亦由鼻腔散溢、耗損之故。一般說話者在前幾次（第一次或第二次）嘗試的 MPD 會較短，經過幾次的嘗試練習後，通常表現會較佳，MPD 會增長。喉部有病變者喉部聲帶振動效率較差，通常 MPD 會較短。

除了發出/a/外，還可要求個案發出無聲摩擦音/s/和有聲摩擦音/z/的延長音，經由比較個案能發出/s/與/z/音延長的最長時間，可推論個體發聲時喉頭阻抗的情形。因為/z/音為有聲語音，發出/z/時聲帶為閉合振動狀態，氣流在喉頭聲門受到的阻抗會較大，氣流量就會相對地較小，因此一般正常人發/z/音的最長時長通常比發/s/的時間為長。一般正常成人發連續/s/音時，約可持續 八至二十秒，而發/z/時稍長，約可持續至九至二十五秒，一般正常成人 s/z 時長比值約 0.85（Orlikoff & Baken, 1993）。此比值超過 1則表示發/z/的時間比發/s/的時間短。若 s/z 比值超過 1.2 以上，則一般認為是有聲帶病變的暗示指標。這是因為聲帶病變者發/s/的時長通常會和一般正常者無異，/s/為無聲音，發音與聲帶振動無關；聲帶病變者發出的/z/時

長會較短，因喉頭的瓣阻（valving）功能較差，常混雜有氣息聲，此時氣流流速會較快，如此在發聲時所吸的氣很容易在短時間內就耗盡，/z/音時長就會比一般來得短。因此在同樣的肺活量下（個體深吸一口氣後）發出的/z/時長就會比/s/的音為短，因此 s/z 時長比值就容易飆高。

一口氣維持發出/s/與/z/的聲音的最長時間，又稱為最大摩擦時長（maximum fricative duration）。「最大摩擦時長」除了可顯示發聲的呼吸支持功能外，亦可顯現舌頭發出摩擦音精細動作的穩定度，即在一段時間之內舌頭動作可以維持一固定姿勢的肌耐力。所謂的「肌耐力」是指一肌肉或肌群在抵抗一個負荷時，能持續一段相當時間的肌收縮能力。尤其是發/s/音時，特別需要舌尖和舌前部分肌肉的持續肌耐力，以使舌尖能持續提高維持一段時間。

其他重要嗓音評估項目尚有說話平均基頻值（mean speaking F0）、最大基頻範圍（maximum fundamental frequency range）、最大音量（maximum vocal intensity）和音域圖（phonatogram）的評估。有關基頻變項的測量，如最大基頻範圍、平均基頻值，需使用聲學分析軟體才行，例如 CSL（Computerized Speech Labatory）（KayPENTEX, 2011）、TF32（Milenkovic, 2004）、PRAAT（Boersma & Weenink, 2012）等聲學分析軟體工具。測量發聲的音量則需使用音量計（sound level meter），或經過音量校正（calibration）的錄音系統。說話時語音的基頻變化範圍會比單純發母音時（最大基頻範圍）的變化為小，有關言語基頻變化的常模，Orlikoff 與 Kahane（1996）估計說英語者日常生活對話基頻變化範圍約有 75 至 100Hz 之多。盛華（1996）提出說華語的正常成年人念短文的平均基頻範圍，男性為 69 至 185 Hz，而女性為 69 至 227 Hz。

音域圖（phonatogram）的評估為分析說話者在每個頻率點發聲的最大和最小的音量，是結合嗓音發聲的頻率和音量的測量，可測得個體發聲的最大音量變化範圍（maximum intensity range）和最大基頻變化的範圍，可呈現個體發聲功能較為完整的面向。一般正常的成人最大音量可變化範圍大約在 25 至 50 dB 之間。在最大的基頻變化範圍方面，一般正常的成人音

域範圍至少會有六個全音（即十二個半音）以上的範圍。音域圖的測量則可使用專門發展用來評估音域圖的程式工具，如 LingWaves Phonetogram light（WEVOSYS）、Phonetogram（Dr. Speech 4）、Voice Range Profile（Kay PENTEX）等程式工具，或是用普通聲學分析工具測量基頻並加上音量計配合來測量，音量在聲學分析測量前需要校準。若手邊無專用的音量測量系統可用，則普通的音量計是較佳的選擇。有關發聲音量方面的評估，可使用音量計直接測量說話或發聲時的音量，一般人說話的語音音量大約在 70 dB 左右，音量最高可達 100 dB 左右，持續大音量的產生會有損壞聲帶之虞。

■ 嗓音音質評估

呐吃者通常有著不良的嗓音音質，不準確的構音合併不佳音質的狀況，足以讓語音清晰度雪上加霜，加重言語訊息傳遞的困難度。嗓音音質評估的方式有兩大類，一種為聽知覺音質評估，另一種為聲學參數評估。聲學參數評估是分析說話者語音的聲學參數，這些聲學參數皆是和音質有關。聽知覺音質評估則是用聽者的聽知覺來判斷嗓音音質的好壞。

在臨床上，語言治療師常需要用自己的金耳朵來判斷個案嗓音的好壞。在聽知覺上評估嗓音音質，可由兩方面來看，一方面為聲音本身的物理變項，另一方面為聽者的知覺變項。聲源變項的來源為發聲者聲帶振動的型態與口道的共鳴。知覺變項為聽者對嗓音音質變項的辨識與認知，需要語言治療師敏銳的耳朵和概念清楚的頭腦。判斷者需要具有有關音質好壞判斷的概念。也因此嗓音音質聽知覺的評估一般被認為較為主觀，因為對於嗓音音質的聽辨一般較難有個客觀或一致性的標準，尤其是新手和專家可能採用不同的聽知覺標準，因此嗓音音質之聽知覺評估在信、效度方面一般較難掌控。然而，因其簡便，是臨床上最常使用的評估法。

聽知覺嗓音音質評估，大多使用點量表法來評估一些病理嗓音知覺的向度，如氣息聲、刺耳粗澀聲等。點量表法中較多是使用五點量表或七點量表，例如在一個五點量表中的「1」代表輕度，「2」代表輕中度，「3」

代表中度，「4」代表中重度，「5」代表重度。常用嗓音音質的聽知覺評量向度則有下列七種音質向度：

- 氣息聲（breathy voice）：若發聲時，兩片聲帶以沒有完全閉緊的方式振動，一股氣流會由兩片聲帶間的縫隙流出，造成微弱的摩擦氣息噪音，可能是持續的，也可能為間歇或間斷式的，即出現時有時無的氣息聲。

- 刺耳粗澀聲（harsh voice, roughness）：噪音聽起來有粗嘎、乾澀、緊繃的音質，粗澀的音質來自非週期噪音，聲帶呈不規則振動引起，兩側聲帶過度向中擊拍或閉合而成（聲門閉合期間增長），通常音量大，並且音聲刺耳。

- 沙啞聲（hoarse voice, wet）：是刺耳粗澀聲加上氣息聲的綜合音質。通常出現於個體有上呼吸道感染問題或劇烈咳嗽之後發聲。濕的沙啞聲，則是若有黏液（痰）哽在喉頭一起參與聲帶振動的聲音，聲帶呈不規則振動狀態。

- 嗓音緊困（strained-strangle-voice）：聲音聽起來很緊，像是很用力地由狹窄的喉頭聲門處擠壓而出的緊縮聲音。音高通常較高。

- 低嘎聲（creaky voice）：極低頻出聲，聲帶中間呈不規則的微小振動，又稱嗓煎音（vocal fry），或喉音化（glottalization）。嗓煎音是取意在烹飪時以小火煎煮時發出的低油爆音，乃是個體在喉部聲門向中閉合時在聲門下以極少的氣壓引發聲帶中段部位振動所發的聲音，聲帶只有中段邊緣部分做小幅振動，通常音量較小。

- 悄語聲（whispery voice）：說話時聲帶略向中靠，但並不閉攏，因此並不振動出聲，如附耳說悄悄話時的聲音，聲音主要皆為空氣摩擦聲帶邊和口道產生的氣息噪音，又稱「耳語」，可算是氣息聲之極致。

- 聲音停頓（voice stoppage）：連續言語或發聲時嗓音會無預期地突然停頓，陡然只剩下氣息音，真正的好嗓音好像遇到阻礙暫時出不來。

臨床上常使用 GRBAS 量表來評估嗓音音質，G 是指整體音質不良（Grade），R 是指粗澀聲（Rough），B 是指氣息聲（Breathy），A 是指聲音無力度（Aesthenic），S 是指聲音緊張度（Strained）。GRBAS 使用四點量表來評估，「0」代表正常，「1」代表稍微程度，「2」代表中度，「3」代表極度。GRBAS 量表可對說話者的嗓音音質做快速篩檢式的評估。

　　此外，還可進行咳嗽音質的聽知覺評估，要求個案假咳幾聲，聽聽看咳嗽時聲音的異樣聲或尖銳性（sharpness）。在個案安靜不說話的平靜呼吸時，可仔細聽聽看個案是否有發出吸氣性的哮鳴聲（inhalatory stridor）。哮鳴聲是當氣管管徑過小或軟塌時，吸氣氣流因白努力效應（Bernoulli effect）造成兩邊氣管壁互相貼近，形成的氣鳴聲。哮鳴聲為吸氣時的聲音。當氣管阻塞時或是氣管管壁極為鬆弛時易產生此哮鳴聲，身體病弱或是老年人呼吸時會出現這種音質，當氣喘病人發作時也常出現此種聲音，是呼吸管道阻塞的警訊。

■ 嗓音聲學評估

　　以上所提到的不良音質許多是聲帶振動不規則所致，在聲學上具有較高的基特值（jitter）與信墨值（shimmer），基特是在頻率向度的擾動參數，信墨則是振幅向度的擾動參數。對於嗓音的聲學分析可測量許多聲波的聲學變項，如基本頻率（F0）、基特、信墨、信噪比（signal to noise ratio）、時長等，有關這些參數的測量可參見《語音聲學》（鄭靜宜，2011a），書中有詳細的說明。目前已有多個聲學分析軟體提供這些聲學參數的分析，如多向度嗓音程式（Multi-Dimensional Voice Program, MDVP）（KayPENTEX, 2011）、PRAAT（Boersma & Weenink, 2012）、TF32（Milenkovic, 2004）、Vocal Assessment（Tiger Ins.）。

　　嗓音聲學參數分析所需要的語音樣本的取樣通常是使用收音品質較佳的麥克風，要求個案持續發出一個母音聲音並盡力延長之，如發出 /a/、/i/、/e/ 等音來測量。施測時要求個案以中等音量發出，盡可能發久一點

（維持五秒以上）。分析時擷取中間較穩定的音段來測量這些聲學參數。最好能使用高品質數位錄音機和麥克風加以錄音，再輸入電腦分析，或是直接使用電腦、高品質聲霸卡和高品質麥克風於線上錄音並分析，但此法需有優質的抗噪聲霸卡或 CSL 儀器，以阻絕電腦散熱風扇的噪音干擾。音質評估很容易受到不良的錄音器材或環境噪音所影響，不可不慎。

使用多向度嗓音程式（MDVP）（KayPENTEX, 2011）可計算有關音質的十九個聲學參數的測量，每個參數皆可依據說話者的性別與年齡群對照常模，音段分析後會繪出音質聲學參數圓餅圖，若數值皆在圓形範圍內則表示它們皆位於常模內屬於正常，以綠色加以呈現；反之若超出常模，以紅色呈現。圖 3-6 之中顯示一位嗓音異常說話者所說的/a/音段分析後得到的圓餅圖，有許多向度超出正常常模。然而由於這些嗓音聲學參數是相當敏感的，變異性相當大，有時在發聲時稍加操弄（如小聲、故意沙啞或氣息聲）就很容易出現不良數值，因此評估時應多測量幾次，並以個案最佳的表現為準。通常發聲音量稍大時，MDVP 所測得的嗓音聲學數值會較佳也較穩定（莊媄婷、鄭靜宜，2009），因為聲帶振動時的閉合狀態會較佳。

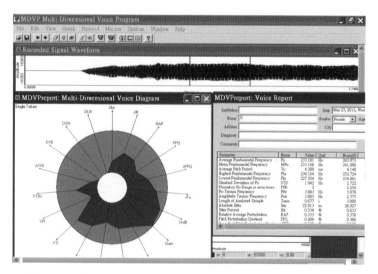

圖 3-6　多向度嗓音程式（MDVP）分析結果之圓餅圖

若經由以上聽知覺評估和嗓音聲學評估發現嗓音音質有異常情形，推論可能有聲帶損傷時，可使用內視鏡等儀器來做進一步的聲帶檢查，如喉視頻閃內視鏡（videostroboscopy）（見圖 3-7），內視鏡檢查可直接觀察聲帶的狀況和發聲時聲帶振動的狀況。另外，喉動描記器（laryngograph）和喉電儀（electroglottograph, EGG）（見圖 3-8）則是藉由兩片貼於頸部喉頭外的電極片於聲帶振動時，測量兩電極片間的導電度，記錄發聲時聲帶閉合的行為，推論兩片聲帶在振動週期中閉合的時間比例。

■ 顎咽功能評估

　　顎咽系統（velopharyngeal system）的評估是評估個體鼻咽區顎咽閥門（velopharyngeal port）的閉鎖功能，涉及個體說話時有關鼻音和非鼻音的調控功能。顎咽系統評估包括有顎咽結構觀察、顎咽閉鎖功能測試和鼻音

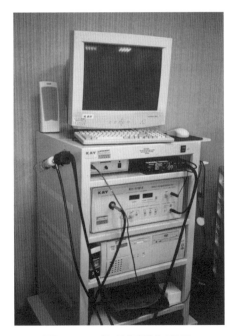

圖 3-7　喉視頻閃內視鏡

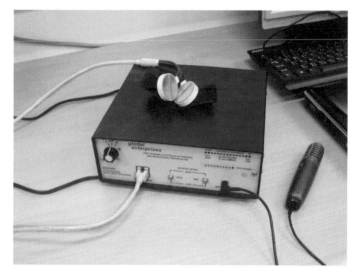

圖 3-8　喉電儀（EGG）

聽知覺評估。進行顎咽結構觀察，首先可觀察軟顎後方懸雍垂（小舌）的對稱性，先請個案張大嘴巴，頭略微後仰，並輔以小手電筒照明，觀察之。若有舌頭太高擋住視線的情形時，請個案張大嘴巴並發出/a/音，或使用壓舌板將前二分之一的舌面輕壓往下，觀察懸雍垂的高度是否過低，或有左右兩側不對稱的情形。若有左右不對稱情況，則較低垂那一側的神經支配可能有問題。之後請個案持續地間歇性地發出 /a/、/a/、/a/、/a/……音，加以觀察軟顎是否有間歇性相應的上抬運動。檢查時要求個案舌頭盡量降低，若無法則可用壓舌板輕壓住舌頭的前二分之一或前三分之一處。

　　若觀察到小舌（懸雍垂）偏向一側，則表示該邊對側的肌肉或神經異常。這是因為患（麻痺）側的小舌無法上抬，位置顯得較低垂，因此懸雍垂看似就像是被拉往健側一般，這時小舌的位置會偏離中線，呈現左右不對稱的情形（見圖 3-9），很可能是單側的第十對腦神經的咽分支受損。若兩側軟顎皆無相應的上抬運動，且病人發聲時有鼻音過重的情形，則為雙側性運動神經損傷。不管是雙側性上部運動神經元或下部運動神經元受損皆有可能導致此種情形。

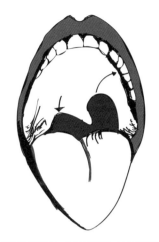

圖 3-9　顎咽觀察（懸雍垂位置偏離中線）

　　「鼓頰測試」可簡單測試顎咽閉鎖功能。主要的程序是要求受測者深呼吸後憋氣且閉唇鼓頰，約持續五秒鐘，此時測試者可用手感覺受測者鼻部氣流之有無。受測者做鼓腮動作，閉嘴鼓腮，在不需要捏鼻子的情況下，觀察受測者之雙頰是否有明顯的擴張鼓脹。此時施測者可用手指輕壓受測者的臉頰來檢查口部壓力，並於鼻孔處探測感覺鼻部氣流之有無，若有漏氣則表示顎咽閉鎖功能不佳。若鼓頰時間無法持久，亦可能是顎咽閉鎖功能不佳之故。

　　顎咽閉鎖功能測試法中，另有一種動作較難的鼓頰測試，需憋氣閉唇鼓頰並加上伸舌的動作，稱為「伸舌鼓頰測試」（modified tongue-anchor technique; Dalston, Warren, & Dalston, 1990）。個體需將舌尖先伸出口外，再閉唇鼓頰，可用手指輕壓臉頰檢查口部壓力，並於鼻孔處探測感覺鼻部氣流之有無。要做伸舌鼓頰測試的原因是懷疑個案在一般的鼓頰測試時舌頭後部或舌根可能上抬或是後縮，以協助口內壓力的維持，若要求舌前伸，則舌頭無法後縮來幫助，純粹要靠軟顎上抬來關閉顎咽閥門。其他評估顎咽閉鎖功能的方法還有評估吹氣動作的強弱（如可吹熄蠟燭），或是評估母音發聲時的鼻音狀況（是否過重），亦或是觀察引吐反射（gag reflex）等。做這些動作之時軟顎皆會上抬，關閉顎咽閥門。

　　鼻音過重（hypernasality）是顎咽功能損傷者說話時最明顯的特徵。鼻音過重者說話時會將原本非鼻音的語音說成鼻音，即原本非鼻音的語音都會鼻音化，嚴重時會影響語音清晰度。測試時可準備一些無鼻音詞語組成的句子作為測試材料，如「爸爸揹包包」、「爸爸抱寶寶」（附錄 10 有更多例子），若聽見這些無鼻音句子中出現有鼻音，如「爸爸」聽起來像是「媽媽」，則有鼻音過重的情形。鼻音過重與鼻漏氣乃是因顎咽閥門功能欠佳，或是因唇顎裂等結構異常所致。有許多呐吃者因為提顎帆肌無力，導致顎咽閥門閉鎖功能不佳，而有鼻音過重的情形。鼻音的聽知覺判斷評估可由語言治療師或聽力正常的聽者判斷說話語音中是否有鼻音異常的情形，如鼻音過重、鼻漏氣（nasal emission）或鼻音不足（hyponasality）等情形。評估時可用點量表的方式，例如使用五點量表，以數字多寡分別代表是「無鼻音」、「輕微鼻音」、「中度鼻音」、「過度鼻音」、「嚴重鼻音」等五種程度的鼻音。輕微的鼻音過重需要較靈敏的耳朵才分辨得出來。除了評判者個人聽知覺敏銳性的個別差異以外，個案發出母音的種類、音高、音量和背景噪音等因素都可能會對知覺上鼻音多寡的判斷有所影響，而且不免受到個人主觀性的干擾。儀器的測量則是較為客觀的評估法。

　　鼻音的評估可用儀器加以測量，鼻音指數測定計（nasometer）即是設計專用以測量鼻音的儀器（見圖 3-10），此儀器在口鼻之間置放一個隔板，分別測量說話時口部和鼻部發出聲音的音量。所得到的鼻音指數（nasalance）即是說話時鼻部相對於口部的聲學能量（聲壓）的比值，以百分比表示。當鼻音指數高時，代表鼻音量多。鼻音指數測定計測量的是聲音的音壓（音量）而非氣流或口壓。藉由鼻音指數變化可以提供說話者鼻音控制的視覺回饋，讓使用者嘗試自我調整以改善鼻音過重（hypernasality）的情形。此外，鼻振計（accelerometer）可以測量說話時鼻部的細微共鳴振動，也可用以評估鼻音共鳴過多的情形。

　　鼻漏氣是指說話時鼻腔有迴旋氣流的哼氣聲，亦使用聽知覺方式評估，或是於鼻孔外置放一小鏡子觀察鏡子的霧氣多寡。對於顎咽功能缺損者在口內壓較大時容易出現此情形，因此評估鼻漏氣可使用口內壓大的聲母，

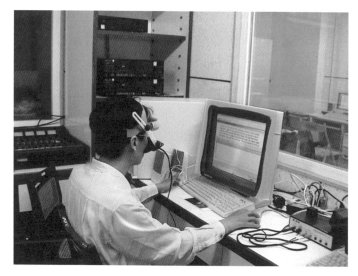

圖 3-10　鼻音指數測定計

例如使用具有「送氣塞音」與「送氣塞擦音」的詞語或句子來評估，以下句子如「草叢中藏白兔」、「皮皮偷放屁」、「氣球飛上天」等即可用以評估鼻噴氣。

　　與鼻音過重的情況正好相反，若聽見句子中原本有鼻音的詞語卻變成無鼻音的情形，例如「媽媽買餅乾」聽起來像是「巴巴百比嘎」，則有鼻音不足的情形。鼻通道阻塞為鼻音不足的主要原因，常感冒幼兒的鼻通道常受阻塞，較多使用口呼吸方式，因而導致鼻音較不足的情形。若要檢驗鼻音不足則需要用一些具有鼻音的句子做測試，如「媽媽讓妹妹喝牛奶」、「你的貓咪喵喵叫」等（更多例子請詳見附錄 10）。

■ 口腔顏面機制的檢查

　　口腔顏面結構與功能的檢查通常是對吶吃者的評估中不可或缺的一部分（Duffy, 2005），其目的主要是檢查負責構音功能的機制是否正常，並檢查是否涉及腦神經或相關肌肉的病變。評估通常包括兩大方面的觀察，一

是觀察各個構音機制在靜止時的特徵，如顏面、唇、下顎、舌頭，是否具有對稱性和正常外觀顏色，或者是否有萎縮、過度腫大的情形。另一方面則是分別測試各個結構的運動功能，測試在做某一部位特定動作時或是阻抗運動時是否具有對稱性，或是測試它們是否具有正常力道或移動幅度。目的在探求各構音機制的言語肌肉動作的參數，例如一個結構運動時的力道（strength）、幅度（range）、精確度（precision）、速度（speed）、肌張力（tone）與穩定度（steadiness）等。測試者以語言指令或是展示要求模仿的方式，讓個案做出一些測試的動作。主要包括的項目有：

1. 靜止時的顏面（face at rest）：觀察對稱性、上半顏面受左右兩邊大腦皮質的控制，下半顏面受對側大腦皮質的控制。單側上部運動神經元受損應僅影響對側下方顏面肌，即對側邊嘴角下斜。

2. 顏面做持續姿勢時（face during sustained postures）：觀察左右臉的對稱性和靈活度。

3. 靜止時的下顎（jaw at rest）：觀察兩側的對稱性。

4. 下顎做動作時（jaw during movement）：觀察對稱性和靈活度。

5. 靜止時的舌頭（tongue at rest）：檢查舌頭外觀顏色、形狀、大小等外貌，是否兩邊對稱？是否有萎縮，或肌束抽動等不正常情形？

6. 舌頭做持續姿勢時（tongue during sustained postures）：請病人伸出舌頭，如果舌頭偏向一邊，則表示該邊的舌頭肌肉或神經支配有問題。若是單側下部運動神經元受損，通常患側舌頭會有萎縮的情形，舌伸直時，患側舌頭呈現虛弱無法動作，對側舌頭會歪至患側去。在圖 3-11 之中，患者伸舌之後舌頭偏向其右方，可推測其右側的下部運動神經元（舌下神經核或舌下神經）有受損情形。

7. 舌頭做動作時（tongue during movement）：評估個案舌頭移動的能力，個案需移動舌頭，使它盡量做各個角度的移動，如舌頭左右搖擺或於口內外做伸出、回縮等前後往返移動，或是舌頭舔上嘴唇的位置，同時下顎需往下的動作。相對於舌頭的左右移動，事實上，舌頭的前後移動和語音構音動作之間的相關性會較強。

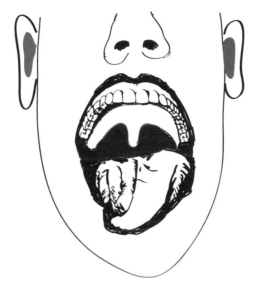

圖 3-11　右側下部運動神經元受損，舌偏患側

8. 各構音結構（articulators）動作時的阻抗力：觀察各構音結構運動的力道，例如請病人用舌頭側伸頂住臉頰，施測者於臉頰外觸摸感受舌頭於頰內的動作肌力強度；或是使用壓舌板輕抵舌頭的前伸或側移的動作。

　　附錄 2-1 中的口腔構音結構檢查表列有較完整的口腔運動檢查項目，可供評估時參考使用，附錄 2-2 是簡化的版本。這些活動大多是測試個案的最佳可能表現和動作範圍的極限，若個案都能做到則表示其一般性的口腔動作應屬於正常範圍，但如果其中有些無法達成，也未必是屬於異常情形（Duffy, 2005）。例如做舌頭舔上嘴唇的動作時，因舌的動作需極度往外上方向伸出，是較為極端狀態，此動作是超出平時說話時舌頭動作的範圍，若個案無法做出，則未必和說話缺陷有直接的關係。然而，若是個案連簡單的動作，如舌尖伸出口外的動作，都無法做到，可能就暗示著舌頭運動能力有嚴重的限制。因此，做檢查時絕對不要忽略「嚴重度」的向度，很多問題絕非只是「Yes/No」的兩分法而已。「嚴重度」的向度描述可讓這

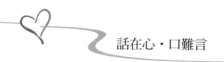

些測量更為合理、具體，並可作為推論個案言語表現缺陷的佐證資料。

■ 牙齒與咬合的評估

　　牙齒的評估主要是看門齒的缺牙。門齒對唇齒音與摩擦音的構音十分重要，因此門齒的缺牙多少會影響構音的準確性，然而是否會嚴重到妨礙語音清晰度？就要看缺牙的程度與個案於缺牙後構音動作代償的優劣了，此時個別差異很大，較難定論。同樣地，咬合不正對於構音的影響也是如此。通常在異常嚴重時，會對說話時的構音和語音清晰度產生不良的影響，因為代償的功能畢竟也是有限。「咬合」（occlusion）是指上排牙齒和下排牙齒在休息狀態時的切合關係，一般正常咬合（normal occlusion）是上列牙齒覆蓋於下列牙齒之外。由側面觀察，通常以第一大臼齒的情況為標準，上齒列位在下齒列之前約一半齒（由側面來看）的距離。不良咬合大致可分為三型（可見圖 3-12）：

- 第一型咬合不全（Angle's class I）：屬於中性咬合（neutroclusion），上下齒列在前後方向的咬合關係是屬正常情況，但個別牙齒排列可能會有對應不齊、擁擠、有縫隙，或有上、下門牙前突的現象。多數人為此型，例如常見有門齒齒列不整、開咬或暴牙皆是屬於此類型。
- 第二型咬合不全（Angle's class II）：又稱為 distoclusion，是指下齒列過於後方，距離上齒列有較大的距離，可能因上齒列太暴凸或下齒列太縮（下巴回縮）。
- 第三型咬合不全（Angle's class III）：又稱為 mesioclusion，乃上下顎門齒反咬，是指上齒列過縮於後，下齒列呈現過於突出狀（下巴突出），即俗稱「戽斗」的情況。

咬合的情況涉及個體幼兒時期上、下顎以及牙齒的生長。下顎的生長速度若較快且異常發達，則可能發展成第三型咬合。一般咬合評量的程序如下，首先告訴個案：「嘴閉好、牙齒咬好，嘴唇張開，讓我看到你露出

第一型咬合不全

第二型咬合不全

第三型咬合不全

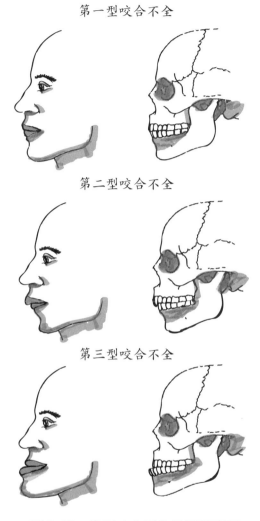

圖 3-12　齒列咬合不全的三種類型

的牙齒。」再觀察其上排牙齒和下排牙齒的相對位置，除了觀察門齒的相對位置外，並需仔細觀察第一大臼齒和下排牙齒咬合的關係。也可讓個案發出「一」（/i/）聲，並露出牙齒。

　　此外，可測試上下顎張開的最大幅度。一般正常成人能張開幅度約在4、5 公分以上，若是上下顎張開幅度只有 2 公分甚至 2 公分以下，則可能

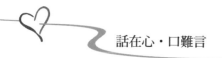

會影響言語的共鳴，語音將呈悶塞含糊之感，甚至造成言語清晰度不佳的情況。

■ 口腔輪替運動

　　口腔輪替運動（oral DDK）作業是測試個人可變換構音動作的最快速度，又稱為最高重複速度（maximum repetition rate, MRR），是測量個體能說出重複音節的最快速度。DDK 測量說話者能迅速變換構音位置（或方式）的能力，屬於構音動作的協調性評估，常用於測量言語失用症（AOS），也常見於對吶吃者的評估。

　　由於DDK作業是最接近言語性作業的非言語性的評估，臨床上已變成是一般評估運動言語障礙例行性的作業程序之一。DDK 作業使用的材料通常為單音節或簡單多音節組合，可為單一音節重複、雙音節重複，或是三音節重複等。測量交替式運動速率（alternating motion rates, AMR）的作業是要求個案快速念出重複的單音節。施測時指導受測者先模仿說出重複的音節，例如說出 /pʰa, pʰa, pʰa, pʰa, ……/（ㄆㄚ、ㄆㄚ、ㄆㄚ、ㄆㄚ……）、/tʰa, tʰa, tʰa, ……/（ㄊㄚ、ㄊㄚ、ㄊㄚ……）、/kʰa, kʰa, kʰa……/（ㄎㄚ、ㄎㄚ、ㄎㄚ……）等。通常需要先給幾次的練習，再正式施測。施測時先提示深吸一口氣再開始說出來，要說得清楚，並且要能說得愈快愈好，直到需要換氣為止。AMR輪替構音動作評估目的在於測試單一音節構音的動作協調功能，它的常模標準是 4 至 15 歲兒童每秒平均有 3.5 至 5.5 次；成人則每秒平均有 5.5 至 6.5 次；老人每秒平均有 4 至 5 次；而 4 至 15 歲兒童重複十次的時間在三至五秒之間（Kent, Kent, & Rosenbek, 1987）。

　　使用多音節為材料的口腔輪替運動所測量的速率稱為序列式運動速率（sequential motion rates, SMR）。最常見的是三種塞音的輪替複誦 /pʰa, tʰa, kʰa, pʰa, tʰa, kʰa, pʰa, tʰa, kʰa, ……/（ㄆㄚ、ㄊㄚ、ㄎㄚ、ㄆㄚ、ㄊㄚ、ㄎㄚ、ㄆㄚ、ㄊㄚ、ㄎㄚ……），也有其他連續多音節的重複，如說出/tʰa, di, sa, ……/（ㄊㄚ、ㄉㄧ、ㄙㄚ……）等。也可以使用二音節一組或四音節、五

音節一組，不一定要三音節的才行，但三音節 SMR 是最常用的。/pa, ta, ka/序列式輪替運動常模的標準是一般 4 至 15 歲兒童平均每秒約有 1 至 1.5 次的三音節序列；成人會較快，平均每秒約有 2 至 5 次（Kent, Kent, & Rosenbek, 1987）。一般計算時說出/pa, ta, ka/三個音節算是一次序列，但也有一些常模是以音節為單位計算。

在測量 DDK 時，需事先準備好計時器，如碼錶、有計時程式的手機或電腦、手錶，當然最好能準備錄音器材把聲音錄下來。測量 DDK 速率常見有兩種方法，分別為「定時計數」（count-by-time）和「定數計時」（time-by-count）。「定時計數」是計算在一段時間中（如十秒鐘內）說出的音節數量；「定數計時」則是計算個案說到一定次數（例如二十次）所需要的時間。使用「定時計數」法時可以先將計時器設定為倒數，如倒數十秒鐘，然後計算在此十秒鐘內，發出的音節個數；或可先使用筆在一張白紙上聽音畫記，之後再計算總數，以及平均一秒發出的音節個數。

在臨床上「定時計數」和「定數計時」的方法都有使用，兩者皆具有一定的測量信度。當然，信度最高的還是使用聲學分析的方法，即在頻譜圖上測量音段的時長。不管是哪一種方法只要最後能算出個案每秒產生出幾個音節或是幾次 SMR 序列即可，以便和常模資料做比較。多數研究所提供的常模資料是以每秒幾次（或音節），有些研究則提供在五秒內所說次數的常模資料或是說出二十次的時間。多數研究發現 DDK 的速率不會因性別、人種而有差異，比較會影響 DDK 速率的變項是年齡。通常兒童的年齡愈小，DDK 的速率愈慢，而老年人的 DDK 速率也較成年人為慢。

對於臨床個案測得的資料需要對照適當的常模才有意義，尤其是需要對照和其年齡組相當的常模資料。表 3-1 為三群華語說話者的口腔輪替運動的常模（陳玫霖，鄭靜宜，2009），此常模所測量的是三十位 6 至 8 歲的兒童、三十位 20 至 35 歲的成人，以及三十位 65 至 90 歲的老年人。表 3-2列出這三群華語說話者（兒童、成人、老人）在五秒內 DDK 平均的次數，可當作華語說話者的常模來使用。

吶吃個案在 DDK 作業上的表現通常是速度較為緩慢，有些可能還保持

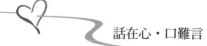

表 3-1　三群華語說話者（兒童、成人、老人）的口腔輪替運動的常模
（單位：音節／秒）

說話者	/pa/	/ta/	/ka/	/pa, ta/	/pa, ta, ka/	拍頭殼	/a/
兒童	4.46	4.28	4.36	3.80	3.42	3.09	3.55
成人	5.95	5.93	5.79	5.92	5.32	5.51	5.31
老人	3.65	3.72	3.75	3.67	2.98	4.05	3.17

資料來源：引自陳玟霖、鄭靜宜（2009）。

表 3-2　三群華語說話者（兒童、成人、老人）的口腔輪替運動的常模
（五秒內次數）

說話者	/pa/	/ta/	/ka/	/pa, ta/	/pa, ta, ka/	拍頭殼	/a/
兒童	22	21	22	10	6	5	18
成人	30	30	29	15	9	9	27
老人	18	19	19	9	5	7	16

資料來源：引自陳玟霖、鄭靜宜（2009）。

著完好的韻律，有些則可能在韻律方面喪失整齊齊一的特性，例如一些運動失調型或運動過度型呐吃者在 DDK 節律性方面有明顯的缺失。DDK 速度的緩慢可能源自於言語機制肌力的虛弱或是動作的不協調，Dworkin 與 Aronson（1986）評估十八位呐吃者的 DDK 速度和舌頭力道，發現和正常控制組相較，呐吃者舌頭力道較弱，持續耐力較差，DDK 速度較慢。

▶▶ 有關最大表現測試的考量

以上所敘述的評估作業大多是測量個體最好的極端表現，是測試個體在言語相關的功能之極限所在。最大表現測試（maximum performance test）是指在時間、動作範圍、速度、音量方面測試個案的最大極限，如最長發聲時長、最大音量、最高音高、最大肺活量、最快的輪替運動速率皆屬之，

而這些測量在一般臨床上會被認為較具客觀性（曹英嬌，1996）。吶吃者常因體能較虛弱、容易疲勞或肌力減退等因素，最大表現測試的結果通常都較正常者的為差，且具有高變異性。然而個案在這些最大表現測試作業和實際言語功能之間是否有密切的相關呢？

其實最大表現測試並不一定可用以推測說話的表現，因為畢竟一般正常人說話的動作所需（範圍、時長或是速度等）常只是最大表現的一小部分而已（估計約不到 20%至 30%），亦即一般正常人的最大表現測試作業表現遠遠超越說話時所需的運動能力。然而，就說話動作的最低需求而言，若是個體連正常說話功能所需的標準都無法達到，則在最大表現測試之表現就可能明顯地顯現不足，可推測個案在言語相關機制的運動表現是無法滿足說話動作的需求，說話時即會出現吃力、緩慢的不自然情況。另有一種情況是最大表現測試的結果是位於稍不佳的情況，但這些程度卻還不到對言語動作產生影響。

一些學者（Hustad & Weismer, 2007; Weismer, 2006）認為最大表現測試屬於非言語性的作業，測試的結果不一定和言語表現有直接相關，而主張言語運動的測試就用語言性的材料來測試，並不一定需要做最大表現測試。筆者則認為對於運動性言語障礙個案在最大表現測試的表現可以暗示此病人的嚴重度和各部位活動的限制所在或是潛能，也多少提供了一些嚴重度有關的訊息。在介入時可將個案習慣表現的水準盡量推往最大表現測試的水準，也就是該表現個案並非做不到，而是在平時並不習慣用這種較高的反應水準來說話，或許是疲勞或害怕疲勞等因素導致個案不願使用較多的能量（如較大的音量或較快的速度）在說話動作之上。在介入時可盡量鼓勵增加言語運動的活動以提升個案言語表現，並可用「最大表現測試」中個案的表現證明個案也是可以做得到的，有其潛力存在，只是平時不習慣以逼近極限的方式動作，因此介入的目標應使之習慣使用較多的能量（如音量或較快的語速）來說話。故可以將個案在最大表現測試的表現視為說話能力的可能潛能，介入就是去訓練將這些非言語的潛能運用在言語動作中，以接近一般正常人的表現水準。若是個案容易疲累則可多加休息以恢

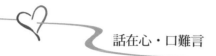

復精神。因此最大表現測試在臨床上還是具有其一定的價值，但無法取代具有功能性的言語性評估。

➤➤ 言語性的評估作業

和非言語性作業（nonspeech task）評估不同，言語性作業（speech task）評估中要求個案實際產生含有語意的語音，即需實際地張開口產生有意義的語音出來，需要說出一些詞語或句子，而非只是做出一些口部動作或無意義的發聲動作。言語性評估作業是測量個案實際說話時的溝通功能正常與否。由於個案非言語性的評估表現常不能直接推論實際說話時的情形，因此要推論個案實際說話時的情形還是需要使用言語性作業來做直接而實際的觀察和評斷，因此，言語性評估實際上是運動性言語障礙評估要項中最重要，且不可或缺的一部分，斷不可讓其他的非言語測試項目喧賓奪主。

■ 言語誘發作業

評估時首要任務是要讓個案說出話來，如何讓個案說出一些話來呢？一般可使用一些方法來誘發個案產生出一些語音樣本，最簡單的方式就是直接請他念一些有意義的詞語或是句子。語言治療師可依照個案的認知、識字、言語障礙的程度、興趣等因素來選用適當的言語誘發作業。一般言語性誘發方式有以下幾種：

- 仿說（imitation）作業：要求受測者跟著語言治療師或錄音的聲音模仿重說一遍。通常施測者的指導語為：「請跟著我說以下的幾個詞語（或句子），例如……，我說完一個後就換你跟著說。」仿說是最簡單的評估作業。可以仿說的材料有單音節詞、詞語、短句或句子等。由於仿說方式通常已提供了聽覺和視覺刺激（動作展示）作

為模仿的範例，可能會高估受測者的能力。若受測者經仿說要求後仍無法達成，則可推論能力程度大致屬於較嚴重的等級。仿說又可分立即性仿說或延宕仿說。延宕仿說是要求做一些其他無關的動作（如數數、拍手、放幾個積木、投球）之後再說出目標音，會受記憶和注意力因素的影響，但可測試個體記憶保留或可視為是屬於較為自發性的言語。

- 朗讀作業：朗讀一些詞語（單音節、雙音節或是片語等）或是一篇短文或文章。通常提供書面的語句或文章材料要求個案將他們讀出來。事實上，朗讀作業是對於有識字能力的個案最常用的言語評估作業。選取的文章應盡量包含語言中所有的語音音素，內容最好是個案有興趣的題材。除了考慮個案具備識字能力的條件外，還需考慮其基本的視力條件。對於較為年長的個案或是視力不良的個案應提供字體放大的材料。朗讀短文可參考附錄 9 所列的八篇短文，附錄 9 中有五篇短文為華語子音平衡的材料，亦即華語所有的子音篇章中皆有包含。其餘的有塞音或鼻音較多的，或是缺鼻音的短文可視評估的需要來彈性運用。語言治療師也可以考慮採用自編的短文來做測試。

- 命名（naming）作業：針對刺激物（模型、圖片、實物等）說出其名稱，包括一些名詞、動詞、形容詞、副詞等。此作業只能評估詞語的輸出，較無法評估連續性話語如句子的輸出，除非使用裝載語句。對於識字能力弱的個案，如學前兒童或老人可用此種作業。若患者合併有失語症則可能無法順利執行此作業。

- 完成語句測試（cloze test）：給予一些口語提示讓受試者完成整個句子，包含一些個案應知道答案的問答、填充、造句等類型的題目，例如中秋節我們會吃「什麼」餅？小朋友早上去「哪裡」上學？附錄 8 提供了一些例子可以參考，它是以聲母語音為分類。

- 看圖說故事：提供具有場景或有連續情節的圖片或材料，讓個案自由地說出有關圖像所呈現的故事或是將幾個圖像內容組織出一個連

貫的情節出來。受測者說出的句子或詞語的類別可能會有不小的個別差異性，除了語音和其清晰的表現外，在詞彙的豐富性、內容的充實度方面也可看出受測者語言表達的能力。一般認為這樣的產出作業是屬於自發性（spontaneous）或半自發性的言語輸出。

- 重說作業（retelling tasks）：是讓個案聽完一個故事後，用自己的話重說一次，亦屬於自發性言語的輸出。故事內容最好不要太長，否則過度的記憶負擔，易產生挫折。也可用一些帶有幽默意味的簡短笑話為材料。

- 自發性言語：包括聊天交談、主題發表、答問、說故事、詞組回憶誦念（如數數、念背十二生肖、家庭住址、電話號碼、詩詞、三字經、廣告詞等）或歌唱等。另外，也可以讓個案談論一些自己感興趣、較熟悉或喜歡的主題，如一些電影、連續劇、嗜好、偶像或是常做的事情、運動等題材，或是針對一些時事發表感想，亦或是說個簡單的小故事（如龜兔賽跑、北風與太陽、小紅帽、虎姑婆）或是一些笑話等。題材的選擇需要配合個案的年齡、性別和興趣等因素，讓他可自發性地說出一些連續的話語，盡量能多說出一些句子。一般運動言語異常的個案在平時的言語量通常不多，有些只會說出簡短的關鍵詞語。自發性言語宜蒐集到至少要有六、七句以上的語句數量，或者有五十或一百個音節以上，較能符合言語評估的需求。當然所需語料數量的多寡需同時考慮語音取樣的目的以及患者的嚴重度來決定。

在從事測試評估之時，環境中應盡量避除周遭的噪音源（如廣播、手機、音樂等），並使用品質較佳的錄音器材（如高品質數位錄音機和麥克風），將個案接受評估時所發出的聲音錄製起來，以便做後續的分析和記錄。當然，錄音之前需告知受測者錄音的目的，並徵求個案的同意錄音，需告知錄音或錄影之後將進行的後續分析和保存處理資料的方式，並會謹守保密原則倫理等事項。

■ 測驗材料的選擇

　　評估者決定評估進行的作業方式後，接下來需開始準備測試的詞語材料。在測驗材料的選擇上，首先，需考量言語單位的大小，即每一次要求個案說出的詞語單位的大小，它可能是一個單音節詞、雙音節詞、三音節詞、四音節片語或成語、句子或是一篇短文。要依照受試者的言語能力選擇適當的詞語單位，嚴重的患者通常只能發出單音節語音，對於多音節詞或句子根本無法發出，因此對於嚴重程度高的個案，應選擇詞語單位小的材料，如單音節或雙音節詞。在華語單音（單音節詞）部分可選取具有不同母音或子音目標音的單音節詞，可設計一些具有最小音素對比的單音節詞對列組（如附錄 4 中所列）來做評估。在多音（多音節詞）部分可選取具有不同母音或子音目標音的雙音節詞、三音節詞、四字成語或片語等，也可以用組成多音節的最小音素對比的音對，不過華語中具有最小音素對比的詞彙通常因需匹配相同的非目標音音節、韻母、聲調，匹配較難，數量較少。附錄 6 中有一些雙音節的最小音素對比的詞例可供參考。

　　除了詞語以外，連續性言語（connected speech）評估也很重要。個案需要說出句子（短句或長句）、短文、韻文（詩、詞、歌等）或自發性言語（交談、答問）等都是屬於連續性的言語，語調、語速的分析通常為連續性的言語分析的重點。這些能說得出連續性言語的受測者的程度通常在輕度或中輕度的範圍，對於這些個案特別需要使用句子或短文為材料加以測試。附錄 5 和附錄 13 列了一些句子可供參考。除了言語產出單位的大小和患者嚴重程度外，在測驗材料的選擇上，還有一些需考慮的因素，如材料中包含的語音種類、評估的目的、患者的識字程度等。

　　語音材料的選擇需考慮語音種類因素，應盡量選用語音平衡（phonetic balancing）的材料。所謂的「語音平衡」即指在材料（短文或詞語單）中語音種類分布平均，每種皆有，即每一種語音（子音、母音）皆有且出現比率相近。詞頻（lexical frequency）因素是某詞句出現在日常生活中的頻率（次數）。高頻詞通常容易被聽者猜出意思，且可能對說者較為容易，因

為每天需要說的次數較高。口語的詞頻和書面文字的詞頻不同，書面文字的詞頻統計通常是由報紙、雜誌、書籍的文字計算次數而得，而口語的詞頻是個人日常生活當中所接收和表達的口語詞彙頻率，通常個別差異很大，具個人化特性。總之口語評估的材料應盡量包含個人常用的高頻詞（high frequency words）、高頻句、低頻詞、低頻句或視其需要而定的詞彙或句子。

考慮評估的目的選用合適的言語材料，例如若要偵測構音問題，以單音節（單字詞）、雙字詞、片語為佳，較小語言單位材料（如華語單音節詞）對於構音問題會較敏感，也較能避免聽者的上下文脈絡的詞彙效果。若要偵測調律問題則以句子、短文閱讀、會話為佳，通常單位愈大愈能夠偵測調律性的問題，如果個案只是輕微的言語問題，一般會使用較大單位的語言材料，如自發性的口語或短文閱讀等。對於音調節律（prosody）特性的評估，就需要使用連續性言語的方式，才能評估到說話速度、聲調、句調、語氣等個案說話時的音調調律特性。小單位的詞語材料主要在分析構音問題，較無法分析超語段的調律變化。

對於評估材料的選擇，除了考量評估目的外，還需考慮個案的言語運動能力，嚴重度高的個案無法說出語音複雜度高的言語材料，如句子，因此需注意言語材料的複雜度特性。圖 3-13 呈現言語材料的複雜度和抽象性之連續向度排列。複雜度由簡易到困難排列。除了言語運動能力外，其他可能影響言語反應的變項，還包括視力、識字程度、語言能力、認知能力等。評估時應盡量排除這些其他因素的影響，因為言語運動能力是我們要評估的目標，其他無關的干擾因素應盡量控制或排除。個案的認知與識字程度是刺激選擇的重要考慮因素，對於 10 歲（心智年齡）以上的個案一般使用文字材料，因為已達一般的識字能力。要注意的是，對於年紀較大或視覺能力較弱的個案需要準備字體放大且字體清晰的文字材料。對於年紀愈小（或心智年齡愈小）的幼童應使用愈具體的刺激材料，如實物、照片或圖片等較佳，且色彩愈豐富的材料愈具有吸引力，較能引發其回應動機和注意。總之，評估時應同時考量刺激種類的複雜度和抽象性的連續向度

語言材料複雜度的連續向度

語音單音節（單字詞）　　雙字詞　　片語　　句子　　短文　　會話

易　　　　　　　　　　　　　　　　　　　　　　　　　　　　難

刺激種類抽象性的連續向度

實物　　模型　　色彩圖片　　黑白圖片　　線條圖　　語言文字

具體　　　　　　　　　　　　　　　　　　　　　　　　抽象

圖 3-13　言語材料複雜度和抽象性之連續向度

（圖 3-13），使用恰當的誘發刺激，才能得到具代表性的語音樣本，以作為後續分析與診斷的憑據資料。

語音資料的分析

　　言語性評估的目的是在瞭解個案的言語或語音的表現，評估時需錄音，對語音做取樣，對於取樣後的語音樣本需做進一步的分析與評估。依據評估的目的做相關的各項分析，後續可進行的分析包括如聽知覺言語特徵向度的評分、構音語誤的類型分析、音韻歷程評估、構音錯誤嚴重程度分析、子音正確率分析、語音清晰度的評估或整體聽知覺評估等。主要可分析構音語誤的類型，構音錯誤嚴重程度、子音正確率分析。音韻歷程分析是屬於說話者的語音錯誤分析，是屬於較為局部細緻化的分析。而語音清晰度的評估則屬於較為整體性的分析。另外，還可分析溝通效能，溝通效能是指在時間單位內傳遞有效可被理解語言訊息的量。一般計算言語速度的時間單位為分鐘，言語速度的單位為 wpm（word per minute）或是 spm（syllable per minute）。溝通效能即是在一分鐘之內說話者（或信號發送者）可傳遞多少個清晰可辨識的詞彙或音節，此數值愈大代表溝通效能愈佳。一般正常成人說話者的交談時言語速度每分鐘約可說出 200 個詞以上（Calvert & Silverman, 1983; Weiner, 1984）；兒童的語速則會較慢，約在 100 至 180

spm 之間（Pindzola, Jenkins, & Lokken, 1989）。

若是想評估聲調節律（prosody）的特性，使用可引導出連續性言語（connected speech）的材料較佳，如句子、短文、對話，這些都是屬於連續性的言語。除了分析溝通效能之外，對於連續性言語語料的分析還可分析說話者的說話速度、聲調、句調、自然度等說話時的調律特性，這是使用單詞材料時較難評估到的部分。事實上，和詞語材料相較，使用連續性言語為材料所評估到的個體言語功能會較接近日常對話的情形，具有較佳的生態效度。

■ 聽知覺言語特徵向度的評估

Darley、Aronson 與 Brown（1969a）曾使用三十八個聽知覺言語特徵向度來評估吶吃說話者的言語特性，他們使用七點量表的方式，程度由最輕微到最嚴重，此屬於量尺法的評估方式，量尺法於下一章中有詳細的介紹。評估者需要熟知各個評估向度的特性，根據這些語音特徵向度的嚴重性對於說話者的語音給一個嚴重度類別化的分數，乃是屬於心理量的估計。評估這些言語特徵向度的語音樣本，通常包括一段連續性言語（如朗讀一段文章）和一段持續母音發聲樣本，使用這些向度來評估個案之語音樣本的音聲特徵。茲將此三十八個聽知覺言語特徵向度的定義略說明如下：

1. 音高（pitch level）：聲音不合其年齡或性別有過高或過低的情形。

2. 破音（pitch break）：發聲時，音高突然出現無法控制的升高或下降情形。

3. 音調無起伏（monopitch）：說話語音的音高平整單調，無一般語調的抑揚頓挫或高低起伏。

4. 音聲顫抖（voice tremor）：音聲聽起來有抖動情形（在音高或音量方面），如顫抖狀。

5. 音量單調（monoloudness）：不像一般說話者在說話時有正常的音量大小聲變化。

6. 音量變化過大（excess loudness variation）：音量突然出現無法控制的變化，時大時小。

7. 音量逐漸變小（loudness decay）：聲音逐漸變小聲。

8. 音量時變（alternating loudness）：音量似有規律性地忽大忽小。

9. 整體音量（loudness level, overall）：音量太大或太小。

10. 刺耳粗澀聲（harsh voice）：聲音粗啞、乾澀。

11. 沙啞聲（hoarse voice, wet）：濕的聲音沙啞，好像有黏液哽在喉頭的聲音。

12. 持續氣息聲（breathy voice, continuous）：有持續的衰弱、微弱的氣息聲。

13. 間歇性氣息聲（breathy voice, transient）：氣息聲為間斷式，時有時無。

14. 嗓音緊困（strained-strangle-voice）：聲音聽起來很緊，像是很用力地由狹窄的喉頭擠出。

15. 聲音停頓（voice stoppage）：聲音突然停頓，好像遇到阻礙。

16. 鼻音過重（hypernasality）：鼻腔參與共鳴過度；非鼻音語音出現鼻音成分。

17. 鼻音過少（hyponasality）：聲音中鼻音成分過少；應有鼻音的語音卻缺乏鼻音。

18. 鼻漏氣（nasal emission）：氣流由鼻腔噴溢而出。

19. 用力的吸氣與呼氣（forced inspiration-expiration）：過度的吸換氣，話語被用力的吸氣與呼氣動作所打斷。

20. 明顯的吸氣聲（audible inspiration）：語音中混有明顯吸氣的氣聲。

21. 呼氣末喉音（grunt at the end of expiration）：呼氣末尾帶有低沉的喉音。

22. 說話速率（rate）：整體說話速率有問題，不是太快就是太慢。

23. 片段狀語句（short phrases）：說話者因需換氣之故，導致說話詞語過短，呈片段狀。

24. 片段性速率過快（increase of rate in segments）：連續話語中某一片段速率過快。

25. 整體速率過快（increase of rate overall）：話語由句子開始到結束的速度愈來愈快。

26. 重音減少（reduced stress）：缺少適當的重音或語音的強調。

27. 說話速率變異（variable rate）：說話速率忽快忽慢，很不規則。

28. 停頓過長（prolonged intervals）：於詞語之間或音節之間有不正常的停頓。

29. 不當沉默（inappropriate silences）：話語突然不當地停止。

30. 語音過急短促（short rushes of speech）：詞語中常帶有停頓、詞語短促。

31. 重音過度無對比（excess and equal stress）：在不需重音時卻出現重音，造成每個音都成重音，沒有輕、重音之別。

32. 音素延長（prolonged phonemes）：出現音素拖長。

33. 音素重複（repeated phonemes）：出現音素重疊。

34. 子音不準（imprecise consonants）：子音模糊、扭曲、缺乏準確構音。

35. 無規則性構音瓦解（irregular articulatory breakdown）：間歇性無系統性（無預期性的）的構音突然失去準度。

36. 母音扭曲（distorted vowels）：整個母音音段扭曲。

37. 語音清晰度（overall intelligibility）：整體話語可讓人聽得清楚、理解的程度。

38. 怪異性（bizarreness, overall）：整體言語聽起來有非比尋常、怪異的特質，但此特質與言語內容無關。

　　附錄 1 為此三十八個知覺言語特徵向度的紀錄表格設計，可供臨床參考使用。進行聽知覺評估時，針對同一份語音樣本可逐一做三十八個知覺言語特徵向度的評估，但通常為求時效性可採用向度群聚的方式來做評估，即是將類似的相鄰向度一起做評估。將以上這三十八個知覺言語特徵向度

簡單地歸納為以下八大組群向度：

　　1～3（三項）：有關嗓音音高控制方面。

　　4～9（六項）：有關嗓音音量控制方面。

　　10～15（六項）：有關嗓音音質方面。

　　16～18（三項）：有關共鳴方面。

　　19～21（三項）：有關呼吸方面。

　　22～33（十二項）：有關語調節律和流暢度方面。

　　34～36（三項）：有關構音方面。

　　37～38（兩項）：有關對整體言語的印象。

　　使用這三十八個知覺言語特徵向度來評估呐吃者言語，Darley 等人（1969a, 1969b）研究發現六個類型呐吃者各有不同的言語聽知覺特徵組合，此即為一般所熟知的六個類型呐吃者的典型言語聽知覺特徵，茲列於表 3-3。這六個類型呐吃者的典型言語聽知覺特徵乃是由實際聽知覺研究，

表 3-3　六個類型呐吃者的典型言語聽知覺特徵

呐吃類型	典型言語聽知覺特徵
鬆弛型	鼻音過重、子音不準、說話速度緩慢、氣息聲、鼻漏氣。
痙攣型	子音不準、音聲刺耳粗糙、調律異常、音調無起伏、嗓音緊困。
運動失調型	子音不準、母音扭曲、無規則性構音瓦解、音量控制不當、調律失常、語調不當如酒醉樣飄忽語調。
運動不及型	調律性不足，包括語調缺起伏、缺乏重音、音量無變化、子音不正確、說話過於急促、短促式片語。嗓音特質為嗓音粗澀、嘶啞、音頻過低。
運動過度型	快型的特徵有嗓音粗澀、間歇性氣息聲、嗓音突斷、音調與音量變化大；慢型的特徵有嗓音緊困、氣息聲、非週期性嗓音突斷、音調平板。
混合型	依照病症的不同而有不同的呐吃型態特徵的組合。主要有子音不準、鼻音過重、語速緩慢、音聲刺耳粗糙、音調無起伏。

所歸納的言語聽知覺特徵組群。六個類型吶吃者較多共同出現的言語特徵有子音不準、說話速率緩慢、音調無起伏、節律失常等。鬆弛型較為獨特的特徵是鼻音過重和氣息聲，痙攣型較為獨特的特徵是音聲刺耳粗糙和嗓音緊困；運動失調型較為獨特的特徵是無規則性構音瓦解、音量控制不當、語調不當；運動不及型較為獨特的特徵是音調無起伏、話語短促；運動過度型較為獨特的言語特徵是音調與音量變化大、無規則性構音瓦解；混合型則以其所混合的吶吃成分和主要的吶吃型態而定。Darley 等人（1969a,1969b）認為各吶吃類型或是某神經疾患造成的吶吃說話者說話時各會有不同的言語聽知覺特徵。

■ 語誤類型的分析

對於說話者錯誤語音的分析，可分析吶吃者的語音中語誤的類型或音韻歷程。常見語音錯誤類型類別包括如省略、替代、歪曲、添加等類型的分析，或是以構音方式、位置或是送氣向度的語誤問題為分類。這些皆屬於語音錯誤表面現象的分析，例如有位吶吃者以/ts/音取代/s/音，或是出現塞音類聲母的扭曲。描述語音的錯誤可對於個案的言語狀況更加瞭解，有助於後續的介入治療。

語誤的音韻歷程（phonological processes）分析則是較為深層的分析，是就語料的整體來分析語音錯誤的系統性，乃是使用音韻學的方法來分析吶吃者的語音錯誤。吶吃者的語誤通常較具一致性與系統性，因為多數語誤是屬於構音動作上的限制所致，而非音韻認知上的錯誤。吶吃說話者由於構音動作上的限制通常具有穩定一致性，較不會因為時間或詞語音境而出現變異，和言語失用症者不同。使用這些音韻歷程分析的目的並不是在推論說話者音韻認知的問題，而是馭繁於簡地將吶吃說話者的語誤型態做歸納，並瞭解說話者語誤的一致性，以上這一點需要謹記在心，因為純粹吶吃者的語音錯誤根源乃是源自運動神經的缺損，而非高層次的上游認知機制，這是我們在第 1 章中一再強調的概念。在華語中常見的音韻歷程有

以下幾種：

1. 音節結構歷程（syllabic structure processes）：音節的結構發生改變，常見的有末尾輔音省略（final consonant deletion）、非重音音節省略（unstressed syllable deletion）、音節重複（reduplication of syllable）、雙輔音簡化（consonant cluster reduction）、詞首輔音省略。就華語說話者而言，音節結構歷程中以詞首輔音省略最為常見，其次為末尾輔音省略，如/dan/→（說成）/da/，乃華語帶鼻韻音節之聲隨韻母中鼻音的省略。因華語語言音節結構無雙輔音之故，不會出現雙輔音簡化歷程。一般認為，和其他音韻歷程類相較，音節結構歷程是較為嚴重的音韻歷程，顯示說話者連整體的音節架構都無法掌握。

2. 同化歷程（assimilation processes）：是指一個音素受鄰近其他音素的影響而產生語音特徵的變化，改變本身的一些特徵使之和周圍語音相似。例如/mian/→/nian/，/m/被後方/n/同化。同化可能發生於同一音節相鄰音，也可能跨音節。在連續語流中的個別語音可能會受其前後鄰近語音的影響，因而使得該語音的某特徵（如鼻音性、不送氣性等）受到一些改變。依照影響的次序方向又可分為兩種，一種是連續語音產生時，一個語音受到之前已經說了的音影響而改變，是為「存留性同化」（preservative assimilation）。另一種的方向則相反，是一個音受即將說但還未說出的音影響，是為「預期性同化」（anticipatory assimilation）。

3. 替代歷程（substitution processes）：簡言之，就是以一個音素取代另一個音素的現象。就聽者的聽知覺而言，聽起來已經改變了語音類別，例如由/t/變成為/k/。輕微的語音不準是屬於語音的扭曲（distortion）型錯誤，聽起來還是原來的語音類別，只是有些怪怪的，然而當語音扭曲程度過大時，就可能跨越聽知覺的界線變成是另一類的語音，就是屬於替代性錯誤，例如原來是「送氣音類」的語音變成「不送氣類」語音。音韻歷程的分析即是比較原來預期要說出的正確音和錯誤音之間特徵性的不同，就用錯誤音中取代原本那一個

表 3-4　替代型音韻歷程的分類

分類	構音方式	構音位置	構音與喉部時序
音韻歷程	塞音化	不捲舌化	不送氣化
	塞擦音化	後置音化	送氣化
	摩擦音化	前置音化	有聲化
	鼻音化	捲舌音化	無聲化
	去鼻音化	唇音化	
	邊音化	齒槽音化	

音素（即錯誤音）的特徵來命名，例如把/s/說成/t/的語誤，錯誤音/t/的塞音特徵取代了/s/的摩擦音特徵，就稱為是一種「塞音化」歷程。因為說話動作上的限制，通常吶吃者的錯誤音特性或改變後的構音動作會較原語音為簡單，例如將之變成塞音或不送氣音，這些都是語音中動作較簡單的語音類別。在表 3-4 中將這些替代性的音韻歷程以構音方式、位置和送氣出聲三向度做分類列出。現就這些華語常見的音韻歷程錯誤略說明如下：

(1) 不送氣化（aspiration）：以不送氣音取代送氣音，例如/pʰ/（ㄆ）→（說成）/p/（ㄅ），/tɕʰ/（ㄑ）→/tɕ/（ㄐ）。一般而言，「不送氣化」比「送氣化」較為常見。由於送氣音的構音動作較為複雜，需協調聲帶起始振動時間以及呼吸的送氣氣流，不送氣化是吶吃者常見的音韻歷程。此歷程對應於在英語中的有聲音化（voicing）歷程，即是將無聲語音變成有聲語音，如 soup→[zub]。

(2) 前置音化（fronting）：以舌尖音或是構音位於齒槽之前的語音取代其他較後位的語音，即是將構音部位往前移動，例如「阿公」→「阿東」。若說話者的舌根較為無力，則可能造成以舌尖構音的偏好，形成前置音化的語誤。

(3) 後置音化（backing）：正好和前置音化相反，說話者以舌根音、

舌面音或喉音等音取代其他語音（通常是在齒槽部位的音），將
構音部位往後移動。例如/to/→/ko/，/s/（ㄙ）→/ɕ/（ㄒ）。若
說話者舌尖肌肉較無力，舌尖無法向前上方移動，則會偏好以舌
根構音，形成後置音化的現象，此現象常見於華語構音異常的兒
童（鄭靜宜，2011b）。

(4) 唇音化（labialization）：以唇音取代其他音，例如/tsu/→/bu/，
/fu/→/pu/。廣泛使用此歷程的說話者通常舌頭運動的靈活度十
分不佳，只得用唇部來構音，此歷程通常出現於較嚴重的吶吃
者。

(5) 塞音化（stopping）：以塞音取代其他音，例如「三」→「單」。
由於塞音的口道變化較為極端、明確，且構音動作比起摩擦音相
對地較為簡單，因此較容易拿來取代其他較複雜構音方式的語音
（如塞擦音、摩擦音）。吶吃者由於口腔動作十分受限，塞音化
是十分普遍的歷程，此歷程異常見於說華語的年幼兒童（鄭靜
宜，2011b）和吶吃者。

(6) 鼻音化（nasalization）：以鼻音取代其他語音，例如/bu/→/mu/。
許多吶吃者由於軟顎動作缺損之故，無法關閉顎咽閥門，所說的
語音都帶有鼻音，因此鼻音化歷程是常見的音韻歷程。

(7) 塞擦音化（affrication）：以塞擦音取代其他音（通常為摩擦
音）。例如「西」→「七」。一些吶吃者因為舌尖舉抬的持續力
不足或是口內氣壓不穩，摩擦噪音的製造無法延長，使得摩擦音
聽起來就像塞擦音，形成塞擦音化歷程。

(8) 摩擦音化（frication）：以摩擦音化代替其他音。一些吶吃者由
於在製造塞音時的口道閉鎖期（closure），口道無法完全緊閉，
仍有空氣於縫隙流竄而出，形成帶有摩擦噪音的音質，產生摩擦
音化現象，例如/pʰu/→/fu/。

(9) 邊音化：以邊音/l/取代其他語音，如/ta/→/la/。廣泛地使用此歷
程的吶吃說話者，通常是因舌頭前後移動的幅度不足之故。此

外，在台灣有些正常的華語說話者可能受台語影響，會將捲舌音 /z/（ㄖ）發成不捲舌的邊音，出現邊音化歷程。

(10) 不捲舌化：在台灣，說華語的捲舌音時一般捲舌程度不大，且有大部分人將捲舌音發成不捲舌音。捲舌音具有較複雜的構音動作，舌頭前半部向上提高，舌尖或部分舌背與上硬顎形成緊縮氣流的通道。不捲舌化是台灣普通說話者常見的音韻歷程，通常不將視之為異常。

許多研究者（Edwards & Shriberg, 1983; Oller, 1974; Zhu, 2002）認為這些音韻歷程的本質大多是屬於簡化（simplification）的過程，說話者將較為複雜的形式或動作改變為較簡單的形式或動作。例如音節結構歷程是將較複雜的音節結構改變為較簡單的形式，而替代歷程則是把動作較難的語音以簡單近似的語音做替代，同化歷程則是求取連續發語時相鄰近語音中動作或特徵的一致，將其改變為一致化，亦是朝向簡化的運作。吶吃者由於生理上神經肌肉的疾患，說話動作無法達到如正常人一般的準確，說話動作也是朝簡化的方向，如此語音聽起來就會有許多錯誤，並且整體清晰度也會模糊許多。通常當一個說話者語音之中的音韻歷程數量和種類愈多，語音錯誤的性質也愈嚴重，因為愈多種歷程的運作，將使得語音難以辨識，對於語音清晰度的影響也愈為不利（鄭靜宜，2011b）。因此，評估說話者語音中音韻歷程數量和種類也是言語異常嚴重度的一個指標，而在下一章要介紹的語音清晰度評估則是一個更廣泛運用對吶吃者言語異常的評估方式。

➤➤ 運動性言語障礙的正式評估工具

在言語運動領域曾出版的正式測驗其實並不多，且大多屬於語音清晰度方面的測試。在臨床上，語言治療師大多使用自編的評估或檢核表。因此有關運動性言語障礙的評估工具，大多以自編的檢核表為主。出版的正

式測驗很少，目前多以英語版的測驗為主，下列為幾個常見的吶吃評估工具：

- Franchay 吶吃評估（Franchay Dysarthria Assessment, FDA-2）（Enderby & Palmer, 2008）。
- 吶吃說話者的清晰度評量（Assessment of Intelligibility of Dysarthric Speech, AIDS）（Yorkston & Beukelman, 1981）（電腦化版本為 Computerized Assessment of Intelligibility of Dysarthric Speech, CAIDS）（Yorkston, Beukelman, & Traynor, 1984），此測驗使用標準化程序測量 12 歲以上的吶吃者之單詞、句子的語音清晰度以及言語速度，此測驗主要在測語音清晰度，並非是吶吃的診斷測驗。
- 兒童言語測驗（Test of Children's Speech Plus, TOCS+）（Hodge & Daniels, 2004），此測驗是電腦化的句子清晰度測驗，提供兒童使用，可參考此網址 http://www.tocs.plus.ualberta.ca。

這些使用於運動性言語障礙的評估工具有些以非言語性的評估為主，有些則是以言語性的評估為主，有些則言語和非言語評估兼備。其中 Franchay 吶吃評估是以非言語性的評估為主的測驗，適用對象為年齡 12 歲以上疑似吶吃的個案，施測時間約二十分鐘，採個別化施測，主要以檢核表的形式進行評估。測驗分八部分，分別是反射（咳嗽、吞嚥和口水）、呼吸（休息時和言語時）、唇、上顎、喉部、舌、語音清晰度、其他影響因素（聽力、視力、牙齒、語音、情緒、姿勢和言語速率）的評估。在 FDA-2 的紀錄表格（FDA-2 Rating Form）上可記錄個案的優勢與劣勢之處，手冊中並提供 12 至 97 歲的正常說話者的常模，並有各類型吶吃者的常模可供參照。

有關言語失用症的評估，測驗工具數量則是更少，較常見的有成人言語失用症量表（Apraxia Battery for Adults-2nd edition, ABA-2）（Dabul, 2000）以及測量兒童的發展性言語失用症篩選測驗（Screening Test for Developmental Apraxia of Speech, STDAS-2）（Blakeley, 2001），這些也都是測量英語說話者的測驗。有關言語失用症的評估請見本書第 14 章的介紹。

➤➤ 一般例行性的評估作業

　　一般臨床對吶吃者評估的例行性評估作業（assessment protocol）常見有以下幾項：面談、最長發聲時長作業、口腔結構運動功能檢查、DDK作業、詞語念讀或複誦、短文念讀、問答等自發性言語語料的蒐集。這些大約可在一節次的診療時間（四十至五十分鐘）內完成。若個案病情較為嚴重或易於疲累，無法在一節次診療時間完成，當然也可分次進行之。評估者在評估前需事先準備好需要的器材或工具，如碼錶或計時器、壓舌板、小手電筒、檢診手套、錄音機、水壓計、紀錄表、刺激材料語單等。循著計畫好的流程一項一項地施測，評估通常以面談為起始，其他項目的順序則沒有一定的規則，只要評估工作的進行能流暢、順利即可。面談要詢問的問題，可事先設計一個簡單的紀錄表。各項作業施測時，需要先用簡易而清楚的口語描述需要做的動作並加以示範，以便讓受測者模仿。在這些評估作業實施的同時，最好能用品質較佳的錄音機錄下受測者的反應，以供後續進一步分析之用，例如後續分析語音清晰度、語誤音韻歷程分析或吶吃言語特徵向度的評分。

　　對於言語失用症患者的評估需將注意力集中於口腔動作的模仿和口腔顏面動作指令的執行上，並且應留心觀察言語材料的語音複雜度變化對患者言語產出的影響，評估時或可用錄影器材錄影，可有利於後續的觀察分析。

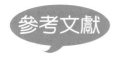
參考文獻

莊嫄婷、鄭靜宜（2009）。**嗓音品質不佳者的氣體動力測量與聲學音質測量之相關**。中華民國聽力語言學會九十七年度學術論文發表會。高雄。

陳玫霖、鄭靜宜（2009）。**兒童、成人與老年人的口腔輪替運動特性**。中華民國聽力語言學會九十七年度學術論文發表會。高雄。

盛華（1996）。Voice range profile of Taiwanese normal young adults: A preliminary study。**聽語會刊**，**12**，79-86。

曹英嬌（1996）。運動性言語障礙。載於曾進興（主編），**語言病理學基礎第二卷**（頁 233-282）。台北：心理。

鄭靜宜（2011a）。**語音聲學──說話聲音的科學**。台北：心理。

鄭靜宜（2011b）。學前兒童華語聲母之音韻歷程分析。**特殊教育學報**，**34**，133-168。

Baken, R. J. (1987). *Clinical measurement of speech and voice*. Boston, MA: College-Hill Press.

Bernthal, J. E., & Buekelman, D. R. (1978). Intraoral air pressure during the production of /p/ and /b/ by children, youths, and adults. *Journal of Speech and Hearing Research, 21*, 361-371.

Blakeley, R. (2001). *Screening test for developmental apraxia of speech* (STDAS-2). TX: Pro-Ed.

Boersma, P., & Weenink, D. (2012). *Praat-doing phonetics by computer*. The Institute of Phonetic Sciences, University of Amsterdam, Netherland.

Borden, G. J., Harris, K., & Raphael, L. J. (1994). *Speech science primer-physiology, acoustics, and perception of speech*. Baltimore, MD: Williams & Wikins.

Calvert, D. R., & Silverman, S. R. (1983). *Speech and deafness*. Washington, DC: Alexander Graham Bell Association for the Deaf.

Dabul, B. L. (2000). *Apraxia battery for adults*-2nd edition (ABA-2). TX: Pro-Ed.

Dalston, R. M., Warren, D. W., & Dalston, E. T. (1990). The modified tongue-anchor technique as a screening test for velopharyngeal inadequacy: A reassessment. *Journal of Speech and Hearing Disorders*, *55*, 510-515.

Darley, F. L., Aronson A. E., & Brown, J. R. (1969a). Clusters of deviant speech dimensions in the dysarthrias. *Journal of Speech and Hearing Research*, *12*, 462-469.

Darley, F. L., Aronson A. E., & Brown, J. R. (1969b). Differential diagnostic patterns of dysarthria. *Journal of Speech and Hearing Research*, *12*, 246-256.

Duffy, J. R. (2005). *Motor speech disorders: Substrates, differential diagnosis, and management*. St. Louis: Mosby.

Dworkin, J. P., & Aronson, A. E. (1986). Tongue strength and alternate motion rates in normal and dysarthric subjects. *Journal of Communication Disorders*, 19(2), 115-132.

Edwards, M. L., & Shriberg, L. D. (1983). *Phonology: Applications in communicative disorders*. San Diego, CA: College-Hill Press.

Enderby, P., & Palmer, R. (2008). *Franchay dysarthria assessment* (FDA-2). TX: Pro-Ed.

Hixon, T. J., Weismer, G., & Hoit, J. (2008). *Preclinical speech science: Anatomy, physiology, acoustics & perception*. San Diego, CA: Plural Publishing Inc.

Hodge, M., & Daniels, J. (2004). *TOCS+: A software solution for efficient intelligibility measurement in young children with motor speech disorders*. 12th Biennial Conference on Motor Speech. NM: Albuquerque.

Hustad K., & Weismer G. (2007). Interventions to improve intelligibility and communicative success for speakers with dysarthria. In G. Weismer (Ed.), *Motor speech disorders* (pp. 261-303). San Diego, CA: Plural.

KayPENTEX (1993). *Multi-dimensional voice program* (MDVP) [Computer program]. Pine Brook, NJ: Author.

Kent, R. D., Kent, J. F., & Rosenbek, J. C. (1987). Maximum performance tests of speech production. *Journal of Speech and Hearing Disorders*, *52*, 367-387.

Milenkovic, P. (2004). *TF32* [Computer Program]. Madison, WI: University of Wisconsin-Madison, Department of Electrical Engineering.

Oller, D. K. (1974). Simplification as the goal of phonological processes in child speech. *Language Learning, 24*(2), 299-303.

Orlikoff, R. F., & Baken, R. J. (1993). *Clinical speech and voice measurement: Laboratory exercises*. San Diego, CA: Singular Publishing Group.

Orlikoff, R. F., & Kahane, J. C. (1996). Structure and function of the larynx. In N. J. Lass (Ed.), *Principles of experimental phonetics* (pp. 112-181). St. Louis: Mosby.

Pindzola, R. H., Jenkins, M. M., & Lokken, K. J. (1989). Speaking rates of young children. *Lang Speech Hear Serv Sch, 20*(2), 133-138.

Seikel, J. A., King, D. W., & Drumright, D. G. (2010). *Anatomy and physiology for speech, language and hearing* (4th ed.). Clifton Park, NY: Thompson/Delmar Learning.

Smitheran, J. R., & Hixon, T. J. (1981). A clinical method for estimating laryngeal airway resistance during vowel production. *Journal of Speech and Hearing Disorders, 46*, 138-146.

Stathopoulos, E. T. (1986). Relationship between intraoral air pressure and vocal intensity in children and adults. *J Speech Hear Res, 29*(1), 71-74.

Stathopoulos, E. T., & Weismer, G. (1985). Oral airflow and intraoral air pressure: A comparative study of children, youths, and adults. *Folia Phoniatrica, 37*, 152-159.

Weiner, A. E. (1984). Vocal control therapy for stutterers. In M. Peins (Ed.), *Contemporary approaches in stuttering therapy* (pp. 217-269). Boston, MA: Little, Brown, and Company.

Weismer, G. (2006). *Motor speech disorders*. San Diego, CA: Plural Publishing.

Yorkston, K. M., & Beukelman, D. R. (1981). *Assessment of intelligibility of dysarthric speech*. Austin, TX: Pro-Ed.

Yorkston, K. M., Beukelman, D. R., & Traynor, C. (1984). *Computerized assessment of intelligibility of dysarthric speech: A computerized assessment tool*. Austin,

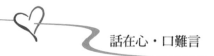
TX: Pro-ed.

Yorkston, K. M., Beukelman, D. R., & Bell, K. R. (1988). *Clinical management of dysarthric speekers*. Austin, TX: Pro-Ed.

Zhu, H. (2002). *Phonological development in specific contexis: Studies of Chinese speaking children*. Clevedon: Multilingual Matters.

chapter ④ 語音清晰度的測量與評估

➤➤ 何謂語音清晰度？

　　日前筆者在書局中無意聽到一位吶吃者頻向店員詢問「有沒有賣ㄇㄨㄊㄧˋ？」那位店員聽不懂，他又重複說了許多次，結果每一次聽起來都很像是台語的「麻糬」，引起店員的誤解，以為那位吶吃者是有精神或是智能上的問題，結果後來用書寫的方式才搞清楚原來那位吶吃者是想購買電腦「軟體」。如此說話者言語溝通不良的狀況屢見不鮮，常見於一些公共場所，如車站、郵局或是便利商店中。這種情況對於一個吶吃者而言，常是個夢魘般的挫折，每當他們鼓起勇氣向外主動去溝通時，往往以挫折收場。對於一位陌生的聽者而言，吶吃者的語音常常是很難理解的，因為他們的語音清晰度不佳，聽起來很怪，甚至令人害怕。到底什麼是語音清晰度（speech intelligibility）呢？又該如何提升語音清晰度？

　　所謂「語音清晰度」是指說話者要表達的意思能夠被聽話者瞭解的程度。清晰度可簡單定義為聽話者得到正確訊息的比例（Tikofsky & Tikofsky,

115

1964）。在語言、溝通障礙領域語音清晰度的評估是很重要的一環，尤其是在運動性言語障礙方面，因為語音清晰度可提供一個簡便的描述說話者整體言語功能的數據資料。在臨床上，個案的語音清晰度的資訊對於後續語言治療方案的擬定或療效評估皆是重要的參考依據，因此語音清晰度的評估是語言治療師必備的技能之一。

一個正常的成人說話者在正常情況下講話的語音清晰度均接近百分之百，但是對於運動性言語障礙者（如腦傷患者或腦性麻痺患者），語音清晰度往往不盡理想，以致聽話者常不知其所云，導致人際溝通的困難與社會適應的障礙。語音清晰度的測量在語言治療領域中扮演著極重要的角色，常包含於語言治療成效的評估、腦神經疾病病情變化觀察、病人生活自理指標評估項目之中。語音清晰度常作為評估言語障礙嚴重程度的一個指標，並且可用來作為語言治療成效的依據。

語音清晰度為言語障礙嚴重程度評估的一部分。語音清晰度和障礙的嚴重度（severity）常有著密切的關係（Duffy, 2005）。嚴重度可由兩方面來看，一種是言語障礙的嚴重程度，一種是身體疾患的嚴重程度。嚴重度可由一些量表的評估而得，範圍由輕微到嚴重或十分嚴重。當言語障礙的嚴重度屬於輕微程度時，通常只是稍微引人注意，言語自然度下降，但通常不會影響溝通的功能或是損害語音的清晰度，但當言語障礙程度趨向嚴重時，患者在口語溝通表達上就會出現問題，造成溝通的困難，嚴重影響人際間的交往，甚至影響個人職業的選擇。

►► 影響語音清晰度的因素

語音清晰度的影響因素很多，除了說話者本身的語音產製因素外，還包括了聽者和環境或傳輸媒體等因素。圖 4-1 呈現語音清晰度是介於言語「聽」與「說」的橋樑角色，這兩方面的因素都可能影響語音清晰度分數，這是在傳輸媒體都沒有任何干擾的不利因素條件下。也因此一個不佳的語

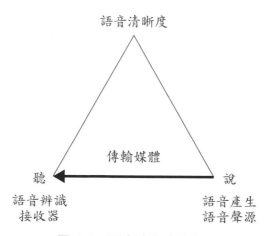

圖 4-1　語音清晰度的角色

音清晰度分數可由聽話者的語音辨識歷程與說話者的語音產生歷程兩方面
來分析。在運動性言語障礙學領域，語音清晰度的評估與分析是著重於說
話者的語音產生歷程這方面，因為說話者是由於神經肌肉性的異常導致說
話含混不清，語音清晰度下降。在聽話者的語音辨識歷程方面則先假定是
正常的，即是由一般聽力正常的成人為聽者。

　　有些聽者由於常與吶吃者接觸，對其言語具有較佳的聽辨能力，如吶
吃者的家人、教師、朋友或是其語言治療師。吶吃者獨特的語音特質常會
使聽者產生一些獨特的語音辨識策略，以便對其語音產生有效的辨識。我
們常發現吶吃者的家人或照顧者會比陌生人更瞭解他的話語，此為熟悉度
效果（familarity effect），乃是語音辨識歷程與語音產生歷程之間產生的交
互作用，這也是我們評估語音清晰度不可忽略的因素之一。一般而言，語
音清晰度的評估需要排除此熟悉度效果，一般使用對說者完全陌生的聽者
來當評判者是較為妥善的作法。

　　構音的不準確是吶吃者語音清晰度下降的主因，但是還有其他因素影
響著語音清晰度，如嗓音、共鳴、音調節律等都會對語音清晰度造成影響，
例如帶有粗啞或氣息聲的嗓音常會降低語音清晰度，斷斷續續、不自然的
語調也會造成語音的難以理解。De Bodt、Hernandez-Diaz Huici 與 Van De

Heyning（2002）使用線性迴歸的模式分析吶吃者的語音清晰度，他們將語音清晰度視為一個多向度變項的線性組合，以四方面的變項來預測語音清晰度：構音、嗓音音質、鼻音性與音調節律（prosody），他們對七十九個吶吃者語音進行分析，發現構音向度與清晰度之間的相關程度最高，其次是音調節律向度，再來是嗓音音質，而鼻音性與清晰度的相關程度最低。由此可知，除了吶吃者的構音能力外，對於調律的控制也和語音清晰度有密切相關。鄭靜宜（2004）發現對於聲調語言──華語的語音清晰度，音高的起伏是相當重要的，若將詞語和句子的基頻去起伏，語音清晰度會大幅降低。

　　雖然構音與語音清晰並非是完全相同的兩件事，但卻有著密切的關係。語音清晰度的分數與各音素對比錯誤率之間的相關係數或許可以對語音清晰度的下降提供一個合理的歸因解釋。當我們聆聽兩個具有相同語音清晰度總分的說話者的語音時，有時雖然兩者語音清晰度相同，但聽起來的感覺可能完全不同，這是因為語音清晰度可能受到不同構音異常類型的影響；再者，由於某種言語運動機制上的限制或異常對所有語音產生（或構音動作）的影響並不一致，某些語音可能被扭曲得較嚴重，而某些語音可能較不受影響。治療者通常想探詢的是到底哪些語音的扭曲造成吶吃者清晰度的下降，或是哪些構音結構的神經肌肉運動控制出了問題，會造成哪些構音的扭曲，以求進一步尋找矯正或補償這些構音動作缺損的方法。

　　評估者可藉由分析吶吃者的語音清晰度來瞭解一般聽者對其語音所感到的混淆狀況，並可推論個體在言語發聲或構音機制的缺陷所在，這就是 Kent、Weismer、Kent 與 Rosenbek（1989）提出所謂的「診斷式」（diag-nostic）語音清晰度評估的用意所在。他們使用一些最小音素對比詞語來評估語音清晰度，亦即言語材料用最小音素對比的構成方式，來嘗試尋出導致吶吃者的構音以及造成清晰度缺憾之所在。他們的清晰度評估材料中包含了十九組最小音素對比構成的單音節語詞，共計有 240 個英語單音節詞語，例如 bad-bed-bat-pat、 sip-ship-tip-zip 等。在錄音取樣後研究者使用聽寫法來進行清晰度的評量，分析的結果呈現除了有一個整體的語音清晰度

分數外，還以十九對的最小音素對比為橫軸，對比錯誤率為縱軸，繪出呐吃者的語音錯誤剖面圖（phonetic error profile）。語音錯誤剖面圖可讓個案在各語音對比錯誤混淆的情形一目了然，並可進一步分析這些錯誤對比與語音清晰度的關係。這種語音錯誤剖面圖的分析不僅可使用於個別個案身上，亦可用於一群具相同神經病理性質的群體上，如 ALS 患者，或其他呐吃次類型，如此可增進我們對某一類型的呐吃（或語障）言語特徵或缺陷有更進一步的瞭解。例如 Blaney 與 Hewlett（2007）即使用此種語音清晰度的評估調查十一位菲得區氏運動失調（Friedreich's ataxia）呐吃者，將十位聽者評估出來的結果描繪出他們的語音錯誤剖面圖，並發現這些呐吃者他們的語音錯誤最多是在音節末尾的塞音有聲無聲的對比上，提供給後續介入目標設定的建議。

由於構音不準一向是呐吃者說話的主要問題，此種「解釋性」（explanatory）的語音清晰度評量，可讓我們深入瞭解運動神經病理的問題對說話構音的影響。「解釋性」的語音清晰度評量的目的不只在於得到一個語音清晰度總分，還可進一步瞭解影響語音清晰度下降的內在原因，提供後續介入的目標根據。Kent 等人（1990）研究二十五個 ALS 男性病患的語音清晰度發現五對英語語音對比和語音清晰度有高相關，包括起始有聲對比、塞音與鼻音對比、摩擦音與塞擦音對比、齒槽音與顎音對比（alveolar-palatal place of articulation）以及喉擦音/h/有無的對比。他們進一步分析這些對比音錯誤和語音清晰度的關係，並呈現 ALS 說話者語音錯誤的典型樣貌。

語音清晰度可能受到不同構音異常類型的影響，而且某種言語運動上的限制或異常對所有語音產生（或構音）的影響並不一致，某些語音可能被扭曲得較嚴重，某些語音可能較不受影響。言語生理系統包括喉部發聲系統、咽喉軟顎、口腔舌頭移動以及雙唇上下顎移動構音系統等。藉由「解釋性」的語音清晰度評量可知哪些語音的扭曲造成清晰度下降，或是哪些發音的神經肌肉運動控制或發音結構出了問題造成這些發音的扭曲，可進一步尋找矯正或補償這些構音缺憾的方法，並嘗試藉由病人的語音混淆情況探查疾病對言語生理系統的影響，作為日後進一步介入訓練的參考依據。

　　除了以上提到的說話者本身的因素之外，語音清晰度的測量方式和使用的語音輸出材料也都會影響對說話者語音清晰度的評斷，接下來讓我們來瞭解語音清晰度有哪些測量的方式。

▶▶ 語音清晰度的評量方式

　　對於語音清晰度的評估大致包含說和聽兩大部分，先要讓語音清晰度評估的對象說一些話，再讓一些普通的聽者聽這些話，評判說者的清晰程度為何。至於需要讓說話者說什麼，就先要決定語音的材料，如詞語或是句子。一般對於語音清晰度的評估歷程可簡單地劃分為以下三步驟：

　　步驟一：決定誘發語音的形式，清晰度評估需要之語音材料的取得可為自發性或是非自發性的形式。若為非自發式的，需決定使用何種評量材料，如單音節詞、多音節詞、片語、句子或短文。自發性的言語則需決定言談主題或是使用其他可能誘發言語的刺激材料，如圖片或是故事繪本等。

　　步驟二：蒐集語音樣本，即實際進行對說話者的施測與錄音取樣。

　　步驟三：語音清晰度的評判，包括評判方法的決定、評估聽者的招募、進行施測、計分以及清晰度資料的分析。

　　在此亦可將語音清晰度評量的過程簡單地分為兩部分：語音樣本的蒐集與清晰度的評判，而在語音樣本的蒐集部分則包括評量材料的選取、清晰度測驗的設計與清晰度測驗的施測。語音清晰度評量材料可以是單音節詞、多音節詞、片語、句子、短文或自發性言語。需要注意的是語言單位愈大，上下文的脈絡對聽者語音聽辨的影響效果就會愈強。單音節詞語較適用於中度到重度的言語障礙個案的語音清晰度評估，而對於較輕微的個案若能使用多音節片語或句子，則較能偵測出其言語缺陷所在，如在調律方面的異常。再來是需要注意詞語中目標音素的位置，多音節詞中在第一音節首位之音通常會比在其他音節（第二或第三音節）位置的音較為簡單易發，清晰度一般也較佳。可能是因受到的言語動作共構（coarticulation）

影響較小或是聽者注意力較集中之故。

　　若是選用單音節詞或多音節詞作為語音清晰度的評量材料時，語音清晰度評量材料的選取或設計均需注意到語音平衡（phonetic balancing）的問題（Jeng, 2002）。所謂的語音平衡，即材料中包含該語言的所有語音音素，且各音素的數量相當。評量材料最好包含所有的子音種類，因為子音構音動作要求的準確度通常較母音為高，而子音的構音動作也通常較母音為困難，因此子音通常是用來評估個案構音動作能力的最佳材料。子音清晰度對整體語音清晰度分數尤其有較大的影響，事實上，說話者的子音清晰度高低對個案整體的語音清晰度具有舉足輕重的決定效果。

　　非自發性言語的材料通常以提示卡的方式呈現，提示卡可用「字卡」或「圖卡」的方式呈現。字卡上通常同時印有國字及注音符號。施測時請個案依照主試者的指示一一念出字卡或圖卡上的刺激，並可重複一定的次數，如重複兩次。如果受試者無法自行念出，則用仿說的形式引出。所有的語音採樣錄音應在低噪音干擾的環境中進行，當然最好於隔音室中進行，最好採用專業用的錄音麥克風與錄音機，以避免語音的失真、扭曲。應注意錄音器材的品質，使用品質較佳的麥克風與數位錄音機，錄音取樣頻率至少要有 22 kHz 以上。

　　除非清晰度夠，在語音清晰度的評估上通常不使用自發性言語，因為在不知說話者確實要傳達內容的情況下，其實很難去做正確率的計算與評分。尤其在清晰度不高的情況下，說話者真實話語的內容是無從猜測的，更增加評分的困難度。自發性言語樣本的蒐集需有足夠的數量，通常應有 200 個詞彙或音節以上的言語樣本才夠。

　　有一種半自發式言語的評估方式是呈現一系列具有情節或故事性的圖卡，讓受試者看完後描述這些圖卡，再評估其言語的語音清晰度。此種提供特定材料所引發的言語為連續式言語，受試者的言語樣本則是介於自發性言語與非自發性言語之間。

►► 語音清晰度的評判

　　對於說話者語音清晰度的評判，主要有兩種量化的方式，一種為語音辨識法（speech identification method），另一種為量尺法（scaling method）。兩種方式各有其優缺點，端看語音樣本的性質、使用目的而異。語音辨識法是讓正常的聽者聽完一語音刺激之後寫下詞彙或是句子，得出聽者能正確辨認出原來的語言訊息的比率。量尺法是聽者針對說者的語音清晰度給一個分數來代表清晰程度，是屬於心理量的評估，即聽者針對說者的語音清晰程度給一個程度式的估計值。

　　語音辨識法判斷語音清晰度方式有聽寫法（transcribing method）與多重選項法（multiple choice method）。聽寫法是評判者在聽一個語音刺激之後立刻寫下詞語，之後再分析寫下的訊息和原來的刺激之間的異同。聽寫法屬於開放式（open-set）問題形式，而多重選項法則屬於封閉式（close-set）問題形式，多重選項法是讓評判者用選擇題的方式作答，所提供選項數量通常以三、四或五項為主，其中有一個是正確答案，而其他的那些填充選項通常是和原訊息聽起來很接近的語音。

　　使用語音辨識法評估清晰度的材料刺激可以是單音節詞、多音節詞、片語、句子或是短文，但一般以詞彙為主，而詞彙多為單音節、雙音節或多音節。若以句子或是短文為材料的評估則大多採開放式問題形式，即聽寫法。採用句子為材料的語音清晰度評估是屬於連續式語音輸出，較符合功能性評估的原則。句子材料語句最好使用低上下文脈絡的句子，避免多音節詞的上下文脈絡的詞彙效果，降低可預測性。此時，可結合語速的測量做溝通效能的評估。溝通效能的評估即是語音清晰度加上言語速度的因素考量。此外，句子語料在研究上還可做聽寫法和量尺法評估的比較。

■ 聽寫法

　　語音清晰度的評判工作通常由以該語言為母語的正常人擔任評判者，在臨床上通常由語言治療者本身擔任此項工作，將以上所述的採樣錄音樣本透過喇叭以合適舒服的音量隨機呈現，評判者逐一寫下所聽到的刺激字詞，之後再計算反應的正確率，即為語音清晰度。因為華語單音節詞（字）具有很多的同音字，因此對單音節字音的處理通常是所有的同音字皆算正確反應，或以正確的音標或注音符號標示亦算正確反應。此即為聽寫法（transcribing method）。聽寫法為語音清晰度評量的一個主要方法，一般用以評量詞或片語的語音清晰度。聽寫法是測量語音清晰度的標準方法，讓說話者念一些詞語（單或雙音節）之後讓聽話者（評分者）把他們所聽到的寫下來，或是由一組選擇項中選出聽者認為是正確的選項，然後計算聽話者反應的正確率，以百分比表示，此即為語音清晰度分數。在華語的語音清晰度評量通常要求聽者在聽到一個字音後，寫下那個字（只要是同音字皆可）或是以注音符號標示。

　　一般認為「聽寫法」是較客觀的語音清晰度的評量方式，因為在評判時語音聲學信號單獨呈現，較不受情境因素的影響。評判者是單純憑藉語音的聲學訊息得到語意訊息，因此評量的基本假設是評判者對於原刺激的內容一無所知。然而當評判者事先已知道刺激音的內容時，使用聽寫法得到的清晰度之客觀性將受到挑戰或質疑，因為聽者將不是完全憑藉聲學信號來做語音辨識，因此對於重複性大或具有語意脈絡可被預測的語音材料（如短文）就不適合使用聽寫法。

　　一般而言，對於詞語的清晰度評量通常用聽寫法測量；對於句子的語音清晰度評量則可用聽寫法、也可用量尺法（於下一段介紹）評定。事實上已有研究（Jeng, 2000）證實聽寫法與量尺法所得的語音清晰度存在著高相關，但因為聽寫法的結果能作為進一步構音錯誤或音韻分析的資料，一般在研究上使用較為普遍，但臨床上則還是以量尺法的使用率較高，因為量尺法實施的程序較為簡易之故。

■ 量尺法

量尺法（scaling method）是屬於心理量的評估方法，個體接受物理刺激後將知覺到的刺激特性以心理量的多寡來表示。事實上，量尺法是在臨床上常用來評量語音清晰度的方法。使用量尺法評估清晰度時，聽者將所聽到的語音信號在其心理軸線上打一個分數來表示它的清晰程度。量尺法評量的方式有下列三種：

1. 等距點量表法（equal-appearing interval scales）；最常用的是七點或五點量表。
2. 視覺化量尺呈現（visual representation of scaling）；常用的是 10 公分的水平軸線。
3. 直接大小估計法（direct magnitude estimation）。

等距點量表法與直接大小估計法是量尺法中較常用的。等距點量表法為一種心理等距量表，評估者在事先設計好的量表尺度上，對刺激的語音清晰程度或語音不清晰的程度做評分，量表的尺度一般可採七點、五點或九點。例如以圖 4-2 的七點量表為例，若聽者覺得要判斷的目標語音聽起來很清楚就評為「1」，若是清楚但需稍微用力聽的「稍微不清楚」程度則評為「2」，若是「有些不清楚」則評為「3」，若是「不太清楚」則評為「4」，若是整體不清楚但其中有些詞似乎聽得出來則評為「5」，若覺得語音「很不清楚」評為「6」，若是非常不清楚、完全無法辨識則評為「7」。若覺得七點量表分的太細也可以用五點量表，分為「很清楚」、「有些不清楚」、「不太清楚」、「很不清楚」、「非常不清楚」。等距點量表法在一般臨床上常被使用，是對語音清晰度評估一個快速又簡便的方法。梅爾診所 DAB（Darley, Aronson, & Brown, 1969）的第三十八個聽知覺評量向度即為語音清晰度評估，使用七點量表的方式來評估語音清晰度。等距點量表法的資料性質屬於類別化（名義）變項，在統計上需使用無母數的統計分析。

等距點量表法假設在心理量的尺度上每一點與其鄰近的那一點的距離

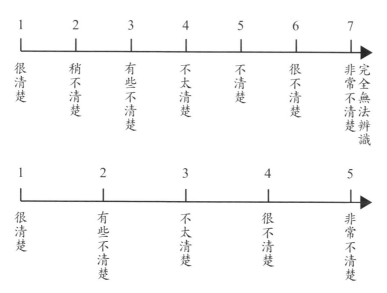

圖 4-2　七點和五點的語音清晰度等距點量表

皆相同，但其實等距點量表法的等距只是外表上的等距，評量者實際上做的是一種排序（排等第）的工作。量表法的評估始終受評判者主觀的影響而有信、效度的問題。由於各評判者的標準可能不一，每個人評量的內在心理尺度會有不同，使得等距點量表法在使用上受到很大的限制。

　　直接大小估計法是一種量尺估計法，主試者事先準備一個標準刺激量，將之定為一標準量，再陸續將其他刺激與此標準刺激相比，訂出一個比值的心理量。用來評估清晰度時，首先由主試者指定一個刺激為一個標準量後，之後要求受試者對隨後呈現的刺激加以評估，將之比較為此標準量的倍數或分數。例如先決定一個標準刺激，將其清晰度定為 100，接著判斷其他的目標刺激都要跟這個標準刺激相比較。如果覺得一個刺激和標準刺激具有一樣語音清楚的程度，則評為 100 分。如果覺得比標準刺激清楚的程度為兩倍（增加一倍），則評為 200 分，若為其之 1.5 倍則為 150 分，三倍為 300 分，四倍為 400 分，五倍為 500 分……依此類推。如果比標準刺激差，如不清楚程度差一倍（清晰度為其二分之一），則為 50 分，差了兩倍則為 25（清晰度為其四分之一）……依此類推（見圖 4-3）。就語音清晰度

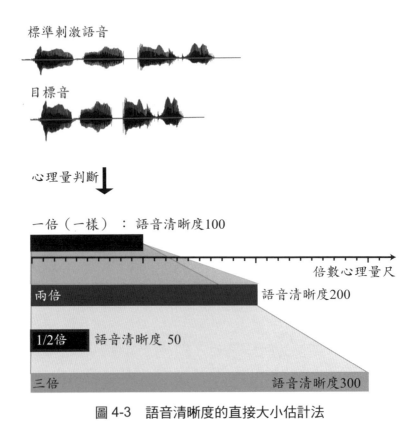

標準刺激語音

目標音

心理量判斷

一倍（一樣）：語音清晰度100

倍數心理量尺

兩倍　　　　　　　　　　語音清晰度200

1/2倍　語音清晰度 50

三倍　　　　　　　　　　語音清晰度300

圖 4-3　語音清晰度的直接大小估計法

的評量而言，通常是選取較不清楚的語音刺激當作是標準刺激，若選用了
清楚的語音為標準刺激則其他的語音刺激都會在 100 分以下，如此分數的
範圍就會過於狹小，失去了直接大小估計法的意義。

　　另有一種視覺化量尺呈現，也是屬於量尺法的評估方式。事先呈現給
聽者一個尺標軸（如一段長度為 10 公分的橫線），聽者聽完語音刺激後在
一個尺標軸上畫記，畫記號的位置代表聽者給予該刺激的語音清晰程度。
評分者自由地在尺標軸上畫記分派給個別刺激項一個視覺化的語音清晰程
度，之後計分以測量實際距離（用直尺量）後的值換算來代表語音清晰度
的程度。在圖 4-4 中呈現一個視覺化量尺，評估者可在規定的量尺範圍內
（如 1 至 100）對於刺激做出相應的知覺量的判斷，並在軸線上畫上記號來

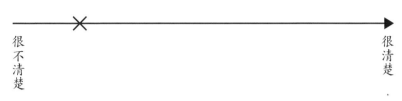

圖 4-4　一個視覺化評估量尺

表示清晰度的程度。

■ 清晰度評判方式的選擇

　　語音清晰度藉由聽寫法可得到聽者實際聽取的清晰度數值，但此法的程序因較為繁複，臨床上較不常用。若由量尺法來推估，使用直接大小估計法或是等距點量表法何者較佳？由心理物理學的角度而言，語音清晰度的性質實際上是一種心理上的「量的連續向度」而非「質的連續向度」（Schiavetti, 1992）。首位添加式連續（prothetic continuum）是代表量上的關係具可加性（additive），是一種量的比率關係。互換位式連續（metathetic continuum）呈現的是質和等第性類別的關係，代表是類別上質的差異。例如音量（loudness）大小是一種首位添加式連續向度，而音高（pitch）高低則是一種互換位式連續向度。語音清晰度在心理計量事實上是屬於一種首位添加式的連續向度，而非互換位式的連續向度，點量表上數值的心理量是無法互換的。Schiavetti、Metz 與 Sitler（1981）指出使用「點量表法」來評估首位添加式的語音清晰度資料是不適當的，認為使用直接大小估計法來評估語音清晰度會是較好的選擇。

　　既然語音清晰度是一種首位添加式的資料，若使用等距點量表評估會出現什麼問題？Schiavetti（1992）曾指出如果使用外表看似等距式點量表法來評估首位添加式的資料即會出現不可避免的估計偏差，因為一般受試者會把量尺較低數目的部分做較小的切割，因而破壞了量表的等距性，如此等距式點量表中相鄰的點和點之間在心理量上其實是呈不等距的狀態。

因此使用等距點量表法評估語音清晰度有理論上的缺憾，而使用直接大小估計法來評估語音清晰度較具有理論上的建構效度（construct validity）。而語音清晰度評估資料呈現出來通常為一種對數常態（log-normal）分布的型態，此時需採用幾何平均數來當作是語音清晰度的平均數。因此，以心理物理學的角度，若是以量尺法來評估語音清晰度，採用直接大小估計法是較合適的。然而，目前在臨床上，直接大小估計法的使用較不普遍，而許多語言治療師對直接大小估計法的實施方式也較不熟悉。在研究上，直接大小估計法的使用則較普遍，例如 Jeng（2000）曾使用直接大小估計法來評估說華語的腦性麻痺患者語音清晰度下降的情形及其構音不正確的型態，並發現他們常犯的構音錯誤。Weismer 與 Laures（2002）的研究亦使用直接大小估計法評估吶吃者的語音清晰度，提出使用跨研究性的統一語音清晰度標準範例刺激的想法，以避免評估者選擇標準刺激的不同，而產生偏誤，如此得到的語音清晰度可供後續相關研究做客觀性的跨研究對照或比較。事實上這也是我華語語言治療在臨床上值得努力的方向。

▶▶ 華語單音節詞的語音清晰度評量表

無論是在言語的診斷評量或是介入，吶吃者的語音清晰度常是重要的考量。鄭靜宜（2002）提出一個適用於中重度吶吃的華語單音節詞的語音清晰度評量表（見附錄 3、附錄 4、附錄 5），使用聽寫法來評估。它包括七十八個華語單音節詞。表 4-1 列出語音材料涵蓋了十七種語音對比，共計十一種聲母對比、五種韻母對比及一種聲調對比。此量表材料的選擇與設計控制了幾個變項，如音節結構、音節數目與調值等。由於此語音清晰度評量表是以中重度吶吃者為主要適用者，材料的選擇以單音節詞為主。通常中重度吶吃者對於多音節詞較感困難，而單音節詞相形之下較為容易。再者，單音節詞較易形成最小音素對比音對，施測後可由聽者的誤聽資料推得吶吃者語音對比產生的語誤，藉以推估語音清晰度不佳的主因。此外，

表 4-1 華語單音節字詞語音清晰度測驗的語音對比（包含十七種語音對
比）

◎十一種聲母對比		
C1	送氣／不送氣 塞音	怕／爸、踏／大、喀／尬、譬／必、替／地、鋪／布、兔／肚、褲／故
C2	送氣／不送氣 塞擦音	擦／紫、粗／租、出／豬、插／扎、湊／揍、抽／周 、妻／雞
C3	塞音三構音部位（雙唇／齒槽／軟顎）	怕／踏／喀、爸／大／尬、鋪／兔／褲、布／肚／故
C4	擦音／塞擦音	西／妻、需／區、撒／紫、撒／擦、酥／粗、酥／租
C5	捲舌／非捲舌音	扎／紫、殺／撒、書／酥、受／嗽、豬／租、出／粗、周／鄒、抽／湊
C6	鼻音／塞音	罵／爸、那／大、蜜／必、溺／地、木／布、怒／肚
C7	齒槽擦音／齒槽塞音	薩／踏、訴／兔
C8	唇齒擦音／送氣唇塞音／軟顎摩擦音	法／怕／哈、父／鋪／護、佛／婆／吼
C9	邊音／不送氣齒槽塞音（ㄉ）	辣／大、力／地
C10	軟顎摩擦音／零聲母	哈／阿、虎／五、吼／藕、漢／暗
C11	無聲母音節／聲母音節	阿、椅、五、暗／其他同韻母的音節（如爸、必、布、半）
◎五種韻母對比		
V1	前／後 母音	必／布、譬／鋪、地／肚、替／兔
V2	高／低 母音	必／爸、譬／怕、地／大、替／踏、布／播、服／佛
V3	圓唇／非圓唇 高母音	居／機、區／妻、需／西、驢／梨、與／椅
V4	齒槽鼻韻／非鼻韻	半／爸、蛋／大、軍／居、金／雞、山／殺、飯／法、漢／哈、暗／啊
V5	軟顎鼻韻／非鼻韻	棒／爸、盪／大、傷／殺、放／法、航／哈
◎聲調		
	一聲／二聲／三聲／四聲	爸／拔／把／爸、西／息／喜／戲

華語多音節詞的辨識常會涉及上下脈絡的詞彙效果，以致高估說者的語音清晰度，使用單音節詞材料可以避免多音節詞的詞彙效果，求得較客觀的語音清晰度。此外，各音對對比在聲調方面則盡量保持一致。

　　此量表乃參考 Kent 等人（1989）提出的「診斷式」（diagnostic）語音清晰度評估的詞語材料，並考量華語語音的特性以及腦麻吶吃者常出現的語音錯誤，建構而成。由於語音清晰度不只是一個「分數」而已，一個以「解釋」為目的的語音清晰度測驗可讓使用者於測驗後得知說話者語音清晰度下降的主因及主要構音缺陷所在，以作為進一步介入的基礎。此測驗結果於分析後可繪製成語音對比剖面圖、可對錯誤的語音對比一目了然、對吶吃者的構音缺陷有較全盤性的瞭解，是一種較為深入的清晰度評量方式，可對後續介入提供一個實際的指引方向。例如若有一位個案在 C1 和 C2 部分正確率不高，代表有送氣對比混淆的問題，則可在語音送氣的動作訓練上加強。若在 C3 的部分正確率很低，代表個案對於構音部位的掌握有問題，此時應加強語音的置位訓練，尤其是舌頭位置的前後運動。多數 C4 的錯誤是把摩擦音發成塞擦音，有可能是因來自於個案在舌尖或舌面上抬動作的持續耐力不足，或是呼氣流的控制不佳所導致，介入時可在這兩方面加強。C6 的錯誤大多數可能來自於鼻音過重問題，可多加強說話共鳴方面的控制，如軟顎上抬動作訓練。C9 邊音／不送氣齒槽塞音（/t/）的錯誤則可能源自於塞音產生時口內壓不足或是舌尖對齒槽的接觸力道不夠的緣故。語言治療師需要對這些語音混淆錯誤的原因加以辨別釐清，以便於介入時採用「對症下藥」的介入策略，為個案設計有效的治療方案。

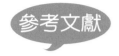

鄭靜宜（2002）。言語障礙者的語音清晰度評估。**聽語新潮**，**3**，5-38。

鄭靜宜（2004）。語音單調化對國語詞彙、語句的辨識及語音清晰度之影響。

　　南師學報，**38**，175-196。

Blaney, B., & Hewlett, N. (2007). Dysarthria and Friedreich's ataxia: What can intel-
ligibility assessment tell us? *International Journal of Language & Communica-
tion Disorders*, *42*(1), 19-37.

Darley, F. L., Aronson A. E., & Brown, J. R. (1969). Clusters of deviant speech dimen-
sions in the dysarthrias. *Journal of Speech and Hearing Research*, *12*, 462-469.

De Bodt, M. S., Hernandez-Diaz Huici, M. E., & Van De Heyning, P. H. (2002). In-
telligibility as a linear combination of dimension in dysarthric speech. *Journal of
Communication Disorders*, *35*, 283-292.

Duffy, J. R. (2005). *Motor speech disorders: Substrates, differential diagnosis, and
management*. St. Louis: Mosby.

Jeng, J.-Y. (2000). *The speech intelligibility and acoustic characteristics of Mandarin
speakers with cerebral palsy*. University of Wisconsin-Madison dissertation.

Jeng, J.-Y. (2002). The speech intelligibility evaluation for speakers with speech di-
sorders. *Speech and Hearing Review*, *3*, 166-205.

Kent, R. D., Kent, J. F., Weismer, G., Sufit, R., Rosenbek, J. C., Martin, R. E., &
Brooks, B. R. (1990). Impairment of speech intelligibility in men with amyotro-
phic later sclerosis. *Journal of Speech and Hearing Disorders*, *55*, 721-728.

Kent, R. D., Weismer, G., Kent, J. F., & Rosenbek, J. C. (1989). Toward phonetic in-
telligibility testing in dysarthria. *Journal of Speech and Hearing Research*, *54*,
482-449.

Schiavetti, N., Metz, D. E., & Sitler, R. W. (1981). Construct validity of magnitude es-
timation and interval scaling of speech intelligibility: Evidence from a study of

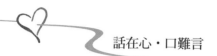

the hearing impaired. *Journal of Speech and Hearing Research, 24*, 441-445.

Schiavetti, N. (1992). Scaling procedures for the measurement of speech intelligibi-
lity. In R. Kent (Ed.), *Intelligibility in speech disorders, theory, measurement and
management* (pp. 11-34). Amsterdam/Philadelphia: John Benjamins.

Tikofsky, R. S., & Tikofsky, R. P. (1964). Intelligibility measures of dysarthric speech.
Journal of Speech and Hearing Research, 7, 325-333.

Weismer, G., & Laures, J. (2002). Direct magnitude estimation of speech intelligibi-
lity: Effects of a chosen standard. *Journal of Speech, Language, Hearing Re-
search, 45*, 421-433.

chapter ⑤ 鬆弛型吶吃

自本章開始將一一介紹吶吃的六個類型，每一章將介紹一種吶吃類型，包括此類吶吃的特性、神經生理病變、病因、常見相關病症、言語特徵以及言語介入的方法等。語言治療師需對每一類型吶吃有一定程度的瞭解，才能在評估時正確地做區分性診斷，且對介入能有一個較明確的治療目標以達到事半功倍的治療成效。

鬆弛型吶吃（flaccid dysarthria）又稱為「遲緩型吶語」，它的產生是由於「下部運動神經元」受損或肌肉缺陷導致和說話動作有關的肌肉無力、衰弱（weak）、張力低（hypotonia）、麻痺，甚至萎縮的現象，而使得呼吸、發聲、共鳴、構音、調律等言語機制無法正常運作，影響話語清晰度，造成人際溝通障礙。和說話有關的下部運動神經元是位於腦幹的腦神經核，如三叉運動神經核、疑核（nucleus ambiguus）、顏面運動神經核或舌下神經核等。導致這些下部運動神經元受損的原因包括腦神經或脊神經的損傷或病變，或是肌肉與神經之間傳導的缺失，這些都是屬於周邊神經的損害，而非中樞神經的損害。

下部運動神經元受損的範圍通常較為局部性，受損可能為單側或雙側性的，嚴重程度也有極大的個別差異，而且依受損的腦神經之不同會呈現

不同的症狀並造成言語行為不同面向的損害，例如當第五對三叉神經與第七對顏面神經受損時，會影響到臉部、雙唇的肌肉活動，造成與這些部位相關的子音和母音構音的問題。當第十二對舌下神經受損時，會影響到舌頭的運動，患者無法清楚地發出需要用到舌頭運動的子音和母音。當第九對舌咽神經及第十對迷走神經受損時，則會造成顎咽閉鎖不全，說話時會有鼻音過重或鼻漏氣的情形。另外，當迷走神經的分支返喉神經受損時，會造成氣息聲與嗓音嘶啞等音質不良的情形。以上這些都屬於鬆弛型吶吃的情況。整體而言，鬆弛型吶吃者說話時肌肉運動的力道不足，在說話時「心有餘而力不足」是描述鬆弛型吶吃者的最佳寫照。

▶▶ 神經生理病變

　　鬆弛型吶吃通常由於局部性的神經病變而起，而局部性的神經病變通常是因外傷或壓迫（如腫瘤）造成周圍神經（下部運動神經元系統）的損傷，產生麻痺（paralysis）或輕癱（paresis）的現象。和說話結構有關的腦神經或脊神經（下部運動神經元）的損傷會造成鬆弛型吶吃，而與說話有關的腦神經共有六對，各為 Cn Vth、Cn VIIth、Cn IXth、Cn Xth、Cn XIth 以及 Cn XIIth。這些神經的受損依照病因與受損部位不同，可能出現單一腦神經受損的情況，或為多條腦神經同時受損的情形，神經受損部位可能在神經元本體、軸突、神經與肌肉的接合處（neuromuscular junctions）或是肌纖維，簡言之，即運動單元的受損。接下來，我們分別來看一看以下五對腦神經受損後可能產生的吶吃情形：

1. 三叉神經的損傷（trigeminal nerve lesions, Cn Vth）：若單側三叉神經的下頜分支受損，下巴會偏向衰弱的一側，但單側受損通常對說話動作較不妨礙。雙側下頜分支損害時，下巴運動的速度會變慢，下巴可能會持續地張開，無法閉上，或是下巴無法張得很開，使得口部張開的幅度變小。三叉神經損傷者說話時下巴的移動也會受影

響，對於需要下頷運動有關的語音，如雙唇音、唇齒音、舌尖齒槽音等，或是需要動到下頷的母音（如/a/）都會受影響。三叉神經的損傷可能伴隨有咀嚼困難和流口水等症狀。以上所述為三叉神經之運動部門的分支受損，若單只是三叉神經感覺部門的分支受損也會影響運動時的感覺回饋路徑，造成構音不準確，甚至出現下頷動作的過度補償性行為（Duffy, 2005），出現過大的下頷動作，此時容易與運動過度型（hyperkinetic）吶吃混淆，不可不察。總之，當三叉神經受損時，將對與下頷構音有關的語音產生影響。

2. 顏面神經受損（facial nerve lesions, Cn VIIth）：可能原因有外傷、感染或腫瘤壓迫。一般單側性的損傷較為常見，如貝爾氏麻痺（Bell's palsy）即為其中一種。貝爾氏麻痺通常是因病毒（如皰疹病毒）感染而急性發病，病人主要症狀為半邊的臉部肌肉麻痺，其他症狀尚有耳朵周圍疼痛、角膜反射消失、閉眼與閉嘴困難、兩側嘴角不對稱、舌頭前三分之二味覺消失、歪嘴、流淚等症狀（游祥明，1999）。臉部麻痺症狀通常會持續幾天，但預後通常良好，僅少數患者有恢復較慢或有恢復不全的現象。和單側顏面神經受損相較，雙側顏面神經受損通常於外表較難察覺，因為兩側皆有對稱性麻痺，患者缺乏表情。造成雙側顏面神經受損的原因有基林巴瑞氏症候群（Guillain-Barre's syndrome, GBS）、進行性延髓麻痺（progressive bulbar palsy, PBP）等病症。

一般單側顏面神經受損（如貝爾氏麻痺）者在發出雙唇、唇齒音、舌尖齒槽等音時，常可觀察到面部的不對稱或扭曲。雙側性受損則會更嚴重地影響到以上這些語音，尤其是雙唇塞音（bilabial stops）變成雙唇摩擦音，即塞音摩擦音化（spirantization）的情形。另外，如果雙唇過於嚴重衰弱，雙唇音亦可能由於代償作用而變成齒槽音等後置音化（backing）現象（Duffy, 2005），即發音部位後移的現象。簡而言之，顏面神經受損主要影響的是對唇的構音動作。

3. 迷走神經受損（vagus nerve lesions, Cn Xth）：迷走神經共有三個神

經分支，分別是咽神經（pharyngeal branch）、上喉神經（superior laryngeal nerve）與返喉神經（recurrent laryngeal branch）。返喉神經分支是主要支配所有的喉內肌的神經，環甲肌（CT）除外。因此，迷走神經是負責掌管聲帶開合的主要神經，即負責發聲功能。單側返喉神經分支受損會出現受損那一側聲帶無法向中合攏的情形，若是兩側返喉神經分支受損，會出現兩側聲帶皆無法向中間合攏的情形，以上兩種情況皆會使嗓音出現氣息聲或是沙啞音質。

環甲肌（CT）由迷走神經的上喉神經所支配，環甲肌的作用在於調整聲帶的緊張度（厚薄張力），使得個體在發聲時可產生音調高低起伏的變化。當上喉神經受損後，聲帶仍可向中間合攏發聲，但是發聲音調會呈現單調化（monotonic），音高缺乏高低起伏變化。此外，上喉神經還支配下咽縮肌（inferior pharyngeal constrictors）的活動，此肌肉和吞嚥功能有關。單側上喉神經分支受損會出現會厭（epiglottis）與喉前部偏向健側，若雙側上喉神經分支受損，會出現兩側聲帶拱起，且會厭會因過於垂吊而遮住聲帶的前半部（Aronson, 1990）。

迷走神經的咽神經分支負責支配所有咽喉部位和軟顎的肌肉（除了莖突咽肌與顎帆張肌以外）。莖突咽肌（stylopharyngeus）則是由第九對舌咽神經所支配；而顎帆張肌（tensor veli palatini）則由第五對三叉神經所支配。若單側咽神經分支受損，會出現單側軟顎低垂、無法上抬的情形，位於神經損傷同側位置的軟顎位置看起來會較低，因此懸雍垂看起來像是偏向健側。若雙側咽神經分支受損，則會出現兩側軟顎位置皆為較低，在發出非鼻音語音（如/a/）時，此時軟顎需要上提，患者卻無力上提，聲音會有鼻音過重的現象。此外，引吐反射（gag reflex）也會減弱或消失。

由於咽神經分支的位置是在迷走神經三個分支最上游的分支，因為位置的關係，通常不會單獨受損。若其受損則迷走神經另兩個分支（上喉神經與返喉神經）通常也會同時受損，此時軟顎、聲帶都無

法正常運作，出現鼻音和不良嗓音問題。總之，迷走神經受損會對嗓音發聲與共鳴產生一定的影響，視損傷嚴重度以及受損為單側或雙側位置而定，受損後說話者出現氣息聲、粗澀刺耳、無音調起伏的嗓音，說話時會有鼻音過重或鼻噴氣，另外，也會造成吞嚥困難或是鼻反溢（nasal regurgitation）等問題。

延腦中的疑核（neucleus ambiguus）是迷走神經的運動性神經核，受損即會造成單側或是雙側性喉部和咽部肌肉麻痺。疑核接受雙側大腦皮質的支配（透過皮質延腦徑），若支配它的單側上部運動神經元受損，則影響性不大。

4. 副神經受損（accessory nerve lesions, Cn XIth）：副神經有腦神經與脊神經兩大部分，腦神經部分與迷走神經交纏，無法分離其功能。脊神經部分負責轉頭和肩部肌肉的提起，如神經受損則受損的一側肩膀無法提起，並影響頭部的轉動，但這些問題對於說話動作的影響其實不大。

5. 舌下神經受損（hypoglossal nerve lesions, Cn XIIth）：說話主要是靠三寸不爛之舌，舌頭的運動在言語運作時扮演舉足輕重的角色。說話時舌肌的動作屬於精細動作，舌頭的動作主要靠舌下神經支配舌內肌和多數的舌外肌，並使之協調運作來達成。若是單側的舌下神經受損，可觀察到同側舌頭會萎縮變小、運動無力，於舌面上或可觀察到肌束顫動的情形。若請病人伸出舌頭，舌頭會偏向衰弱的那一側，這是因為負責將舌往前提的頦舌肌（genioglossus muscles）失去在左右對抗平衡的力所致。單側舌下神經受損後，患者較無法做對稱性捲舌的動作，構音可能會有不準的問題，但由於動作代償作用，通常對於語音清晰度的損害不大（Duffy, 2005）。然而若是舌下神經受損為雙側性的，對於語音清晰度的影響則嚴重許多，患者舌頭雙邊皆出現萎縮和無力情況，當然實際上對語音清晰度的影響還是得看舌下神經受損的嚴重度而定。

說話者若是無力提起舌尖或舌前，自然會影響使用到這兩個區域的語

音 —— 齒槽音或硬顎音，例如/t/、/s/、/ʃ/、/ʧ/、/l/等音（Duffy,
2005）。此外，捲舌音的構音也會受到影響，如/r/音或華語捲舌音的產生，
因為捲舌音涉及較複雜的舌頭動作。舌下神經受損者通常無法勝任這些具
精細動作要求的構音動作，而呈現構音不準確的情形。總之，雙側性的腦
幹舌下神經核或是其神經纖維（即舌下神經）受損將對構音動作產生一定
的影響，其中造成的子音不準問題會是語音清晰度不佳的主因。

　　由於舌下神經核大多是受對側大腦皮質之運動神經元的支配（但有少
量雙側支配的情形）（Duffy, 2005），亦即若支配舌頭運動的上部運動神經
元有一側受損即會造成對側舌頭的無力癱瘓，當令患者伸舌時舌頭會歪向
舌頭虛弱無力的一側，但不會有萎縮或肌束顫動的情形，此為上部運動神
經元受損造成的狀況，是下一章討論的範疇。

▶▶ 臨床特徵

　　鬆弛型吶吃者的臨床特徵為典型下部運動神經元病變，有肌肉無力、
肌肉萎縮、低肌張力、肌束顫動、肌纖顫動、反射減弱或消失。肌束顫動
是肌肉在休息狀態出現肉眼可見無規律的單一肌肉束的短暫抽動或跳動，
起因乃是運動神經元受損後產生的自發性動作電位，引起肌肉收縮，有時
可輕拍肌肉誘發出現。肌纖顫動也是肌肉在休息狀態出現的抽動或顫動，
但肉眼無法見到，需藉用肌電圖儀（electromygrophy, EMG）測量而得。

▶▶ 病因

　　鬆弛型吶吃主要是與說話有關的腦神經受損。與說話較有關的腦神經
有第五、第七、第九、第十、第十一以及第十二對腦神經，而造成這些腦
神經受傷有下列幾種病因（etiology），以下順序主要是依據梅爾診所1969

至 2001 年的資料統計所整理，按照發生率的高低排列（引自 Duffy,
2005）：

1. 創傷性（traumatic）：腦神經創傷性的損害大部分是手術性傷害
（surgical trauma）的結果，占鬆弛型吶吃全部病例的 28%（Duffy,
2005），其餘部分為非手術性創傷傷害，如腦外傷、頭骨骨折或頸
部受傷等。

2. 神經病變（neuropathies）：通常是無法確定原因的神經病變（neuro-
pathies of underminded origin），常見有第十對腦神經（Cn Xth
nerve）病變、第七對腦神經病變、第十二對腦神經病變、腦神經Cn
IX＋X＋XIth病變、頸靜脈孔綜合症（jugular foramen syndrome）。

3. 退化性疾病（degenerative disease）：進行性延髓麻痺（progressive
bulbar palsy, PBP）、肌萎縮側索硬化症（amyotrophic lateral sclerosis,
ALS）、多系統萎縮（multiple system atrophy）。ALS實為上部運動
神經元與下部運動神經元受損（請見第 10 章），但早期症狀侷限於
下腦幹運動神經元受損為主，因而造成的吶吃類型是屬於鬆弛型吶
吃。

4. 肌肉疾病：肌肉萎縮症（muscular dystrophy）、肌強直型肌萎症
（myotonic dystrophy）、皮肌炎（dermatomyositis）、肌肉病變
（myopathy）。肌肉萎縮症和肌強直型肌萎症皆為遺傳性疾病。肌
肉病變可因粒線體異常、內分泌異常、代謝異常、免疫系統異常、
發炎或是酒精中毒引起。

5. 神經肌肉接合處傳導疾病（neuromuscular junction disease）：重症肌
無力（myasthenia gravis, MG）。

6. 腫瘤（tumor）：後腦窩（posterior fossa）腫瘤；舌、頸、鼻咽腔
（nasopharynx）腫瘤。

7. 腦血管性疾患（vascular disorders）：腦幹中風（brainstem stroke）。

8. 感染性疾病（infectious processes）：小兒麻痺症、腦膜炎、貝爾氏
麻痺。

話在心・口難言

9. 解剖結構畸形（anatomic anomalies）：希阿二氏畸形症（Arnold-Chiari malformation）、脊髓空洞症（syringomyelia）。希阿二氏畸形症是先天腦幹和小腦的畸形，過長的腦幹、小腦延伸至頸部的脊髓中，腦幹的損傷將造成鬆弛型吶吃。脊髓空洞症為脊髓發展的畸形，脊髓腔擴張壓迫灰質的前角，使得前角神經細胞退化，有時病況上行至第四腦室，影響腦幹的神經細胞，因腦神經受損，形成鬆弛型吶吃情況。

10. 髓鞘脫失疾病（dymyelinating disease）：基林巴瑞氏症候群（Guillain-Barre's syndrome, GBS）。

11. 其他：咽或鼻咽放射線治療（radiation therapy）、藥毒性。
以下就幾個較常被討論的病症加以說明。

進行性延髓麻痺（progressive bulbar palsy, PBP）為退化性運動神經元疾病，是典型性下部運動神經元疾病，主要侵犯位於下腦幹的腦神經元，如第五、第七、第九、第十及第十二對腦神經，與這些腦神經有關的功能，如臉部表情、言語動作以及吞嚥功能均會受阻。口腔檢查時可發現舌頭的萎縮和肌束顫動。說話的語音常帶有很重的鼻音，並有鼻漏氣和構音不準問題。而眼球運動通常不受影響（張楊全，2005）。事實上，單純的延髓麻痺案例並不多見，而這些症狀和早期的 ALS 症狀相似，因此有可能和早期的 ALS 症狀混淆。早期的 ALS 許多案例只侷限影響到控制口面部的下部運動神經元，後來侵犯到皮質延腦徑，才陸續出現下部運動神經元與上部運動神經元受損的混合徵狀（ALS 病症於第 10 章混合型吶吃有較詳細的說明）。

頸靜脈孔（jugular foramen）為第九、第十、第十一（Cn IX、Cn X、Cn XI th）腦神經出入腦顱底的孔洞，而頸靜脈孔綜合症（jugular foramen syndrome）乃是這三對穿過頸靜脈孔的腦神經在此處出現發炎或有腫瘤生成而導致，因發炎使神經纖維腫大產生擠壓，因為有孔洞空間限制，腫大並沒有額外的空間發展，則會反過來壓迫神經或其他相鄰的神經纖維，造成這三個腦神經（Cn IX、Cn X、Cn XI）受損的綜合症狀。通常為單側受

損性質，產生的症狀包括單邊頭痛、耳痛、吞嚥困難、單邊口咽部感覺消失，以及單側聲帶麻痺導致嗓音沙啞等症狀。

重症肌無力（MG），又稱肌無力症，發生率大約是十萬分之五，女性患病的比率大約是男性的 1.5 至 2 倍。此症屬於神經與肌肉間傳導的障礙，即神經與肌肉間接合處的傳導功能受損。神經肌肉接合處的神經傳導物質為乙醯膽鹼（ACh）。重症肌無力是由於肌肉上的乙醯膽鹼受器（recep-tor）受到自體免疫抗體的攻擊破壞，使得乙醯膽鹼受器無法正常運作，肌肉無法接收到由下部運動神經元傳來的命令。這些破壞性的自體免疫抗體主要來自胸線（thymus）（Bhatnagar, 2002）。MG 患者的肌肉神經訊號接收不良，導致肌肉無力、易疲勞，且在重複動作之後肌肉更形虛弱、無力。一些有關重症肌無力的顯微結構病理檢查的研究發現 MG 患者在運動終板區（motor end plate zone）出現異常，出現後突觸區結構簡化（simplifica-tion）以及突觸間距變大（Perkin, Hochberg, & Miller, 1993）的情形。

重症肌無力會漸進地影響患者各肢體的肌肉，造成全身無力的情形。初期症狀有時只是侷限於身體某部分（或單側）的肌肉，多數患者在提眼瞼、眼球運動的肌肉受影響，造成眼瞼下垂與複視等現象。後來漸進地在控制臉上表情、咀嚼、說話、吞嚥和呼吸的肌肉以及四肢的肌肉也陸續出現無力的症狀。大約在發病兩年之後，大多數的患者會漸進成全身性的症狀（朱俊哲，2002a）。到末期時會嚴重到無法支配呼吸相關肌肉，最後導致呼吸衰竭而死。患者肌肉疲累無力的症狀具有波動性（朱俊哲，2002a），狀況起起伏伏，通常早上起床時狀況還好，但是在運動一段時間後會變得無力較嚴重，而通常在傍晚或晚上最為無力，顯現症狀加重之感，在休息一段時間後，症狀又會減輕。

重症肌無力患者臉部肌肉的無力會導致無法完全閉眼或張眼，雙唇也無法緊閉。舌頭肌肉也會受影響，舌面上常會出現三道縱溝的現象，即除了舌中間的凹溝外，舌左右兩側接近外圍處也會出現各一條較淺的溝。在言語方面，MG 患者常出現口齒不清、鼻音過重與聲音沙啞、氣息聲、音量微小等現象，並常伴隨有吞嚥困難。說話時間一久鼻音過重的問題會更加

明顯，評估時可使用言語壓力性測試（speech stress testing），即要求連續說話（如數數）達三分鐘以上的時間，要求不間斷地說出語音，觀察是否有明顯地疲勞衰弱的情形。臨床上醫師常用抗膽素酯酶（anti-cholinesterase）藥物（如Mestinon、Tensilon）來確診（朱俊哲，2002a），這些藥可抑制 ACh 在突觸區被分解，增加 ACh 作用的時間。

肌肉萎縮症（muscular dystrophy）含括許多的運動神經與肌肉病症，主要造成肌肉的無力。起因多為遺傳，由於異常的基因影響蛋白質合成，造成肌肉缺乏營養的供給，使肌肉缺少或有肌纖維退化的情形，此外脊髓前角的運動神經元也會受影響。多種肌肉萎縮症中，大多為性聯遺傳性（X-linked），為 X 染色體的異常導致，只影響男性。如杜千氏肌肉萎縮症（Duchenne's muscular dystrophy）與貝克氏肌肉萎縮症（Becker's muscular dystrophy）。

杜千氏肌肉萎縮症為一種致命的肌肉退化性疾病，病因是肌縮蛋白（dystrophin）基因突變，導致肌肉纖維內部缺乏肌縮蛋白。杜千氏肌肉萎縮症通常自童年開始發病，約在 3 歲之前（朱俊哲，2002b）。致病基因位於 X 基因中 Xp21 帶區，主要的症狀為肌肉無力，偽性的肌肥大（pseudo-hypertrophy），乃肌肉組織被脂肪或結締組織所取代（朱俊哲，2002b），通常不帶有明顯的疼痛。最先造成肢體近端肌肉的無力，以搖擺式步態行走，常見用腳趾行走。之後漸無法站立，容易跌倒，到末期影響到呼吸、循環系統的運作，大多數的案例於 20 歲之前即死亡（Perkin et al., 1993）。貝克氏肌肉萎縮症和杜千氏肌肉萎縮症病徵相似，也是近端肌無力，唯發病較晚，約在 5 至 15 歲之間（朱俊哲，2002b），病程發展較慢，病程可能長達數十年之久，許多患者至 40 歲之前仍可行走（Perkin et al., 1993）。

肌強直症（myotonias）主要的特徵是肌肉在一種意志性強力收縮後卻無法放鬆，肌肉收縮後一段時間（如數十秒後）仍保持持續性的收縮。是肌肉細胞膜過度興奮導致出現反覆肌肉動作電位（張楊全，2005）。肌強直型肌萎症（myotonic dystrophy）為一種自體顯性的遺傳性疾病，問題基因位在第十九號基因的長臂上，出現三核苷酸 CTG 重複次數過多（張楊

全，2005）。主要的症狀為進行性的肌肉無力、肌肉緊繃、萎縮、動作不靈活。主要影響遠端的肌肉，如手部肌肉，肌肉用力收縮後無法立刻放鬆，會影響手部（較明顯）、下顎、舌頭的動作（朱俊哲，2002b）。肌肉也會日漸發生萎縮，主要也是發生在遠端的肌肉（上肢、下肢）、胸鎖乳突肌（sternocleidomastoid）以及面部肌肉，如咀嚼肌萎縮。此症會造成患者面部表情不足、眼瞼下垂，伴隨有言語不清與吞嚥困難等現象，嚴重時亦會影響到心肺功能和多種器官功能，如眼睛、胃腸、內分泌等。在言語方面，患者的構音、嗓音、共鳴功能會因舌頭、軟顎、喉部、顏面肌肉的無力而出現吶吃症狀。

基林巴瑞氏症候群（Guillain-Barre's syndrome, GBS）又稱為格一巴氏症候群，為自體免疫的多發性神經病變，屬於急性發炎去髓鞘（demyelination）神經病變，又稱為急性神經根炎（acute polyradiculoneuritis）。由於自體免疫系統的異常使神經軸突的髓鞘遭受攻擊破壞，會同時影響全身的周邊神經系統，造成腦神經與脊神經的麻痺。通常由肢體近端處開始去髓鞘，通常的進展是由下肢往上延伸，出現肌肉麻痺、反射消失症狀。會造成四肢癱瘓，無法行動，最後有可能會導致呼吸肌無力、呼吸衰竭，而有性命的威脅。初期產生四肢肌肉無力，之後可能發生肌肉萎縮現象。神經傳導檢查及肌電圖檢查常顯示四肢周邊神經傳導速度變慢，並常出現雙側的顏面神經麻痺的症狀，顏面肌、咀嚼肌會受到侵犯造成顏面麻痺、複視、吞嚥困難、口齒不清等症狀。但此病為急性病症，通常約三至四週之後症狀會停止惡化，並漸漸恢復。大多數病人預後良好，僅有少部分患者（15%左右）會產生或多或少的後遺症（張楊全，2005）。基林巴瑞氏症候群為罕見疾病，發生率約為每十萬人有一至兩名，隨著年紀的增加，發生率漸增，且男性發生率多於女性。

皮肌炎（dermatomyositis）源於自體免疫系統的問題，是伴隨著皮膚病變和肌肉病變的發炎性肌疾病，流行率為十萬分之一，男女患病比率約為1：2（張楊全，2005）。患者臉部出現紅色斑塊、脫屑，肢體進端開始出現肌肉無力、萎縮和疼痛（朱俊哲，2002b），指頭關節僵硬，活動困難。

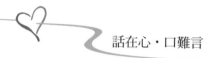

隨著病情的進展，肌肉痠痛無力逐漸蔓延全身，可能幾個月之內就需臥病在床，無法行走。伴隨吞嚥困難和言語清晰度問題，鼻音過重、子音不準和說話速度緩慢是主要的言語特徵。

▶▶ 言語特徵

　　鬆弛型吶吃者的言語聽知覺特徵主要有鼻音過重、子音不準、說話速度緩慢。Darley、Aronson 與 Brown（1969a, 1969b）歸納分析鬆弛型吶吃言語特性有三群：發聲不足（phonatory incompetence）、共鳴不足（resonatory incompetence）、發聲性調律不足（phonatory-prosodic incompetence）。發聲不足的特性有氣息聲、片段狀語句、明顯的吸氣聲。氣息聲的產生是由於聲帶閉鎖不良。共鳴不足的特性有鼻音過重、鼻漏氣、子音不準。鼻音過重與鼻漏氣是由於控制顎咽閥門（velopharyngeal valve）的肌肉無力導致顎咽閉鎖不全（velopharyngeal incompetence, VPI）。發聲性調律不足的特性有嗓音粗澀、音量單調與音調無起伏，乃是由於喉部肌肉無力或聲門閉合的調節不良所致。

　　鬆弛型吶吃者言語的表現通常是較為遲緩無力，說話時的嗓音音量較小，有明顯的無力感，且容易疲勞是主要的特徵。評估時可使用之前提過的言語壓力性測試以觀察其言語動作易疲勞的程度。

▶▶ 言語次系統

　　在言語次系統方面，鬆弛型吶吃者常可見以下言語次系統部分有異常的情形：

　　1. 呼吸方面：通常可發現肺活量（vital capacity）減少，口內壓不足。
　　　有些個案會有不正常胸腔壁動作，如反向型呼吸型態（paradoxical re-

spiratory pattern），吸氣時胸部呈塌陷，呼氣時胸部反而鼓起，和一般人呼吸時胸部起伏型態相反。

2. 發聲方面：可能有聲帶移動緩慢或不能動、喉頭關閉不正常、氣流增加、基頻範圍減少等情形。在評估時注意是否有音質沙啞、帶氣息聲。鬆弛型吶吃者通常極易疲憊，缺乏耐力，數數到中間或是末尾之處可能音質有變壞或音量逐步降低的情形。可給予言語壓力性測試，如連續由 1 數到 100 或 50 等數字，觀察嗓音音質的變化，以及語速、音量的變化。

3. 共鳴方面：軟顎動作減少、後咽壁動作減少、鼻氣流增加。患者常有鼻音過重的情形，事實上，鼻音過重為鬆弛型吶吃典型的特徵，是患者常見的說話問題。

4. 構音方面：子音不準，出現語音扭曲或替代的情形。不準的語音種類則隨個體運動神經的損傷而異，常見有塞音的摩擦音化或是塞擦音化的現象，會影響語音清晰度。

5. 調律方面：說話時，語調缺乏抑揚頓挫，或是語音的音量過小。語句因換氣中斷頻繁，句子成片段狀不連貫，過於破碎的言語，對於聽者而言可能會造成理解上的困難。言語速度過慢也會造成溝通效能不佳或影響自然度。

在聲學特徵方面，國內有研究發現鬆弛型吶吃者的說話速度較正常人為慢，各音段長度有全面性拉長的情形，但音節中各音段仍然保持完整的相對時長關係（郭令育、邱銘章、李淑娥、張綺芬、洪振耀，2000）。事實上，鬆弛型吶吃的聲學特徵其實並不十分明顯，通常在聲譜圖上呈現的言語信號較微弱且模糊。

▶▶ 介入方面

由以上可知言語肌肉運動的遲緩無力是鬆弛型吶吃的主要特徵，對於

鬆弛型吶吃者主要的治療原則為運用肌力強化訓練（muscle strengthen training）於動作的型態、位置、速度、肌收縮的力道上加以訓練，重新組織運動肌群，建立神經適應性（neural adaptation）（Hageman, 1997），如肌肉阻抗訓練可增加神經的激發速率。然而，當肌肉完全失去 LMN 的支配（innervations）時，肌力強化訓練是徒勞無功的，此時就需考慮用其他代償性（compensatory）的方法。因此大體而言，強化訓練是針對較輕度到中度的患者，代償性則是針對較重度的患者。

■ 呼吸方面

在強化方面，對於呼吸型態不良、說話聲量太小、說話容易疲勞的患者可進行呼吸訓練。呼吸訓練的目的在於增加肺活量，和消除不當的呼吸型態。常見的介入項目有姿勢的調整、有效吸氣和呼氣動作訓練、呼氣肌群的訓練、吸氣速度的訓練（快、慢）、吸呼氣時間的控制、阻抗訓練等。

身體姿勢的調整（站姿、坐姿、仰臥）也可增進說話時呼吸的支持。若採用坐姿，應要求坐直、坐正，不要彎腰駝背，頭要抬起來，避免垂頭姿勢。做練習呼吸活動時，在吸氣時提示患者可稍加提高肩膀位置，或是抬高雙手手臂以增加肺活量。調整頸部的姿勢，將頸部傾斜上舉的動作也有助於吸氣。

有關說話時身體姿勢的選擇，多數吶吃患者因有肢體障礙，無法以站姿的方式說話，可採用坐姿或仰臥姿訓練，通常坐姿或站姿對吸氣困難者有利，而仰臥姿勢對於呼氣困難者有利。當身體直立時因為重力將腹部下拉，橫膈膜的形狀變得較為扁平，胸腔容量變得較大，有助吸氣。在仰臥姿時說話，因胸腹部重力的關係得以排出較多的氣，發聲時音量可較大。因此，坐姿對於吸氣動作較為有利，仰臥姿對於呼氣動作較有利。採用何種姿勢練習呼吸發聲就要看患者的肢體障礙之嚴重度以及呼氣、吸氣功能的健全性。例如 ALS 病人通常吸氣量不足，宜選擇使用坐姿發聲。其實說話為人際之間互動的工具，採用坐姿可自然地與人面對面交談，看見對方

的表情姿勢，較能促進人際之間的溝通，因此坐姿（或站姿）的說話時呼吸訓練，不論對於哪一類型的患者皆是不可忽略的。總之，姿勢的調整是對吶吃者言語介入的第一步，選對了姿勢有助於提升肺活量，有助聲帶振動的維持。

在安靜休息時的呼吸型態與說話時的呼吸型態是不同的，安靜時的呼吸多為一種維持生命所需的被動式反射動作，而說話時的呼吸卻需要對於呼吸動作有主動的控制。腹式呼吸法訓練可以促進對呼吸動作的主動控制，並強化呼氣時腹肌的動作。腹式呼吸法訓練步驟大致如下：先吸氣三秒鐘（大量吸氣），接著憋氣一秒鐘，再由嘴巴緩慢地吐氣，維持六秒鐘以上，呼氣時同時注意需收縮腹部肌肉，以增加呼氣時間，可請個案將手放置於腹部於呼氣時感受腹肌的收縮，做自我回饋。腹式呼吸法訓練可強化呼氣肌群的力量，在低氣量時有效地運用呼氣肌，以維持較穩定的聲門下壓。之後再進行進階性的腹式呼吸訓練，縮短吸氣時間，延長呼氣時間，訓練目標是吸氣時間縮短（快速），呼吐氣時間延長（慢）。每次介入時，幾次腹式呼吸法訓練之後，再帶入母音發聲練習，比起純粹的發聲練習，通常會達到較佳的效果。

此外，還可進行「憋氣放氣練習」（inspiratory checking）。進行的方式是請個案先吸氣、後憋氣、再放氣，之後再憋氣、再放氣……直到氣完全消耗完畢為止。此訓練可訓練個體呼氣之氣流流量控制，增加呼氣動作運作的彈性，同時也可訓練胸、腹部呼吸肌肉的主動控制，聯合吸氣肌和呼氣肌的動作調整。此練習的目的在讓個案練習緩慢地放氣，並增加呼氣動作的自由度，即隨心所欲地調整呼氣的氣流和動作的進行。此練習可配合使用聲音訊號提示，如使用拍手聲或是樂器聲，作為停止呼氣（憋氣）或開始呼氣的提示訊號。

吹氣活動可以增加個案的呼氣能力，以提升呼氣動作在氣流流量和時間上的主動控制。吹氣活動種類繁多，大多使用以吹氣的方式移動輕質量物體，如羽毛、碎紙屑、風車等。或可使用之前提過的口內壓力計（water manometer），訓練患者能夠持久地吹出水泡，以維持適當的口內壓，可訂

定不同的標準，如吹水泡維持的時間或是吸管於水平面下的位置。例如在五秒鐘能持續地呼氣，產生 5 公分水柱高的壓力，這是說話口內壓的最小需求，乃說話需要的基本呼吸控制能力。

　　對於呼吸功能不佳、較嚴重的個案，需使用代償的方法，如呼吸輔助器（respiratory prostheses）的使用對於患者吸氣或呼氣動作的維持可能會有所助益，值得嘗試。例如對於使用輪椅的患者，可使用助呼氣墊（expiratory board or paddle），將之固定於輪椅位於患者上腹部前方的位置（位置需加以妥善調整對準），患者想說話時腹部稍往前靠向此墊，用以增加呼氣的支持，吸氣時則將身體往後靠，因此助呼氣墊不會妨礙吸氣動作。使用助呼氣墊的先決條件是患者要能穩定地坐著，且有可前後移動身體姿勢的運動能力。此外，對於這些吸氣正常、但呼氣無力的患者，還可使用具有彈性的束腹帶（abdominal binder）幫助呼氣動作。但對於吸氣困難者，不應使用束腹帶，因為可能會對吸氣動作有所阻礙，因此束腹帶使用前，應仔細評估個案的吸氣、呼氣的功能。此外，可訓練患者於呼氣時以手按壓自己腹部，幫助呼氣，或是使用一個小枕頭或是墊子輔助，於呼氣時按壓腹部，幫助排氣，若有偏癱情形，則應訓練呼氣時用較有力的手按壓自己的腹部，以幫助呼氣。

■ 發聲方面

　　由於喉部或是呼吸相關肌肉的無力，許多鬆弛型吶吃者有嗓音音量和音質不佳的問題。若有迷走神經的損傷會造成聲帶的雙側性或單側性麻痺，甚至導致聲帶萎縮。不全的聲帶閉合造成顯著的氣息聲、音量過小、發聲吃力等問題。此時，強化聲帶閉合機能的發聲活動進行或可維持住聲帶的質量，避免讓聲帶繼續萎縮。對於個案應鼓勵用力並大聲地發聲。介入時，呼吸結合發聲的練習則是常見的訓練。練習呼吸與發聲的協調配合，使用腹式呼吸法，努力吸多一點氣之後，在嘴巴開始吐氣的同時用力發出 /a/ 音，盡量維持五秒鐘或更久時間，注意呼氣時腹部肌緊縮以幫助維持穩定的聲

門下壓。對於聲門閉合不全的個案可鼓勵使用此種硬起聲（hard glottal attack）的方式發聲。

使用母音延長（vowel prolongation）發聲練習，讓個案練習各種母音（如/a, i, u, e/等）的發聲，並練習發出較長的各種母音。進階練習時，可以變化不同的音高或音量，來發出不同的母音或是連續變化的母音，如發出/a ~ i ~ u ~/連續變化的語音。對於發聲功能不佳之鬆弛型吶吃者的治療活動中應多增加這種嗓音發聲功能強化活動，以促進或維持住現有的發聲功能。介入時間配合醫囑用藥的時間性，例如重症肌無力患者服用的特殊治療藥物會有其時效性，若藥效已過則個案的表現會比平常來得差。

對於呼吸支持不足的吶吃者可進行「推式阻抗運動」（pushing exercise，簡稱為推阻運動）。推式阻抗運動進行的方式是先吸氣，然後用力呼氣同時手前伸，用力推一物，同時嘗試用力發出聲音來，例如可用力發出「嗯～」或「啊～」音。所推之物可以是治療者的雙掌、前方的桌子、牆壁。練習時可請患者手平舉置於胸前，與治療者雙掌互推，同時用力出聲。自己練習時可請個案自己雙手合掌互推或是兩手至兩旁各自下推坐椅的把手。推式阻抗運動可強化呼氣肌群（主要為腹部肌肉）的運動，並促進發聲時聲帶的閉合動作。此外，對於吸氣功能較差的個案者可要求在吸氣時推物，呼氣時放鬆，以強化吸氣肌群（主要為橫膈膜）的運動。

發聲功能的訓練方面，有關鬆弛型吶吃者氣息聲的處理，還可考慮使用助聲帶閉合技巧（effort closure techniques），如使用硬起聲（hard glottal attack）的方式發聲，或是姿勢調整（坐正坐直或是轉頭於一側）發聲。硬起聲是於吸氣後馬上用力閉合聲帶呼氣發聲。假裝咳嗽後用力延長發聲的方式即是一種硬起聲式的發聲。若是單側聲帶麻痺可嘗試在發聲或說話時將頭轉向閉合較弱的那一側發聲，或是按壓住那一側的甲狀軟骨板來發聲，即是對於閉合較弱側稍加施以壓力來促進發聲時聲帶閉合，這些都是屬於代償方式的介入技巧。

此外，針對日常溝通時音量過小的問題，可考慮使用擴音系統將音量放大。為攜帶便利，可使用頭帶式麥克風以及可攜式喇叭或無線的喇叭或

擴大器。對於音聲問題嚴重的個案可考慮進行聲帶手術治療,如自體脂肪注射或軟骨成形術,以增加聲帶閉合,促進發聲功能。

■ 共鳴方面

對於鼻音過重的個案,在發聲或說話時鼓勵嘴巴張大大聲地製造語音,甚至下顎可以過度張開以增加口腔共鳴。在進行共鳴訓練時可做簡單的吹氣或吸氣運動或鼓頰訓練,以促進顎咽閉合運動,因為進行這些動作時軟顎需要上抬,之後需要及時地將此軟顎動作遷移至發聲或說話。另外,一些藉由自我監控、自我回饋的方式亦可或多或少減少鼻腔的共鳴,如使用鼻氣流量計、鼻腔面罩來觀察自我說話時鼻氣流溢出的情況。若沒有以上這些自我回饋儀器則可以訓練聽覺,覺察自我鼻音過重的情況,學習自我監控。

可先讓個案體驗自己口腔後上方的軟顎用力上抬的感覺,可使用乾吞動作或是呼氣後憋氣的動作,練習無聲的間歇方式發出/h, h, h,⋯⋯/無聲氣音的動作。並可結合前段中所提到的「阻抗運動」練習發聲,重點在加強軟顎用力功能,促進顎咽閥門的關閉,以減少鼻腔共鳴,增加口部共鳴。訓練重點在於讓個案在發聲時即時調整共鳴腔的出氣量,盡量減少鼻部的出氣量,增加口部的呼氣量,例如用口部擴大式過度構音的方式,或可減少鼻音過重的情形。訓練時先使用非鼻音母音發聲,之後再帶入非鼻音詞語和非鼻音句子;最後再加入具鼻音的詞語或句子。附錄 10 列有一些評估或介入使用具共鳴特性的句子,可彈性加以運用。

連續空氣正壓(continuous positive airway pressure, CPAP)裝置可用於改善吶吃者的鼻音過重問題。CPAP 裝置本是為防止睡眠缺氧症(apnea)而發明的,患者可於夜間睡覺時配戴使用,睡眠躺臥時帶上鼻面罩,CPAP裝置持續引入氣流進入鼻腔通道中。為了抵抗此外來氣流壓力,此時軟顎會產生自然上抬的阻抗動作,如此便會不自覺地鍛鍊了軟顎的肌力。Kuehn與 Wachtel(1994)的研究發現 CPAP 可強化吶吃者的軟顎肌力,可改善顎

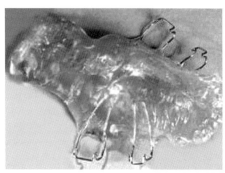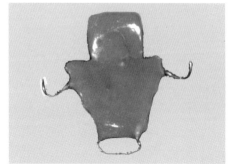

圖 5-1　人工顎蓋裝置

咽閉合情況，降低說話時鼻音過重程度。Cahill 等人（2004）應用 CPAP 治療三位鼻音過重的腦創傷（TBI）患者也發現具有改善鼻音過重且增進語音清晰度的療效，認為 CPAP 對於顎咽功能不佳的 TBI 患者是值得推薦的一種治療法。

　　在代償方面，對於有嚴重鼻音過重問題的吶吃者，可考慮至牙科裝配人工顎蓋裝置（palatal lift prosthesis）。人工顎蓋裝置（見圖 5-1）放置於口腔上顎部位，可擋住顎咽閥門，讓說話氣流保留於口部不致都由鼻腔散逸出去。由於口部上顎和牙齒型態的個別差異極大，顎蓋需由牙醫師為個人鑄模量身訂做。此裝置戴上後可形成較固定的顎咽閉合情形，可改善說話時鼻音過重的問題。Duffy（2005）提及使用此裝置的條件是個體需要有足夠的臼齒以提供顎蓋的固定，且不能有過度的引吐反射以及個體需要有獨立卸下或配戴此裝置的能力才行。配戴時若出現過多的引吐反射，需進行一段時間的減敏感適應訓練，或漸進地調整人工顎蓋的大小。不過鬆弛型吶吃者的引吐反射通常較弱或甚至消失，此裝置引發的引吐反射通常不大。裝置此種顎蓋最大的好處是對於鼻音過重的患者語音清晰度立即可獲得明顯的改善，甚至有些配戴者在戴一段時間後，即使在沒有戴顎蓋的狀態，鼻音過重的情形也有減緩的趨勢。

■ 構音方面

在強化構音功能方面，目標在改善語音清晰度，教導用誇大的構音動作，並放慢語速，通常可有效地提升語音清晰度。傳統的一些構音介入法，如語音置位法、語音塑造法、多感官刺激法、仿說等方法也可以適當地使用，來促進吶吃者的構音功能。此外，可運用一些口部運動活動，改善構音時雙唇、舌頭、下巴等的肌力和動作速度，以增加口部構音器官肌肉運動的強度、力量、動作速度與靈活度，並將這些訓練效果類化至構音言語行為之中。下列為一些簡單的口部運動活動：

1. 下巴可以張開、合上、向兩側左右移動或是前後（突出與縮回）移動，或是提供一個反向的阻抗力阻止張嘴或是閉嘴。適度提供阻抗可增強肌力，然而在施行時需小心掌握阻抗力道，避免造成個案的傷害。

2. 雙唇可閉起、用力緊閉唇、圓唇、展唇、噘突出、露齒、抿唇。提供阻抗測試，如閉唇時，抵擋外界扳開雙唇的抗力，或是閉唇向兩側展唇時提供輕微的阻抗（向中）等。

3. 舌頭可以伸出、縮回、伸直、伸出上翹、向左右嘴角移動、於口內繞圈、舌根抬起、捲舌等。另外還有一些阻抗運動，如阻抗舌向外的推力、抵擋外界推舌側彎的抗力、頰內推力、推往上齒齦（或下齒齦）等，可利用壓舌板來進行這些舌頭運動的阻抗運動。

另外，也可使用口腔感覺刺激訓練，如以棉花棒或海綿棒輕觸舌面、上顎或唇部。由於下部運動神經元的病變往往導致體感覺敏感度降低，而口部的感覺回饋在構音活動中應該有著重要的角色，若長久的失去口部感覺回饋將降低構音準度，使用口腔敏感度訓練以及訓練個案對口部動作的覺知，可提升構音動作的本體感覺回饋。

■ 調律方面

調律（prosody）是指言語的超音段部分，包括聲調、語調、言語速度、節律（或韻律）等方面，調律異常主要涉及言語的自然度，嚴重時也會使語音清晰度降低。鬆弛型吶吃者在調律方面常出現音量過小、言語速度過慢以及語調缺乏抑揚頓挫等問題。在介入部分宜針對個案本身的調律問題，訂定適當的介入目標，擬定合適的計畫。材料盡量使用日常生活常用的語句，以增加學習的類化。附錄 14 中列有生活中常用的一些句子，具有不同的音節長度，可依照患者的能力調整難易度或音節數量做漸進式的練習。

介入時注意語句抑揚頓挫的語調形式，直述句和疑問句可分別練習。言語呼吸群（breath group）為個體一口氣可以說出的詞彙或音節的數量。言語呼吸群的大小受個體肺活量和說話呼吸調整能力的影響。吶吃者呼吸肺活量較小，無法一口氣說出較長的句子，因此對於較長的句子可依照說話者的說話呼吸能力調整，將之切分為若干言語呼吸群。加強練習長語句中的呼吸換氣，需要有快吸慢呼的動作。在訓練理想的進階階段，則可練習整篇短文的朗讀，練習的重點在於呼吸的調整與換氣。之外，也可使用簡單歌曲，讓個案練習換氣和音調的變化。此外，對言語調律的聽知覺訓練也是十分重要的，自我回饋的促進亦可增加對言語調律行為的改進，例如區分言語音量的大小、聲調或語調的形式、言語速度的緩慢程度、句中詞語的強調與否等。可使用錄放音機裝置錄下個案的言語，並鼓勵個案做自我評估，促進對自我言語調律的自我覺察與監控。

個案研究

50 歲的林小姐三年前開始出現眼皮下垂、手腳無力、容易疲累的症狀，接著在喝水和進食時出現容易嗆咳的問題，常常覺得喉嚨好似有東西卡住。後來病情愈加嚴重，開始出現咬字口齒不清的情形，尤其是每日到了傍晚時分之後，感到特別疲憊，眼皮好似張不開來，說

話聲音音量變小，氣如游絲，如蚊子叫，很難讓人聽懂，有時候只好用寫的。今年年初，這些症狀日益嚴重，林小姐預約了醫院復健科的語言治療評估。

評估時語言治療師對她進行言語壓力測試，發現數數時連續數到接近 20 時，就會出現明顯疲累狀，聲音變小，出現氣息聲。發出/a/音的最長發聲時長只有五秒鐘，且發聲音量逐漸變小，也有明顯的氣息聲，並有音聲顫抖的情形，鼻音則略有些過重。AMR 口腔輪替運動的速度，重複十次的時間約十秒鐘，SMR 則不甚流利，愈說愈小聲。在構音方面，除了一些有塞音的詞語有語音扭曲之外，整體清晰度尚可。但在念長句子時，構音準度下降，整體很模糊，並有上氣不接下氣的情形，語句說得很吃力。

▶ 思考問題

1. 此位患者最可能的診斷為何？
2. 她需要接受言語介入嗎？
3. 若需要進一步的語言治療，治療的目標應放在哪些部分？
4. 哪些治療訓練項目可能對她有幫助？

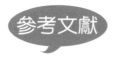

朱俊哲（2002a）。神經肌肉接合處疾病。載於張寓智（主編），臨床神經學。台北：合記。

朱俊哲（2002b）。肌肉疾病。載於張寓智（主編），臨床神經學。台北：合記。

張楊全（2005）。神經科案例教材。台北：合記。

郭令育、邱銘章、李淑娥、張綺芬、洪振耀（2000）。弛緩型與痙攣型吶吃病

患閩南語子音時長聲學研究與臨床意義。中華民國聽力語言學會雜誌，**15**，11-23。

游祥明（1999）。**神經解剖學**。台北：藝軒圖書。

Aronson, A. E. (1990). *Clinical voice disorders*. New York: Thieme.

Bhatnagar, S. C. (2002). *Neuroscience for the study of communicative disorders*. Baltimore, MD: Lippincott Williams & Wikins.

Cahill, L. M., Turner, A. B., Stabler, P. A., Addis, P. E., Theodoros, D. G., & Murdoch, B. E. (2004). An evaluation of continuous positive airway pressure (CPAP) therapy in the treatment of hypernasality following traumatic brain injury. *Journal of Head Trauma Rehabilitation, 19*(3), 241-253.

Darley, F. L., Aronson, A. E., & Brown, J. R. (1969a). Clusters of deviant speech dimensions in the dysarthrias. *Journal of Speech and Hearing Research, 12*, 462-469.

Darley, F. L., Aronson, A. E., & Brown, J. R. (1969b). Differential diagnostic patterns of dysarthria. *Journal of Speech and Hearing Research, 12*, 246-256.

Duffy, J. R. (2005). *Motor speech disorders: Substrates, differential diagnosis, and management*. St. Louis: Mosby.

Hageman, C. (1997). Flaccid dysarthria. In M. R. McNeil (Ed.), *Clinical management of sensorimotor speech disorders* (pp. 193-215). New York: Thieme.

Kuehn, D. P., & Wachtel, J. M. (1994). CPAP therapy for treating hypernasality following closed head injury. In J. A. Till, K. M. Yorkston, & D. R. Beukelman (Eds.), *Motor speech disorders: Advances in assessment and treatment* (pp. 207-212). Baltimore: Paul H. Brookes Publishing.

Perkin, G. D., Hochberg, F. H., & Miller, D. C. (1993). *Atlas of clinical neurology*(2nd ed.). London: Mosby.

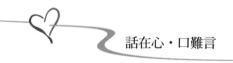

話在心‧口難言

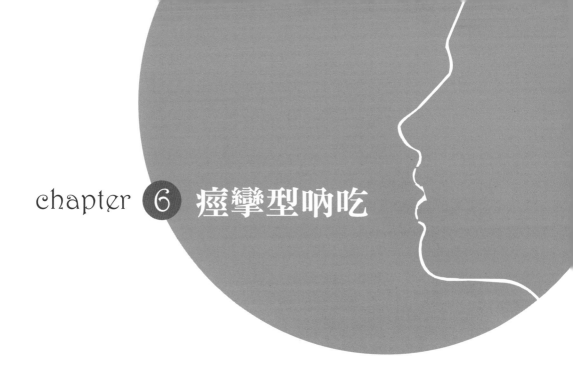

chapter ⑥ 痙攣型吶吃

　　痙攣型吶吃（spastic dysarthria）的產生是由於雙側上部運動神經元（UMN）受損，導致受影響的肌肉有痙攣（spastic）、高張力（hypertonia）或麻痺（paralysis）的現象，而執行言語動作有關的肌肉也可能受到同樣的影響，使患者無法如常地完成說話有關的動作，呈現出言語緩慢與費力的說話特徵。痙攣型吶吃名稱的由來主要是口面部的肌肉呈現的高張力，影響說話動作的執行。痙攣型吶吃是由於雙側上部運動神經元損害，而通常單側上部運動神經元的損害不致造成嚴重的吶吃，那是因為說話有關的肌肉（如喉部、顎咽、下顎）大部分接受雙側上部運動神經元的控制。典型的痙攣型吶吃產生是由於雙側上部運動神經元受損導致，若只是單側的上部運動神經元受損，嚴重時也可能會造成吶吃，但情形則略有不同。

　　單側上部運動神經元損傷也會造成吶吃，但通常情形不若雙側上部運動神經元受損時嚴重，且大都屬於一短暫期的過渡症狀，因此歸為一類稱為「單側上部運動神經元吶吃」（unilateral upper motor neuron dysarthria, UUMN dysarthria）。單側上部運動神經元損害很可能伴隨失語症或言語失用症，因為左腦的運動皮質區與布洛卡區的位置很近。UUMN 吶吃大部分屬於功能過度性（hyperfunctional）的吶吃，有過多肌張力無法放鬆，常因

喉部肌肉的緊張收縮而導致音聲品質的不良。有關單側上部運動神經元吶
吃於本章後段中另有討論。

➤➤ 神經生理病變

　　上部運動神經元系統分為直接激發徑路（direct activation pathway）與
非直接激發徑路（indirect activation pathway）兩類。痙攣型吶吃症狀則是這
兩套徑路系統損傷的結果。直接激發徑路即是指錐體徑路（pyramidal
tract），它與下部運動神經元有直接突觸性的連接。估計大約有 60% 至 80%
的錐體徑路纖維是源自於大腦主要運動區（Broadmann area 4）。至於其他
錐體徑路的纖維則來自於輔助運動區（Broadmann area 6）、前運動皮質區
（Broadmann area 6）或頂葉皮質（parietal cortex）（簡基憲譯，2007）。
直接激發徑路的神經元本體大多數源於大腦運動皮質區，延伸其軸突往下，
可直接傳送神經衝動給下部運動神經元以促成肌肉收縮事件。因為神經訊
息是由「上」而「下」很直接地傳達至目的，所以稱之為直接激發徑路。

　　直接激發徑路包括皮質延髓徑（corticobulbar tracts）與皮質脊髓徑
（corticospinal tracts），它們起源於運動皮質，之後軸突經過內囊（internal
capsule），由大腦腳（cerebral peduncle）進入腦幹，在橋腦段腹側形成橋
腦纖維束（pontine fiber bundles），在延腦段則形成錐體（pyramid）。神經
纖維行進至延腦末尾段，絕大多數的神經束都會跨越中線進入到對邊的脊
髓中繼續下行，是為側皮質脊髓徑（lateral corticospinal tract），控制身體
遠端的肌肉。而那些沒有跨越中線的神經束則進入同側的脊髓中，組成腹
皮質脊髓徑（ventral corticospinal tract），控制身體近端的肌肉（軀幹的肌
肉）。側皮質脊髓徑和腹皮質脊髓徑皆屬於皮質脊髓徑。

　　直接激發徑路系統受損的部位可能位於大腦皮質區以及其下行的神經
纖維，即經由內囊、大腦腳或腦幹的神經纖維。直接激發系統主要負責產
生個別的技巧性精細動作，製造敏捷、快速的動作，受損將導致技巧性隨

意動作執行困難，失去執行技巧性動作的能力，例如一些精細、複雜動作的進行。

　　非直接激發徑路屬於錐體外系統（extrapyramidal system），與下部運動神經元沒有直接突觸性的連接，而是經由多突觸性（multisynaptic）的連接傳遞訊息至下部運動神經元。所牽涉到的是一些錐體外的結構，如網狀體（reticular formation）、丘腦（thalamus），以及一些位於腦幹的神經核，如紅核、前庭核或網狀組織中的一些神經核。非直接激發徑路有前庭脊髓徑（vestibulospinal tract）、四疊體脊髓徑（tectospinal tract）、網狀體脊髓徑（reticulospinal tract）、紅核脊髓徑（rubrospinal tract）等。這些非直接激發徑路組成的上游段是由腦皮質的神經元延伸至前庭、四疊體、紅核或網狀組織的神經核（以突觸連結），再由這些神經核出發延伸至脊髓，與脊髓中的一些 LMN 有突觸聯繫。

　　非直接激發系統主要負責動作的方向、體態姿勢的維持、反射動作與肌張力的調節。在行動過程中，非直接激發系統負責身體姿勢的調整以應付環境的改變，防止身體突然傾倒或翻覆，為行動提供良好的姿勢支持，扮演著如「幕後英雄」的角色。在動作控制中，非直接激發徑路實則扮演著重要的抑制性角色（Duffy, 2005），以抑制過多的神經衝動。一旦非直接激發徑路受損，LMN 失去適當的抑制即會產生過度激發現象，造成高肌張力、痙攣（spasticity）、麻痺、肌陣攣（clonus）、過強反射（hyperreflexia）或病理性反射（如吸吮反射）等情形，也就是以上這些典型的痙攣型患者常出現的症狀就是因 UMN 的非直接激發徑路受損所致，而不是直接激發系統受損的結果。

　　然而，上部運動神經元系統損傷的發生很少單純只傷害到一種激發徑路系統，而另一種激發徑路系統卻安然無恙的情況。因為直接和非直接激發徑路的路線在解剖位置上相距很近，有些甚至重疊，因此在臨床上，鮮少發生有直接激發徑路或是非直接激發徑路單獨受損的情形，也因此，一般而言，相較於鬆弛型吶吃，痙攣型吶吃的生理損傷較為複雜，較難以確切界定病灶位置所在。

「痙攣」一詞是指高肌張力、牽張反射過強以及出現肌陣攣現象，乃是上部運動神經元受損的典型症狀。痙攣通常出現在 UMN 損傷者之上肢屈肌和下肢伸肌的部位，痙攣的肢體觸摸起來很硬，受被動移動時阻力很強，被動拉扯的速度愈快，阻力愈強。此乃由於神經系統失去來自前庭神經核和網狀體抑制性的輸入而導致的高肌張力（Purves, 2004）。

鐮刀（clasp knife）現象則是 UMN 損傷者的肌張力在應付外力牽扯時出現的急速變化，即在肢體突然受到持續快速被動性外力拉扯時，於施力開始時會出現很高的阻抗力，但等到拉扯力持續一段時間時，肌張力卻陡然地下降，完全失去抗力。就好比去打開一把生鏽的舊折疊式鐮刀，一開始阻力大，折刀很難拔拉開來，等到拉到快開時，卻一下子失去阻抗。研究者（Purves, 2004）認為痙攣肌肉的鐮刀現象和肌腱中的高基腱器（GTO）活動異常有關。

「肌陣攣」是肌肉不自主地作韻律性的收縮，每秒約三至七次收縮（Purves, 2004）。當 UMN 損傷者某部位的肌肉處於一種緊張情況時，若此時肌肉又被拉扯，即會出現此持續收縮放鬆的反射。外表看起來有如規律性顫抖狀。這是由於在一個痙攣肌肉中肌梭持續交替地牽扯和放鬆所導致，常出現於患者腿部的肌肉。

總之，以上所談到的這些痙攣、高肌張力、肌陣攣與過強反射的症狀都會對肢體動作的執行形成阻礙，也會阻礙說話動作的進行。例如下頜急跳反射（jaw jerk reflexes）或是舌頭肌肉出現過高的肌張力都會阻礙說話動作的進行。以上這些屬於上部運動神經元受損的症狀和下部運動神經元受損情形迥異，上部運動神經元受損不會出現肌肉萎縮（因長期沒使用而導致的略萎縮則除外）或肌束顫動的情形。

►► 臨床特徵

典型上部運動神經元受損的臨床特徵主要有技巧性動作執行困難、肌

肉痙攣（spastic）、高張力（hypertonia）、麻痺（paralysis）、高反射
（hyperreflexia）的現象。受影響的肌肉處於高肌張力與緊縮狀態，無法放
鬆。若一個動作相關結構的主動肌與拮抗肌發生同時性的收縮就會產生肢
體無法動彈的痙攣現象。

　　患者依上部運動神經元受損的部位與嚴重程度有不同程度的症狀情形。
癱瘓與假性延髓麻痺（psedobulbar palsy）為兩大常見的臨床症候。假性延
髓麻痺的症狀有臉部無表情，口面部、咽喉與喉部的肌肉痙攣，這些肌肉
呈現高張力、緊張、痙攣、動作範圍與動作力量減小、動作速度緩慢等情
形，但重複性動作的規律性正常，方向也通常正常。患者有時表現出過度
的情緒反應或稱「假性延髓情緒」（pseudobulbar affect），似乎很容易受
刺激，常表現出無法控制的大哭或大笑，但情緒的動作表現往往超過其真
正的心理感受。此外，UMN 損傷者常有流口水或吞嚥異常的現象。

▶▶ 病因

　　痙攣型吶吃的成因以神經退化性疾病和腦血管性疾患（如多次性中風）
為主。退化性疾病乃上部運動神經元受到老化、基因或是其他不明因素影
響發生退化性損傷。原發性側索硬化症（primary lateral sclerosis, PLS）即為
一種神經退化疾病，其早期症狀與 ALS（請見混合性吶吃一章）很類似，
但僅影響到上部運動神經元，並無下部運動神經元受損的症狀。PLS 侵犯
上部運動神經元症狀通常先出現於下肢，之後在上肢部分，言語、吞嚥機
能亦會逐漸受到波及。當吶吃和吞嚥困難為 PLS 主要的症狀時，又被稱為
進行性假性延髓麻痺（pseudobulbar palsy），和進行性延髓麻痺（PBP）有
相似之處，但病理上其實是不同的。

　　腦血管意外（cerebrovascular accident, CVA），即俗稱腦中風（stroke），
是現代老年人好發的疾病之一，通常和高血壓、心血管疾病的關係密切。
中風可大致分兩類，一類為缺血性中風（ischemic infarction），即腦血流受

阻或血管終末支血流供應不足，造成神經組織的破壞。通常梗塞物（embolism）是來自於心臟或大血管等循環系統的剝落組織物，有些是在順著血流循環時因無法通過比它小的狹窄腦血管造成血流受阻，或是組織剝落物在某處血管壁受到黏著就固定在那個地區逐漸累積增厚，形成血栓（thrombosis）阻礙血液流動，一旦體積大到足以阻塞血管的程度即產生中風。這些血管問題會在某一意外時刻讓一些神經組織缺乏血流灌注造成腦細胞壞死。事實上神經組織只要缺血超過三到五分鐘就可能受損。腦梗塞依照部位和範圍可分為四類：全部前循環腦梗塞、部分前循環腦梗塞、後循環腦梗塞、小洞梗塞（lacunar infarcts）（劉祥仁，2002）。前循環是指內頸動脈分支出去的腦血管，主要包括前大腦動脈、中大腦動脈；後循環是指錐骨動脈分支出去的腦血管，主要包括基底動脈、後大腦動脈、小腦動脈等。前循環系統和後循環系統之間有威力氏環（circle of Willis）加以聯繫溝通。大範圍的腦梗塞會造成腦皮質的萎縮與腦室的擴大，嚴重影響神經功能的運作。小洞梗塞是好發於基底核、丘腦、內囊或腦幹附近的小血管阻塞，直徑多在 1.5 公分以下（劉祥仁，2002），小洞梗塞和高血壓與糖尿病有關。Duffy（2005）指出一些痙攣型吶吃是由於個體遭受多次性的小洞梗塞所造成的，小洞梗塞還可能造成失智症、吞嚥異常以及假性延髓情緒。

　　另一類中風為出血性中風（hemorrhagic stroke），為腦血管的破裂，通常由於高血壓造成，脆弱的血管壁一下子承受不住高壓的衝擊而破裂出血。腦血管分布於腦部的表面和大腦組織和腦幹，出血性中風又分為腦外出血（extracerebral hemorrhages）或腦內出血（intracerebral hemorrhages）。腦外出血以蜘蛛膜下腔出血（subarachnoid hemorrhage）最為常見。事實上在臨床上，出血性中風的比例（20%）比缺血性中風的出現率（80%）低很多（Brookshire, 2007）。

　　由於腦部動脈血管的中大腦動脈（middle cerebral artery）分布於腦側面較大的範圍，以及一些腦血灌流系統的特性，腦梗塞較常出現於中大腦血管負責的區域，影響腦側面區所負責的功能，例如影響身體對側的運動功能。特別是中大腦血管分支中的豆紋動脈（lenticulostriate arteries）供應紋

狀體、內囊和側丘腦部分，若此血管梗塞，對肢體運動的功能傷害頗大。單側內囊後部的損傷造成半邊麻痺（hemiplegia）是常見的中風型態，此患者腦傷的對側手腳運動皆會受到影響。然而由於痙攣型吶吃是雙側上部運動神經元受損導致，而左腦運動區與右腦運動區之間或是兩側內囊後部之間皆有一段差距，造成雙側性的損傷機率不大，除非是瀰漫性腦傷。位在腦幹兩側之上部運動神經元位置相距較近，因此於腦幹區域中風造成痙攣型吶吃的比率較高。腦幹區域的血流供應由椎動脈（vertebral artery）和基底動脈（basilar artery）負責。而基底動脈往前到了橋腦的上緣，分成左右兩條後大腦動脈（posterior cerebral artery）。後大腦動脈主要供應枕葉、顳葉下方和後胼胝體區域的血流。椎動脈和基底動脈血管若出現梗塞或破裂即容易造成雙側 UMN 的損傷，而痙攣型吶吃的造成常是多次小中風的結果。

　　閉鎖症候群（locked-in syndrome）多數是由於腦幹中風所致，損傷位置主要在橋腦前部。患者全身肢體肌肉嚴重癱瘓，無法動彈，全身上下通常只剩下眼球還能移動。患者完全喪失言語功能，但大腦的意識、認知功能通常是沒有受損的，就如同靈魂被封鎖在癱瘓的身體軀殼之中。著名的《潛水鐘與蝴蝶》（*The Diving Bell and the Butterfly: A Memoir of Life in Death;* Bauby & Laffont, 1997）一書的作者即患有此症。閉鎖症候群的患者需藉由擴大輔助溝通系統（augmentative and alternative communication, AAC）和外界溝通，可使用眼動或眨眼的方式來溝通。

　　毛毛樣腦血管症（moyamoya disease）是慢性進行性血管阻塞疾病，乃是供應腦部血液的內頸動脈（internal carotid artery）變狹窄或是阻塞，造成腦部構造內其他分支的小血管補償性擴大與增生，形成如「煙霧毛狀」血管外型。常發生於兒童、青少年和年輕人身上，此症和染色體異常有關。毛毛樣腦血管疾病的臨床症狀包括半邊癱瘓（hemiparesis）及半側身體的動作及感覺功能缺失、單肢（手或腳）無力（monoparesis）、癲癇、吶吃、失語症、視野缺損等。Duffy（2005）指出毛毛樣腦血管症患者若有言語異常，多屬於痙攣型吶吃的性質。

　　腦創傷（traumatic brain injury, TBI）為源自於外力事件造成腦部傷害，如車禍、高處墜落或槍傷等，並不是由於退化性疾病、腦血管性疾患、先天性疾病或是外來毒物等因素造成的。TBI 患者在急性期會有失去意識、昏迷不醒的情形，甦醒之後則可能出現記憶、肢體動作、感覺、認知、語言和言語、人格情緒等各方面的異常。TBI 對於腦部的損傷程度則視外力影響的嚴重度而定。一般而言，TBI 可大致分為穿刺性（開放性）腦傷（penetrat-ing, open head injuries）和封閉性腦傷（closed head injuries, blunt head injuries），其中以封閉性腦傷較常見。封閉性腦傷是包覆於腦部外的腦膜雖完整，但位於顱骨中的腦部組織因外力作用受到急速加速度和減速衝擊而造成傷害，此種傷害的範圍會較一般開放性腦傷為廣泛。穿刺性腦傷則多屬於較為局部性的創傷。

　　嚴重 TBI 患者會出現失語症或吶吃等溝通問題，乃是神經系統中有關語言處理機制或言語運動機制受損所致。根據研究（Murdoch & Theodoros, 1999）估計約有三成左右的 TBI 患者出現長期性的吶吃問題。在急性期或是嚴重 TBI 吶吃者可使用擴大輔助溝通系統（AAC）來滿足其溝通需求，並可透過語言治療訓練恢復，臨床上也是有 TBI 吶吃者勤做語言復健而日漸恢復言語功能的案例。事實上，TBI 造成的吶吃症狀個別差異頗大，因為受損的神經部位可能分布區域的情況差異很大，而吶吃問題可能只是嚴重 TBI 患者之眾多問題中較次要的問題。

　　痙攣型吶吃或是痙攣型吶吃成分（混合型吶吃之中含有）是 TBI 吶吃者出現頻率最高的類型。構音不準是 TBI 吶吃者的主要言語特徵，其次是調律失常、鼻音過重、呼吸支持不足和發聲微弱等問題，其中發聲方面的問題通常相對地較不嚴重（Theodoros & Murdoch, 1994），但也有患者出現嗓音緊困和粗澀音質的問題。

　　由以上所討論的病因來看，導致痙攣型吶吃的原因眾多，以下依據梅爾診所 1969 至 2001 年的統計，將痙攣型吶吃的成因按照發生率的高低順序排列（引自 Duffy, 2005）：

　　1. 退化性疾病（degenerative disease）：原因不明的退化性中樞神經疾

病（unspecified degenerative CNS disease）、肌萎縮側索硬化症
（ALS）、進行性上核麻痺症（progressive supranuclear palsy, PSP）、
原發性側索硬化症（PLS）。

2. 腦血管性疾患（vascular disorders）：非出血性中風（nonhemorrhagic
stroke）、剝落性血管瘤（ruptured aneurysm）、出血性中風（hem-
orrhagic stroke）、缺氧性腦病變（hypoxic encephalopathy）。

3. 腦創傷（trauma）：多數為意外腦創傷（TBI），少部分為手術傷
害。

4. 原因未知：不明的中樞神經疾病（undetermined CNS disease）。

5. 髓鞘脫失疾病（dymyelinating disease）：多發性硬化症（multiple
sclerosis）。

6. 腫瘤（tumor）：中樞神經腫瘤（CNS tumor）、腫瘤伴生症候群
（paraneoplastic syndrome）。

7. 多重原因：多種綜合性原因。

8. 發炎性疾病（inflammatory）：腦幹發炎（inflammatory brainstem
disorder）、腦炎後遺症（postencephalitics）。

9. 感染性疾病（infectious disease）：感染性腦炎（infectious encephal-
opathy）。

➤➤ 言語特徵

　　痙攣型吶吃者說話的言語聽知覺特徵主要有子音不準、音聲刺耳粗糙
與調律異常這幾項。Darley、Aronson 與 Brown（1969b）歸納分析痙攣型吶
吃言語特性有四群：調律過度（prosodic excess）、構音性共鳴不足（arti-
culatory-resonatory incompetence）、調律不足（prosodic insufficiency）、發
聲性狹窄（phonatory stenosis）。調律過度的特性有重音過度、缺乏輕重對
比、說話速度緩慢。構音性共鳴不足的特性有子音不準、母音扭曲及鼻音

過度。調律不足的特性有音調無起伏、音量單調、重音減少與片段狀語句。發聲性狹窄的特性有音調過低、嗓音粗澀刺耳、嗓音緊困（strained- strangle voice）及破音。因喉部肌肉瘛攣導致的音聲異常——嗓音緊困、嗓音粗澀則是瘛攣型吶吃的一大區辨性特徵，因為此特徵一般在其他類型吶吃情形是較少出現的。這些瘛攣型吶吃言語特徵群中調律過度與調律不足似乎是種似是而非的相反情況，乃瘛攣型吶吃言語在其呼吸、發聲和構音動作的限制下出現的音調節律異常的現象。在聲學特徵方面，瘛攣型吶吃者由於說話速度緩慢，語音音段的時長皆呈現拉長的現象。有研究（郭令育、邱銘章、李淑娥、張綺芬、洪振耀，2000）發現瘛攣型吶吃者音段拉長的形式和鬆弛型吶吃者的並不相同，瘛攣型吶吃者音段拉長是呈現選擇性延長，而非展現了全面性延長的情形；並指出瘛攣型吶吃者子音音長雖呈現延長的狀況，但子音間音長相對次序關係，仍保持某種程度的完好，而子音與音節之比值也與常人無異。

➤➤ 言語次系統

在呼吸方面，瘛攣型吶吃者說話時呼吸肺活量較少，說話時的氣量不足，可能因胸、腹部肌肉的收縮力道較弱、移動過小所致（Thompson & Murdoch, 1995）。這些呼吸動作的缺陷可能造成說話語句的長度較短和音量較小。此外，呼吸支持的不足也容易造成言語的音質不良、話語呈片段狀、語速減緩等問題。

在發聲方面，瘛攣型吶吃者在接受喉部內視鏡檢查時，聲帶在不振動時的外觀和位置看似正常，但在振動發聲時，雙側聲帶常有過度閉合（hy-peradduction）的情況，因此音質讓人聽起來有「緊困」的感覺，如同由狹窄的喉頭聲門用力擠壓出來的樣子。嗓音音質聽起來較刺耳、粗糙。這是因喉部肌肉有過多的張力所引起。一些氣體動力方面的研究（Murdoch, Tho-mpson, & Stokes, 1994; Smitheran & Hixon, 1981）發現瘛攣型吶吃者在發聲

時喉頭有高阻抗（high glottal resistance），說話者的聲門下壓增加、氣流流量減小、聲帶振動的速率也減少。然而有研究者（Murdoch, Thompson, & Stokes, 1994）指出並非所有的痙攣型吶吃者皆是如此，只有 50%的痙攣型吶吃者有以上情形，另外 50%的患者表現出來的是喉頭功能過低（hypofunction）的情形，不過他們推測造成功能過低可能是補償性或是醫療處遇的結果。

在共鳴方面，痙攣型吶吃者說話時常有鼻音過重的情形，是因軟顎的移動速度緩慢或甚至麻痺，無法移動，或是顎咽閉鎖不全之故。不過痙攣型吶吃者鼻音過重的情形與下部運動神經元受損的鬆弛型吶吃者比較起來較輕微（Murdoch, 2010），而鼻漏氣（nasal emission）的情形也較少。有時會發現他們有「無聲塞音」有聲化的情形，多半是因顎咽閉鎖不全，鼻腔加入共鳴，聲帶出現代償性振動之故。

在構音方面，痙攣型吶吃者所有的構音器官之動作範圍較小。雖然舌頭外觀看起來沒有明顯萎縮或變小，但舌頭運動的速度較遲緩，似無力移動，且舌頭移動範圍變小。做口腔動作檢查時，患者可能無法將舌頭伸出至口外，舌頭無法做內外式的交替伸縮或左右搖擺的運動。做言語動作時，痙攣型吶吃者對於複雜難發的子音會出現扭曲或替代或甚至省略的現象，母音亦有央母音化的現象，這是因為舌頭無力且移動幅度有限之故。另外，可能因雙唇閉合力道弱，在雙唇音構音時無法閉緊雙唇發出摩擦唇音。下顎的動作也可能不正常，有時會出現過度下降（張嘴打開），下顎閉合速度較慢。痙攣型吶吃的語音聲學特徵有子音拖長、子音母音間轉折帶拉長等，母音則常有扭曲、拖長的問題。

聲調、韻律方面，痙攣型吶吃者通常音調較低，語調較單調，音高缺乏高低起伏變化。有些研究（Linebaugh & Wolfe, 1984; Ziegler & von Cramon, 1986）發現痙攣型吶吃者說話速度緩慢，在閱讀段落時平均音節或詞的長度拖長，但做口腔輪替運動（DDK）時，動作的規律性是正常的（Darley, et al., 1969a; Hirose, 1986），只是速度較慢，無法加快。

➤➤ 介入方面

對痙攣型吶吃言語介入的主要原則在於「放鬆」二字，說話時需盡量減少相關部位之肌張力的突增，練習以一種輕鬆和緩的方式說話。通常治療的暖身活動可由「放鬆訓練」做起，並配合肢體姿勢適當的擺位，以避免出現反射和過多的肌張力，練習活動應避免速度過快的動作，以免肌張力突增。另外，可使用表皮肌電圖儀（surface electromyography, sEMG）生理回饋的方法，增加對肌張力自我覺知，促進自我回饋與放鬆。以下來討論一些在言語各次系統方面常用於痙攣型吶吃言語介入的訓練或活動。

■ 呼吸方面

有關呼吸方面的介入，在暖身階段時可先做放鬆練習，再來可做吸氣、呼氣動作控制的訓練。其他相關呼吸訓練如呼氣肌群的訓練、吸氣速度的訓練（快、慢）、吸呼氣時間的控制練習、腹式呼吸法練習等可視個案需求或程度做項目的增減。這些訓練的目的在於增加肺活量以及呼吸動作的意識控制，尤其是呼氣動作的訓練對於吶吃者的發聲會有幫助。可教導腹式呼吸法，強化呼氣肌群的力量，延長呼氣時間，練習維持較穩定的聲門下壓。訓練時亦可用口內壓力計（water manometer）來練習，訓練個案至少能持續吹氣五秒鐘，並同時保持 5 公分水柱高的口內壓，以達說話口內壓的最低要求。

在呼吸代償方面，可使用束腹帶繫於腹部，並於說話時用手輔助輕壓腹部來壓縮腹肌，以增加呼吸支持（送氣）。做輪椅者可使用助呼氣墊（ex-piratory board or paddle），將助呼氣墊固定於輪椅位於患者上腹部前方的位置，想說話時身體前傾、往前靠，用以壓縮腹部，增加呼氣的力量。

■ 發聲方面

　　在發聲部分，對於痙攣型吶吃者可先做全身性的放鬆練習，再做頭、頸部的放鬆練習，之後再做母音發聲練習。放鬆練習可包括被動式的放鬆和主動式的放鬆練習。主動式的放鬆運動是口語指導個案，某一部位先用力再放鬆，體驗那種放輕鬆、不緊繃的感覺，例如先用力聳肩後再放輕鬆。練習放鬆多次之後再進行發聲練習。之後希望能主動做到一說到「放鬆」（口語提示），個案就真的能放鬆肌肉。練習時可配合較輕鬆的音樂進行。

　　頸部、下顎和肩部的按摩皆有助於喉部肌肉的放鬆。頸部按摩是使用手指（拇指和食指）以環狀輕柔動作輕輕按摩病人兩側的喉部舌骨和甲狀軟骨交界處，以舒緩喉部過多的肌張力，試圖去削弱患者刺耳粗澀的嗓音，或是緊壓的音質。喉部按摩放鬆後開始練習清柔發聲或是以氣息聲起始發聲（breathy onset phonation）。此外，也可使用打哈欠法或咀嚼法來放鬆喉部肌肉。

　　當我們用力大聲地發出/a/音的時候，仔細聽/a/之前會有一個喉塞音的存在，此即為喉頭硬起聲（hard glottal attacks）。硬起聲動作過多，會傷害聲帶，造成高功能性音聲異常（hyperfunctional voice disorders）。痙攣型吶吃者由於喉部有過多的肌張力，可能會較頻繁地以此方式起聲發聲而造成不良的緊困音質，有此情形的說話者應多練習使用軟起聲的方式發聲，以改善音質和減少喉部的張力突增現象。

　　氣息聲起始發聲，即所謂的軟起聲（soft onset phonation）的方式發聲，它是由嘴巴慢慢吐氣時發出帶有氣息聲的連續嗓音發聲，如「/ha~/（ㄏㄚ～）或/han~/（ㄏㄢ～）」的聲音。發聲時先張嘴呼出一點氣之後，由氣流於兩片聲帶之間流動以帶動聲帶振動，圖6-1為軟起聲示意圖，圖中彎曲線為呼吸的肺氣量，吸氣後氣量達最高時不要馬上發聲，需等呼出一點氣之後再振動聲帶發聲，發聲的音量由小漸大。硬起聲即是吸氣後氣量達最高時馬上用力關閉兩片聲帶振動發聲的方式。喉頭硬起聲往往出現在開始說話時以母音起始的詞音之前，聽起來有點類似清喉嚨或快要咳出來的

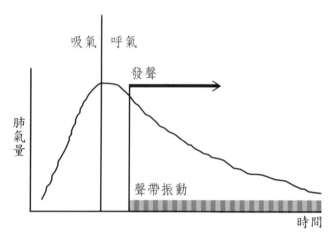

圖 6-1　軟起聲示意圖

聲音。進行軟起聲發聲方式的練習時避免使用無聲母起始的音節發聲（如/a/、/i/、/e/），以免促發硬起聲，增加過多的聲帶碰撞，應選用以/h/起始的音節或詞彙來練習，如「/ha~/、 /hi~/、很好、哈哈笑、喝水」等詞語。

　　增進患者聽覺自我監控的技巧，可使用錄音系統錄音以監控自己發聲音質，藉以調整並改變發聲的方式。另外，還使用生理回饋的方法：如肌電圖儀（EMG）、VisiPitch、喉電儀（eletroglottography, EGG）等經由視覺或聽覺的回饋減少喉部的張力與喉頭硬起聲的出現。

　　手術藥物治療可用以改善極不良的緊壓粗糙音質，通常使用單邊神經傳入阻絕的方式，如肉毒桿菌素治療法。於喉部注射肉毒桿菌素（botulinum toxin）可使痙攣型失聲（spastic dysphonia）病人的單邊聲帶暫時麻痹和放鬆，暫時恢復聲音，但此效果只能維持一段短暫的時間，通常約於六個月後會漸漸失效，需重新注射。

■ 構音方面

　　在構音方面，一般性的強化訓練（如上一章所提到的活動），可能會

增加口面部肌肉強度、力量，動作有時並不適合痙攣型吶吃者，因反而會
增加肌肉緊張度，增加肌肉痙攣情形。痙攣型吶吃者需要的是放鬆他們的
肌肉。練習構音的和緩性接觸（gentle approximation），運用最少的緊張度
來發子音與母音。實施步驟是一開始先用開口的低母音（如/a/）或中低母
音（如/e/），再慢慢過渡到高母音（如/i/）。練習的音節也可以加上一個
子音/h/（如/ha/、/he/）或/l/（ㄌ）音等。應注意的是發出低母音時提醒不
要過度張開下顎，只需放鬆下顎以半張狀態緩緩輕鬆地發出即可。如此先
由母音開始，再來是帶有摩擦音或塞擦音的音節，最後再嘗試練習塞音音
節。練習塞音音節時，先由不送氣塞音開始，再練習送氣塞音音節。注意
要不斷地提示個案以和緩慢速的說話動作產生語音，以「鬆且慢」的方式
構音，避免將各個構音結構（如下顎、舌位）推到極端位置。

　　振動法（vibration）按摩可用以降低過度的肌張力。有些痙攣型吶吃者
在下顎閉合的肌肉有過度的肌張力存在。Daniel-Whitney（1989）指出使用
振動器按摩臉側雙頰的咀嚼肌（masseter）可增加痙攣型患者下顎張開的幅
度。在臨床上，可使用紗布包覆住電動牙刷或使用美容用的按摩棒來代替，
用來按摩口面部肌肉（如臉側邊或下巴底側）以促進此些區域肌肉的鬆弛，
改善過度肌張力的問題。

　　此外，若有表皮肌電圖儀（surface electromyography, sEMG）設備，可
藉由 sEMG 的生理回饋改變過多的肌張力，有助於改善患者的構音和嗓音
功能。可使用 sEMG 生理回饋法，經由視覺或聽覺回饋，讓個案嘗試減少
說話時的口面部和喉部肌張力，調整下顎或喉部的肌張力。

　　有些痙攣型吶吃者說話時下顎有過度張開的情形，可能是舌頭和下顎
動作的分化尚未成熟，或是控制下顎張開的肌肉有不正常的肌張力存在。
在臨床上有些語言治療師會用咬木塊法（biting block）來固定下顎的位置，
使之不至於過度張開。可使用多塊壓舌板綑綁或裁切大小適當的小木塊（或
是硬質蔬果）放置於口中，要求個案輕咬住，如此可固定下顎位置，讓下
顎不致過度張開。之後再進行有關舌尖或舌面性語音（如/t/、/ts/、/s/、/ʃ/）
的構音練習。咬木塊的主要目的在於固定或支撐下顎，促進舌頭和下顎動

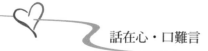

作的分離，增加舌頭動作的獨立性，使舌前動作範圍擴大，有助於訓練舌頭動作的控制與口腔動作的協調性。

■ 共鳴方面

在共鳴方面，有些痙攣型吶吃者有鼻音過重的情形。要如何改善吶吃者的顎咽閉合情況，減少鼻音過重的情形呢？可藉由增加張嘴的程度，增加口腔的共鳴程度，減少鼻腔共鳴。使用內視鏡（fiberoptic nasopharyngo-scopes）增加視覺回饋，藉由視覺回饋增加顎咽閉合程度。亦可使用鼻音計（Nasometer, Kay Elemetrics），配戴後藉由視覺回饋，嘗試降低鼻音指數（nasalance），減少鼻腔聲學能量的輸出。同理，若有其他可測量鼻部氣流的系統也可以使用來提供回饋。

在共鳴代償方面，若有嚴重的鼻音過重情形，嚴重地損害說話清晰度時，和鬆弛型吶吃的情形一樣，可考慮請牙科醫師裝置顎蓋，在需說話時置放於上顎處。但對於痙攣型吶吃者尤其需要考慮他們容易會出現過度引吐反射（gag reflex）或口水過多等無法適應的問題，若沒有以上這些問題，則人工顎蓋不失為有效改善鼻音過重和語音清晰度的方法。此外，咽瓣手術也是可改善鼻音過重的方法，不過因為手術有其風險，手術治療通常是在鼻音過重問題嚴重影響溝通的情況下之最後選擇。

■ 調律方面

在調律方面，對程度較輕微的患者可使用加強輕重音對比的調律練習，改善音調和音量的單調性，增加言語產生的自然度，亦可在語速的調節方面加強訓練。對程度較嚴重的患者，調律介入的療效似乎較為有限，可嘗試使用節拍法（pacing），或以較慢速度說話以防止肌張力突增。此外，亦可考慮聲學分析回饋的方法，在視覺和聽覺上經由回饋去監控自己說話的語調基頻、音量強度、言語速度等向度的變化，嘗試改變患者自己在說話

時的一些不良的調律問題，如語調單調或音高無起伏。

　　無論是個案的呼吸、嗓音、共鳴、構音和調律方面的缺陷都會影響到說話時的語音清晰度，造成不理想的溝通效能。若個案的語音清晰度無法在短時間內獲得改善，可考慮加入一些溝通輔具的補償輔助或是以手語（或手勢）輔助口語的溝通，鼓勵使用多模態的溝通方式，以實現代償性（compensatory）的語音清晰度。事實上一般人在溝通時也都會使用手勢或是筆書的方式促進溝通的進行。訓練個案在口語溝通時，適時地使用一些輔具或以手勢提示的方法，將欲溝通的「關鍵詞彙」用多管道的方式表達出來，對於溝通效能的提升常有意想不到的效果，治療師可加強訓練個案的多模態溝通策略之使用，以輔助言語溝通的進行。

▶▶ 單側上部運動神經元吶吃

　　單側上部運動神經元吶吃（UUMN dysarthria），顧名思義是源於單側上部運動神經元受損。主要病因是由於腦血管意外（CVA）與腦外傷所致，大多數是因中風引起，占90%的比例（Duffy, 2005）。因為此型吶吃情況通常較輕微，且大多為過渡性短暫的問題，原本DAB等人的研究中（Darley, Aronson, & Brown, 1975）並沒有此類吶吃類型。UUMN 吶吃症狀較不嚴重，但因為在臨床上，單側上部運動神經元吶吃在患有運動性言語障礙人口中，其實占有一部分不少的比率（8.5%，根據梅爾診所的統計），因此Duffy（2005）特別另立出一類吶吃類型來討論。

　　UUMN 乃是單側上部運動神經元系統的直接激發和非直接激發徑路受損所致，損傷的位置常發生於大腦白質之放射冠（corona rediata）的內囊部位。UUMN吶吃者常見的生理症狀有肢體偏癱（hemiplegia）、對側下半面部衰弱無力、對側舌肌無力等症狀。因為說話動作是一種代償性相當高的運動，在多數的情況下，單側言語相關結構（如構音器官）的缺損不會對言語動作產生太大的影響。如果腦部受損位置在左側，單側上部運動神經

元吶吃則可能會與失語症或言語失用症問題合併發生，因為吶吃問題容易受到失語症問題的遮蔽，或是語言治療師本著語言的上游機制必須先建立起來的原則，先處理語言問題，此時患者的吶吃問題通常會較受忽略。

　　有些單側上部運動神經元吶吃者在說話時，會因為和言語有關的肌肉麻痺、衰弱無力，不能如常地執行說話的動作而導致言語模糊等問題。這些問題多數屬於構音的問題，會對語音清晰度產生輕微至中度的影響，此外，亦可能影響到嗓音的品質，與痙攣型吶吃者的嗓音受損情形類似。UUMN 吶吃在發病之初時可能顯得較為嚴重，但過一段時間之後通常症狀會減輕很多，呈現較輕微的構音、嗓音等言語問題。這可能是由於中風後自發性的恢復或是言語動作代償性的學習所致。Duffy（2005）列舉 UUMN吶吃主要的言語特徵有構音不準、話語模糊不清、說話速度慢、嗓音粗澀刺耳、鼻音過重等。這些在構音、嗓音和調律的言語特徵其實和痙攣型吶吃的言語相當類似，只是症狀特徵呈現的嚴重度較輕微。對於 UUMN 吶吃者的言語評估、介入原則和訓練活動也大致和本章所提到的有關痙攣型吶吃的部分相同，在此不再贅述。

個案研究

　　68 歲的王先生早年因經商、拚事業之故，有數不清的酒宴應酬。五年前的一天早上醒來要起床之時，卻發現自己手腳無力、不聽使喚，跌落床下，且說話時語音模糊。緊急送醫急診後，醫師診斷告知是梗塞型中風。經過幾個月積極的醫療和復健之後，在肢體動作上逐漸有顯著的進步，說話清晰度也尚可。但最近兩年又陸續發生了兩次中風，在肢體動作方面也留下了一些無法恢復的後遺症，講話也漸漸地較不清楚，進食時則常有嗆咳情形。

　　在家人的期待下，他決定至語言治療部門求診，語言治療師對他進行評估，發現他無法閉緊雙眼或皺眉，引吐反射消失。要求他發出/a/的最長發聲時長只有三秒鐘，嗓音粗澀刺耳，且有鼻音過重情形。口腔輪替運動之 AMR 的速度重複十次的時間約十五秒鐘，SMR

速率也同樣很慢。在構音方面,在一些有塞音和摩擦音的詞語有中度的語音扭曲或替代的現象,鼻音取代情形嚴重,整體清晰度約 60%。在念長句子時,語句呈斷續狀,每個音都念得很用力,整體不甚連貫。

▶ 思考問題

1. 這位個案屬於何種類型的吶吃?
2. 若接受言語介入治療,治療的目標應放在哪些部分?
3. 哪些治療訓練項目可能對他會有幫助?
4. 他可以裝人工顎蓋來去除過重的鼻音嗎?

參考文獻

郭令育、邱銘章、李淑娥、張綺芬、洪振耀(2000)。弛緩型與痙攣型吶吃病患閩南語子音時長聲學研究與臨床意義。**中華民國聽力語言學會雜誌,15**,11-23。

劉祥仁(2002)。腦血管疾病。載於張寓智(主編),**臨床神經學**(頁229-247)。台北:合記。

簡基憲(譯)(2007)。FitzGerald, & Folan-Curran 著。**圖解臨床神經解剖學及神經科學**。台北:藝軒圖書。

Bauby, J. D., & Laffont, R. (1997). *Le scaphandre et le papillon* [*The diving bell and the butterfly: A memoir of life in death*]. New York: Vintage International.

Brookshire, R. H. (2007). *Introduction to neurogenic communication disorders*. St. Louis: Mosby.

Daniel-Whitney, B. (1989). Severe spastic-ataxic dysarthria in a child with traumatic brain injury: Question for management. In K. M. &Yorkston & D. R. Beukeman (Eds.), *Recent advances in clinical dysarthria* (pp.129-137). Boston: Little, Brown.

Darley, F. L., Aronson, A. E., & Brown, J. R. (1969a). Clusters of deviant speech dimensions in the dysarthrias. *Journal of Speech and Hearing Research, 12,* 462-469.

Darley, F. L., Aronson, A. E., & Brown, J. R. (1969b). Differential diagnostic patterns of dysarthria. *Journal of Speech and Hearing Research, 12,* 246-256.

Darley, F. L., Aronson, A. E., & Brown, J. R. (1975). *Motor speech disorders.* Philadelphia: Saunders.

Duffy, J. R. (2005). *Motor speech disorders: Substrates, differential diagnosis, and management.* St. Louis: Mosby.

Hirose, H. (1986). Pathophysiology of motor speech disorders (dysarthria). *Folia Phoniatrica, 38,* 61-88.

Linebaugh, C. W., & Wolfe, V. E. (1984). Relationships between articulation rate, intelligibility, and naturalness in spastic and ataxic speakers. In M. McNeil, J. C. Rosenbek, & A. Aronson (Eds.), *The dysarthria: Physiology, acoustics, perception, management* (pp.197-205). San Diego: College-Hill.

Murdoch, B. E. (2010). *Acquired speech and language disorders: A neuroanatomical and functional neurological approach* (2nd ed.). Chichester, Sussex, UK: John Wiley & Sons.

Murdoch, B. E., Thompson, E. C., & Stokes, P. D. (1994). Phonatory and laryngeal dysfunction following upper motor neuron vascular lesions. *Journal of Medical Speech-Language Pathology, 2,* 177-189.

Murdoch, B. E. & Theodoros, D. G. (1999). Dysarthria following traumatic brain injury. In S. McDonald, L. Togher, & C. Code, (Eds.), *Communication disorders following traumatic brain injury* (pp. 211-234). UK: Psychology Press.

Purves, D. (2004). *Neuroscience* (3rd ed.). Massachusetts: Sinauer Associates, Ins.

Smitheran, J. R., & Hixon, T. J. (1981). A clinical method for estimating laryngeal airway resistance during vowel production. *Journal of Speech and Hearing Disorders, 46,* 138-146.

Theodoros, D. G., & Murdoch, B. E. (1994). Laryngeal dysfunction in dysarthric spe-

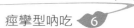
akers following severe closed-head injury. *Brain Injury*, *8*(8), 667-684.

Thompson, E. C., & Murdoch, B. E. (1995). Interpreting the physiological bases of dysarthria from perceptual analyses: An examination of subjects with UMN type dysarthria. *Australian Journal of Human Communication Disorders*, *23*, 1-23.

Ziegler, W., & von Cramon, D. (1986). Spastic dysarthria after acquired brain injury: An acoustic study. *British Journal of Disorders of Communication*, *21*, 173-187.

話在心・口難言

運動失調型
吶吃

　　運動失調型吶吃（ataxic dysarthria）的產生是由於小腦或是與小腦有關的神經徑路受損導致語音模糊難辨以及音調節律失調等問題。小腦主要的功用是在動作的調節上，使動作具有協調性、準確度與整體流暢性。小腦主要在動作處理時，在動作的感覺回饋、調整和修正上扮演著重要的角色，同時在動作學習方面也功不可沒。當個體小腦受傷時，並不造成癱瘓，但動作可能變得緩慢、笨拙、不準確或不協調。動作計時（timing）的異常造成整個動作的解體，動作無法一氣呵成，喪失動作功能。運動失調症患者常有肌張力過低以及低反射的現象，可能是由於小腦調節本體感覺的功能失常所導致。

　　小腦負責修飾大腦皮質所發出的粗略的、個別的動作指令，使得整體動作在「時間」與「空間」上更協調、更精準、更有效、更具整體性。小腦若受損，會有動作協調的困難。尤其對於有目標性的動作會有精準度失調的情形，動作的發動無法精確地瞄準目標，如打蚊子、開鎖、拾物等動作，常有過度（overshooting, hypermetria）或不及（undreshooting, hypome-tria）的現象，此即為動作架構失常（dysmetria）的症狀。「動作架構失常」包括動作發動不適當地趨近目標物、動作的範圍不當地過大以及整體

動作支解（decompose）等情形。動作支解成片段又稱為共時失調（dysyn-ergia），是動作在不協調的情況下被執行，變成一個個、個別不相連貫的動作片段，結構鬆散，無整體該有的連貫，失去動作固有的大致型態，就如同一串項鍊被拆解開來，變成一顆顆散落的珠子似的，沒有緊湊的結構。運動失調即是動作在時間與空間上失去了該有的架構與秩序。

在執行言語動作時小腦受損的病人與肢體動作失常的情況類似，也會有言語動作協調性問題，造成患者語音難辨的現象，被稱為「運動失調型」吶吃。運動失調型吶吃者的特徵是常有爆發式、協調性差的言語（explosive, ill-coordinated speech）、構音失準以及音調語調怪異等調律語調失常的現象。

▶▶ 小腦結構的神經生理

小腦結構位於後窩（posterior fossa），座落於腦幹的背側，以小腦天幕（tentorium）和大腦區隔。小腦的主要功能包括維持身體姿勢平衡、整合本體感覺訊息、協調技巧性隨意肌動作、肌肉張力的調節以及身體姿勢與步伐的控制。當個體小腦受傷時，並不造成癱瘓，但動作可能變得緩慢、笨拙、顫抖與不協調。小腦是一個動作控制迴路，小腦本身並不涉及動作的啟動與直接下達肌肉收縮信號。小腦整合訊息的角色是不容忽視的。在輸入方面，複雜的小腦網路需要整合許多的訊息來達成協調動作的目的。小腦至少要整合三方面的訊息：身體各關節、肌肉的位置、狀態與張力；身體姿勢的平衡狀態；以及欲達動作的順序與目標。小腦網路不斷地接收這些訊息，整理、比較、整合並調節它們，再提供輸出給大腦皮質。

由於小腦上有許多大大小小的溝與裂縫，小腦的結構分區方式較為複雜。小腦的結構主要是小腦的皮質、白質與四對小腦核所組成。小腦中央的部分最明顯的是蚓部（vermis）（見圖 7-1），而它的左右各為小腦半球。左右小腦半球又可分細為十個小葉。每個小腦半球各控制其同側的身

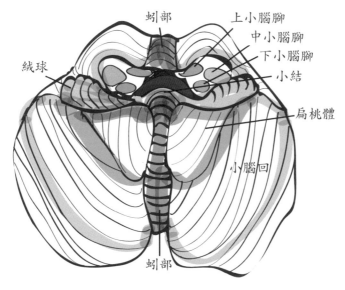

圖 7-1　小腦結構圖

體運動。左、右小腦半球（right and left cerebellar hemispheres）與同側的脊髓、對側的基底神經核以及對側的大腦半球皮質相聯繫。腦皮質的輸入主要藉由橋腦核（pontine nucleus），有些透過橄欖核（olive）。橋腦核是多數神經元（腦皮質、脊髓、基底神經核等）輸入至小腦的中繼站。丘腦則是為小腦輸出給大腦的中繼站。左右小腦半球損傷的病患常有動作架構失常（dysmetria）的症狀。

　　小腦上有一條左右橫向的橫裂裂縫，稱為主裂（primary fissure），可將小腦分為前、後葉。前葉（anterior lobe）為小腦的前半部，包括蚓部的前半部與左、右小腦半球的前半部，為脊髓小腦徑路的本體感覺投射，處理本體覺訊息，與姿勢、步態、軀體張力調節有關。此部位受損產生步態性運動失調（gait ataxia），患者步行困難，但與言語動作較無關。後葉（posterior lobe）包括蚓部的後半部與左、右小腦半球的後半部，此區涵蓋面積最廣，包括大部分的小腦範圍，為新小腦部分。新小腦部分接收來自橋腦神經核纖維，協調技巧性隨意肌動作、調節四肢肌肉的張力。此部位

受損產生四肢性運動失調（limb ataxia）、低張力（hypotonia）、意向性顫抖（intention tremor），以及同側肢體不協調（ipsilateral incoordination）等症狀。

除了前、後葉外，還有絨球小結（flocculonodular lobe）位於小腦的下腹部位置，為小腦半球的一葉。絨球小結是小腦演化上最古老的部分，為原始小腦，包括小結（nodule）與絨球（flocculus）（見圖 7-1），與前庭機制有密切的連結，接收來自前庭神經核的訊息，與平衡以及頭部、眼球運作方向有關，此部位受損產生軀幹性運動失調（truncal ataxia），無法平穩地站、坐或行走，但四肢運動卻相對正常。

小腦的灰質，即小腦皮質，分為三層。最外層為分子層（molecular layer）；中層為普金基細胞（Purkinje cell），為小腦神經元本體所在；最內層為粒狀層（granular layer）。最外層分子層有許多細小的神經纖維與中間神經元分布，其中有些是普金基（Purkinje）細胞的樹突。普金基細胞是小腦特化的皮質神經細胞，位於小腦的中層皮質，為大型神經細胞，具有濃密延伸狀樹突，有如張開的大傘，它為抑制性的神經元，傳遞抑制性的神經傳導物質 GABA。普金基細胞為小腦的輸出神經元，持續地對小腦深部的神經核進行抑制作用。小腦信號是透過小腦深部的神經核傳出至上、下小腦腳。小腦深部神經核為興奮性的。小腦深部有四大成對的神經核，由外而內分別是：齒狀核（dentate nuclei）、球核（globose）、栓狀核（emboliform）、頂核（fastigial nuclei），其中最外側的齒狀核與說話動作計畫的執行與控制較為有關。請見圖 7-2 小腦深部四大神經核。

小腦透過三對小腦腳與外界聯繫，包括上小腦腳（superior cerebellar peduncle）、中小腦腳（middle cerebellar peduncle）與下小腦腳（inferior cerebellar peduncle）。上小腦腳為小腦的主要傳出徑路，由小腦的神經核傳出至對側的紅核及丘腦的齒狀紅核徑路（dentaterubral fibers），最後到達對側大腦皮質。紅核也可經由紅核脊髓徑（rubrospinal tract）直接輸出消息至下部運動神經元。上小腦腳有一小部分纖維為傳入徑路，腹脊髓小腦纖維（ventral spinocerebellar fibers）為傳入纖維，傳送同側身體下半身的肌肉、

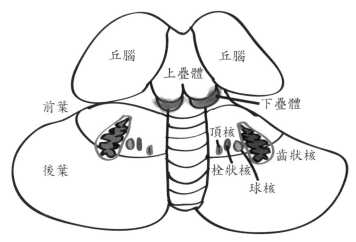

圖 7-2　小腦深部四大神經核

肌腱與關節的本體感覺訊息進入小腦，協調肌肉張力。

　　中小腦腳是最大的小腦腳，全為傳入徑路。由大腦皮質傳入小腦，大腦將要做動作的訊息輸入給小腦，此輸入訊息對高難度動作發生作用。

　　下小腦腳主要為傳入小腦，由錐體外系統、前庭等而來，還有自脊髓來的背側脊髓小腦纖維（dorsal spinocerebellar fibers），傳送同側身體肌肉、肌腱與關節的本體感覺訊息進入小腦，協調肌肉張力。此外，尚有來自三叉小腦徑（trigeminocerebellar tract）傳送咀嚼肌以及下巴關節的訊息。

　　小腦與大腦的聯繫可簡單地分為兩條迴路系統，一條由大腦運動皮質經由橋腦神經核（pontine neclei）到兩側小腦半球，再由兩側小腦半球回到大腦皮質，形成一迴路，負責已習得動作的計畫與程序化。另一條由皮質脊髓徑（corticospinal）與皮質延髓徑（corticobulbar tracts）至兩側小腦半球，再由兩側小腦半球，經由腹側丘腦核（ventral thalamic nuclei）回到大腦皮質。此路徑提供小腦有關即時性大腦輸出的訊息，即想做動作的內容。小腦的傳入纖維遠比傳出纖維為多。事實上，小腦是一個複雜的計算迴路系統，小腦整合各部分有關動作在時間、空間各方面的信號，不斷地比較並調節實際動作的情形與預定的動作目標。由於小腦的普金基細胞只有在

持續動作的末尾時刻開始激發（Holmes, 1993），似乎暗示著小腦的功能在於比較實際動作的情形與預定的動作目標的差距，計算動作還需要的量，提供這些消息給大腦皮質。在此，小腦扮演的正是一種動作校正的角色。

　　和言語動作控制較有關的小腦結構主要在小腦後葉、前上蚓部和旁側蚓部（superior anterior vermal and paravermal regions）。一些研究（Acker-mann, Vogel, Petersen, & Poremba, 1992; Amarenco, Roullet, & Bousser, 1991; Amarenco, Roullet, Goujon et al., 1991; Barth, Bogousslavsky, & Regli, 1993）顯示在這些區域受損者會產生吶吃症狀。小腦在協調修飾動作以及在動作學習上扮演的角色與說話動作較為有關。由於動作學習涉及感覺回饋與記憶，在做動作的當時小腦不斷即時地整合肌肉感覺回饋訊息與欲達的動作目標（target），將動作結果不斷地送回大腦皮質去修正動作，協調主動肌（agonist muscles）與拮抗肌（antagonist muscles）的收縮，使整個動作的執行較為精準與流暢。整體而言，小腦不斷地檢視動作執行的結果（經由感覺回饋），與欲達到的目標，提供訊息給大腦去即時修正將執行的動作指令。小腦在動作空間上的調節有重要的貢獻。言語功能有腦左側化現象，而一些研究（Amarenco, Roullet, Goujon et al., 1991; Lechtenberg & Gilman, 1978）也指出左小腦的受損較易出現吶吃症狀。然而，運動失調型吶吃通常是較廣泛的雙側性小腦損傷所造成。

➤➤ 臨床特徵

　　運動失調型吶吃多數源自於進行性退化疾病。運動失調症者的動作問題屬於全身性的，精細性和粗大性動作皆會受影響。患者行動時動作緩慢，有動作不精確的失調狀況。動作緩慢可能是由於小腦在調節目標動作時拮抗肌和作用肌的調節活動受干擾，動作的速度變化的調節異常，甚至動作的停止有時也失控。動作計時（timing）的異常造成整個動作的解體，無法串連成一個流暢、有效的動作。

運動失調患者常有肌張力過低以及反射減弱的現象，可能是由於小腦調節本體感覺的功能失常所致。衰弱無力多出現於軀體肌肉，四肢與面部肌肉張力也較少。長期性小腦疾患容易產生身體姿勢異常，例如頭部歪曲傾斜。意向性顫抖（intentional tremor）也是常出現的臨床特徵。意向性顫抖是當個體在執行某一目標性動作時，抖動可能發生在動作始段、動作中段或動作末段。運動失調症者的顫抖最常見是在動作末段趨近目標時，出現在過與不及之間搖盪的動作，評估時可令個案舉臂觸碰一目標物，或用手指指自己的鼻子時觀察手抖的情況。意向性顫抖與姿勢性顫抖（postural tremor）是不同的，姿勢性顫抖的評估是令個案舉臂向前平伸，觀察手臂或手指是否有規律的抖動。

➤➤ 病因

造成運動失調型吶吃的主要病因是一些退化性疾病引起，而小腦的退化大多與遺傳基因異常有關，以下病因順序是依據梅爾診所 1969 至 2001 年統計，按照發生率由高至低排列（引自 Duffy, 2005）：

1. 退化性疾病（degenerative disease）：小腦退化（cerebellar degeneration）、橄欖體橋腦小腦萎縮（olivopontocerebellar atrophy, OPCA）、Shy-Drager 症候群（Shy-Drager Syndrome）、多系統萎縮症（multiple system atrophy, MSA）、小腦萎縮、菲得區氏運動失調（Friedreich's ataxia, FA）、進行性上核麻痺症（PSP）、脊髓小腦萎縮症（spinocerebellar atrophy, SCA）。

2. 髓鞘脫失疾病（dymyelinating disease）：多發性硬化症（multiple sclerosis）。

3. 原因不明：不明原因的小腦萎縮、運動失調。

4. 腦血管性疾患（vascular disorders）：非出血性中風（nonhemorrhagic stroke）、出血性中風（hemorrhagic stroke）、剝落性血管瘤（rup-

tured aneurysm）、缺氧性腦病變（hypoxic encephalopathy）。

5. 毒性代謝異常（toxic-metabolic conditions）。

6. 腦創傷（trauma）：腦外傷、手術傷害。

7. 發炎性疾病（inflammatory）：腦幹發炎（inflammatory brainstem disorder）、腦炎後遺症（postencephalitics）、腦病變（encephalopathy）。

8. 腫瘤（tumor）：中樞神經腫瘤（CNS tumor）、腫瘤伴生徵候群（paraneoplastic syndrome）。

9. 多重原因：綜合中風或退化性疾病多種原因。

10. 其他。

　　菲得區氏運動失調（FA）是一種早發性的隱性遺傳神經退化性疾病，大多於 20 歲之前發病，主因是第九對染色體長臂上出現一段異常重複 GAA 序列，此基因造成蛋白質合成的變異，使小腦退化及萎縮，發生率為五十萬分之一（翁意欣，2002）。FA 主要症狀為運動及平衡的失調。患者站立時可觀察到肢體搖晃，動作的精準度變差，辨距不良，且常無法很平順地完成一項動作。執行動作的速度變得緩慢。在走路方面，步態不穩，東倒西歪，搖晃如同酒醉一般，兩腳通常要張開以保持平衡，走路時踏步的樣子如同第一次踩高蹺或是第一次穿溜冰鞋走路，十分不穩、笨拙，隨著病症的進行，嚴重到要坐輪椅是蠻普遍的情況。其他的症狀還包括肌肉張力減低、不正常反射增強（錐體徵兆）、感覺喪失、講話含糊不清、眼球轉動異常、視神經萎縮、肢末端肌肉萎縮等。眼動失調可能會嚴重影響視力。病理上也發現有菲得區氏運動失調患者出現錐體徑路的退化、脊髓小腦徑的退化，及脊髓後角（posterior column）去髓鞘等現象（Perkin, Hochberg, & Miller, 1993）。

　　脊髓小腦萎縮症（SCA）為顯性遺傳性疾病，多數為家族遺傳性，患者出現進行性的運動失調。發生率為十萬分之五（翁意欣，2002）。 MRI 檢查可見腦幹、脊髓、小腦部分有大幅萎縮。主要出現症狀有步態失調、眼球運動失調、無力、錐體徵兆、吶吃等。脊髓小腦萎縮症因好發的民族地區與基因異常情形又可區分為許多類型，可多至十幾種次類型。不同類

型的 SCA 區分主要是在不同染色體位置中的 CAG 碼重複出現次數過多，導致蛋白質合成的異常，破壞神經組織的細胞（翁意欣，2002）。各型SCA發病年齡不一，多數於 20、30 歲間發病，通常於發病後的十至二十年後死亡。

　　Shy-Drager 症候群是一種中樞神經系統的進行性退化疾病，主要病灶在脊髓側柱的自律神經元，但位於基底神經核、腦幹與小腦也會出現神經性病變（賈力耕，1996）。主要症狀是自律神經系統的失調，包括有姿勢性低血壓、暈倒、腹瀉、便秘、尿失禁、性無能等，伴有平衡失調、靜止性顫抖與肌肉僵直等症狀。姿勢性低血壓為站立姿的血壓會比蹲或躺時明顯較低，患者一站起來就會覺得頭暈，且容易昏倒。Linebough（1979）調查了八十位 Shy-Drager 症候群患者，發現其中三十五位患者有吶吃，而其中十五位是運動失調型的吶吃，十一位是屬於運動不及型吶吃，九位為混合型吶吃。

　　橄欖體橋腦小腦萎縮（OPCA）為一種遺傳性疾病，屬於一種多系統的退化性疾病，神經系統中多個次系統有退化萎縮的情況。OPCA 退化的區域是散布式的，屬於較晚發的退化性疾病，萎縮出現於橋腦、中小腦腳、部分的小腦和橄欖體等區域，也可能蔓延至腦皮質或脊髓或周邊神經（Duffy, 2005）。橄欖體結構位於腦幹，橄欖體神經核的纖維徑路負責將訊息傳入小腦。OPCA 主要是小腦或是錐體外症狀（如出現巴金森氏症之症狀）或者合併兩者皆有。OPCA 主要症狀有平衡失調、表情呆滯、吶吃、失智等。

　　多系統萎縮症（MSA）是一個大類別的疾病名稱，為進行性神經退化性疾病，「多系統」是指錐體外系統、小腦與自主神經系統的失調。MSA是原因不明的退化性腦病，主要影響的部位在下腦幹與小腦。有些病患出現較明顯的巴金森氏症症狀，有些出現較明顯的 Shy-Drager 症候群的自律神經系統症狀，有些則是 OPCA 的小腦運動失調症狀較為明顯。這三種是MSA 的主要型態，亦即巴金森氏症型 MSA、自律神經型 MSA 和小腦型MSA。而其中以紋狀體黑質退化（striatonigral degeneration）占多數，即出

現類似巴金森氏症症狀。流行率約十萬分之五，男女比率相當，好發於 50 歲以上的成人（張楊全，2005）。患者於基底神經核、小腦、腦幹的自律神經系統區域皆會陸續出現程度不一的慢性退化和萎縮，於後期出現言語障礙和吞嚥困難。

►► 言語特徵

運動失調型吶吃者的主要言語問題在於調律異常和構音異常。有些說話者的語調節律異常不當，聽起來如酒醉者說話的模樣，是其顯著的特徵。Duffy（2005）指出運動失調型吶吃者出現的說話特徵有構音不正確、音調、語調不當、飄忽和調律失常等。Darley、Aronsonw 與 Brown（1969a）歸納分析此型吶吃言語特性，發現有三群特徵：構音不正確（articulatory inaccuracy）、調律過度（prosodic excess）、發聲性調律不足（phonatory-prosodic incompetence）。構音不正確包括子音不準確、母音扭曲以及不規則的構音瓦解。調律過度的特性則有過度且一致性的重音（excess and equal stress）、音素時長拉長、間距時長拖長、說話速度慢。發聲性調律不足的特性有嗓音粗澀、刺耳、音量單調、音調無起伏。Schalling、Hammarberg 與 Hartelius（2007）曾分析二十一位 SCA 患者的言語，他們的吶吃嚴重度是輕微至中度範圍。他們的言語特徵有重音齊一（equalized stress）、子音不準、發聲不穩（vocal instability）、音調單調、語速慢。這些特徵皆符合典型的運動失調型吶吃的言語特徵。他們使用因素分析歸納這些特徵發現主要有兩個因素，第一個是和構音計時（articulatory timing）相關，第二個因素和嗓音音質相關。此研究並使用聲學分析來支持這些結論。

運動失調型吶吃的患者在動作的準確性方面受到很大的挑戰，而言語動作在精準度需達一定的要求，此要求雖然不是很高，比如說我們平時說話都不需達到像新聞播報員一樣的字正腔圓的地步，只需達一定的語音清晰度即可，然而運動失調型吶吃者在此方面卻離此標準的距離漸行漸遠。

運動失調型吶吃者整個構音動作的精準度下降，尤其是對子音的構音不準確，較嚴重者也會有母音歪曲的現象。構音不準確的程度則與病症的嚴重度有直接的正相關。運動失調型吶吃者的不規則構音失準是間歇性的無法預測其構音精確度變化，有時精確度尚可，有時卻失常，甚至動作停頓。構音精確度的高度變異性是與其他吶吃類型（運動過度型除外）不同之處。運動失調型吶吃者在構音精準度的調整上很不穩定，變異性很大，在音調和音量方面的調整同樣也出現問題。

運動失調吶吃者說話緩慢，但說時各語音拉長的比率不均，導致聽者常有說話速度忽快忽慢、飄忽難以捉摸的感覺。說話語句的音節有些散開，有些卻黏在一起，節奏沒有一般的緊湊自然流暢感。有些運動失調型吶吃者的音量帶有猛爆式大聲，似乎無法控制音量與音調。事實上，調律失當、似酒醉的音調及語調異常是運動失調型吶吃的一大特徵。

在節律方面，運動失調吶吃者說話時各語音拉長的比率不一，導致常給聽者說話時快時慢的感覺。句子中的音節散開，無一般抑揚頓挫的自然流暢感。調律過度的特性有重音過度且無對比、子音和間距拖長、說話速度緩慢。發聲性調律不足的特性有嗓音粗澀、刺耳、音量單調、音調無起伏，可能是由於喉部肌肉協調不良以及低張力（Darley et al., 1969b）的緣故。

Kent 與 Rosenbek（1982）曾對運動性言語障礙者的聲學調律特性進行調查，包括有運動失調吶吃、巴金森氏症、言語失用症（AOS）以及右腦傷的個案。他們發現運動失調吶吃言語的音節長度較長，子音母音間共振峰轉折帶（foment transition）較長，嗓音起始時間（voice onset time, VOT）長短不一致。運動失調吶吃者在這些言語聲學變項參數的變異性大於正常人。在調律型態方面，運動失調吶吃則呈現一種規律上升下降、又上升下降的語調走勢，稱之為掃晃（sweeping）型。而巴金森氏症患者與右腦傷者的語調基頻走勢型態呈現平板狀，音高缺乏高低起伏的對比，稱之為凝結（fused）型走勢。言語失用症則主要呈現音段拖長、音節之間連接較為斷續和不連貫的情形。這些吶吃者的語調型態不是出現異常，就是有語調單

調化的情形，語調單調化即是語句的基頻平板，缺乏高低起伏變化，這些語調上的問題會對語音清晰度與自然度產生影響。

　　運動失調吶吃者也常有輪替運動（DDK）方面的異常，DDK 速度較慢（Schalling et al., 2007），音節長度變化較大，語調變異大，有時無法維持平穩速度。這些言語問題一般是認為由於說話者的言語機制次級系統，如構音系統（唇、舌、下頷、喉）、呼吸系統、發聲嗓音系統之間的協調性欠佳所導致，說話各次級系統失去應有的牽制性協調，造成整個說話動作的解離，失去言語動作應有的組織節律感。

➤➤ 言語次系統

　　呼吸方面，Abbs、Hunker 與 Barlow（1983）發現運動失調型吶吃者的胸腔壁肌肉運動有不協調的情形。Murdoch、Chenery、Stokes 與 Hardcastle（1991）發現運動失調型吶吃者的肺活量減小，並且在較低的吸氣量時開始說話，導致氣量不足，也發現有些運動失調型吶吃者肋骨肌與腹肌間有動作互衝的反向型動作（paradoxical movement）。

　　在發聲方面，音聲的整體音高稍高，音質變異性大，並有可能有嗓音顫抖（voice tremor）的情形。嗓音顫抖是嗓音的音量和音高出現不穩定的波動或起伏現象。 在共鳴方面，異常的情形相對較少。有些個案說話時聽起來或許有間歇性的鼻音過重，可能是說話時軟顎動作的協調性不佳所致。

　　在構音方面，說話動作在構音計時和置位方面有不精準的問題，各構音器官（唇、舌、下頷、喉與呼吸系統）間的動作協調性欠佳。Lehiste（1965）發現運動失調型吶吃者有塞音摩擦音化、摩擦音塞音化以及摩擦音為塞擦音取代的情形。臨床上常會發現運動失調型吶吃者有輪替運動（DDK）執行異常、速度較慢、音節長度變化較大、語調變異大，有時無法維持平穩語調。

　　在聲調、調律方面，出現音調失控、音調與音量的變異性大，尤其音

量常出現突然的變化。說話速度較慢，但並非全面性的緩慢，乃為一種不一致的拉長現象。節律失調，音段上速度的變異呈現過度或缺乏的看似矛盾現象，推測可能由於補償作用或是策略性的結果。Murry（1983）認為掃描式語言（scanning speech）是一種在「變中求不變」的策略，因為既然達不到精確的控制，就以音節等量的方式呈現，變成一種沒有適當抑揚頓挫、特別工整性節奏的言語方式。

▶▶ 介入方面

　　對於運動失調吶吃者的介入需針對其較明顯的言語特徵加以改善，推論此特徵的來源是和哪些言語次系統有關，再設計與之相關的介入活動項目進行訓練。在呼吸方面，可加強腹式呼吸法的訓練，以增加肺活量，並以腹式呼吸法結合發聲的方式訓練發聲時的呼吸支持。在發聲方面，使用母音的延長發聲練習，並練習控制發聲時的音高和音量，例如控制發聲時音高和音量的一致，並可加強發聲時呼吸調節，此外，另可加強音調高低轉換的練習，音聲沙啞者為之尋找說話時最適合的音高與較佳的共鳴點。在共鳴方面，加強鼻音與非鼻音之間轉換時軟顎的調節動作速度，減少鼻音過重。

　　在構音方面，為穩固構音的位置，可使用語音置位法取向的構音介入。在節律方面，也可使用長短音參雜的輪替運動（DDK）。對於清晰度不高的說話者，可訓練降低說話的速度以增加語音清晰度。另外，若說話語調過於平板時應練習說話時抑揚頓挫的自然語調，練習典型說話時的語調形式，以增加話語的自然度。

個案研究一

　　40 歲的陳小姐這幾年來的動作逐漸退化，如她姐姐的狀況一樣，走路不穩常會跌倒，言語逐漸模糊。神經科醫師診斷是脊髓小腦萎縮

症，這疾病在陳小姐的家族中有家族遺傳史。之後陳小姐經過幾個月的醫療和復健，也不見顯著的進步，說話也愈來愈不清楚。

語言治療師對她進行評估，發現她眼睛無法做追視的動作，手眼視動協調不佳。發出/a/的最長發聲，時長有七秒鐘，沒有鼻音過重的情形，但大小聲控制不佳。AMR 的速度重複十次的時間約七秒鐘，SMR 也說得很慢，且很不整齊，忽快忽慢的。在構音方面，一些語音上有語音扭曲的現象，明顯在母音有嚴重扭曲情形，整體清晰度約70%。在念長句子時，整體語速較慢、斷續，音量忽大忽小且有怪異語調。

個案研究二

35 歲的陳先生一直擔心會得到和他父親一樣的病。這幾年來他走路愈來愈不穩，兩腳開開的很怕會跌倒，其他的動作也愈來愈不如人意，例如騎車時也出現似酒醉的蛇行，差一點被值勤警察以酒駕違規來取締。此外像是用鑰匙開門、穿衣服拉拉鍊或是扣釦子時總是要花很久的時間搞定。醫師要求他用手指尖碰觸醫師的指尖之後，再去碰觸自己的鼻尖，他的手指動作呈現顫抖不定的動作。後來的基因檢測和醫師的診斷證實了他的擔憂，一時之間讓他十分沮喪。最近他有時候會出現說話怪音的情形，例如會出現猛爆式的大音量，音調也忽高忽低十分不穩定，聽起來很大聲但怪怪的。他也發現他的朋友和家人愈來愈聽不懂他在講什麼，讓他十分無助與苦惱。

▶ 思考問題

1. 以上這兩位個案是屬於何種類型的吶吃？
2. 他們都需要接受言語介入嗎？
3. 若需要進一步的語言治療，治療的目標應放在哪些部分？
4. 哪些治療訓練項目可能對他們會有幫助？

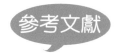

賈力耕（1996）。巴金森氏病與其他運動異常。載於吳進安（編著），**基礎神經學**（頁 175-192）。台北：合記。

張楊全（2005）。**神經科案例教材**。台北：合記。

翁意欣（2002）。運動失調與小腦疾病。載於張寓智（主編），**臨床神經學**。台北：合記。

Abbs, J. H., Hunker, C. J., & Barlow, S. M. (1983). Differential speech motor subsystem impairments with suprabulbar lesions: Neuropsychological framework and supporting data. In W. R. Berry (Ed.), *Clinical dysarthria* (pp. 21-56). San Diego, CA: College-Hill.

Ackermann, H., Vogel, M., Petersen, D., & Poremba, M. (1992). Speech deficits in ischaemic cerebellar lesions. *Journal of Neurology, 239*(4), 223-227.

Amarenco, P., Roullet, E., & Bousser, M. G. (1991). Paravermal infarct and isolated cerebellar dysarthhria. *Annal of Neurology, 30*, 211.

Amarenco, P., Roullet, E., Goujon, C., Cheron, F., Hauw, J. J., & Bousser, M. G. (1991). Infarction in the anterior rostral cerebellum (the territory of the lateral branch of the superior cerebellar artery). *Neurology, 41*, 253-258.

Barth, A., Bogousslavsky, J., & Regli, F. (1993). The clinical and topographic spectrum of cerebellar infarcts: A clinical magnetic resonance imaging correlation study. *Annals of Neurology, 33*, 451-456.

Darley, F. L., Aronson, A. E., & Brown, J. R. (1969a). Clusters of deviant speech dimensions in the dysarthrias. *Journal of Speech and Hearing Research, 12*, 462-469.

Darley, F. L., Aronson, A. E., & Brown, J. R. (1969b). Differential diagnostic patterns of dysarthria. *Journal of Speech and Hearing Research, 12,* 246-256.

Duffy, J. R. (2005). *Motor speech disorders: Substrates, differential diagnosis, and-*

話在心・口難言

management. St. Louis: Mosby.

Holmes, O. (1993). *Human neurophysiology.* London: Chapman & Hall Medical.

Kent, R. D., & Rosenbek, J. C. (1982). Prosodic disturbance and neurologic lesion. *Brain and Language, 15*(2), 259-291.

Lechtenberg, R., & Gilman, S. (1978). Speech disorders in cerebellar disease. *Annal of Neurology, 3*, 285.

Lehiste, I. (1965). Some acoustic characteristics of dysarthric speech. Basel, Switzerland: Karger.

Linebough, C. (1979). The dysarthrias of Shy-Drager syndrome. *Journal of Speech and Hearing Disorders, 44*(1), 55-60.

Murdoch, B. E., Chenery, H. J., Stokes, P. D., & Hardcastle, W. J. (1991). Respiratory kinematics in speakers with cerebellar disease. *Journal of Speech and Hearing Research, 34*(4), 768-780.

Murry, T. (1983). The production of stress in three types of dysarthric speech. In W. Berry (Ed.), *Clinical dysarthria* (pp.69-84). Boston: College-Hill Press.

Perkin, G. D., Hochberg, F. H., & Miller, D. C. (1993). *Atlas of clinical neurology* (2nd ed.). London: Mosby.

Schalling, E., Hammarberg, B., & Hartelius, L. (2007). Perceptual and acoustic analysis of speech in individuals with spinocerebellar ataxia (SCA). *Logopedics Phoniatrics Vocology, 32*(1), 31-46.

194

chapter **8** 運動不及型吶吃

　　運動不及型吶吃（hypokinetic dysarthria）是由於錐體外系統的基底神經核（basal ganglia）受損導致說話不清楚、音量過小等言語問題。巴金森氏症（Parkinson's disease, PD）患者是運動不及型吶吃的典型代表。巴金森氏症為一種原發性或自發性（idiopathic）進行性神經退化疾病。主因是基底神經核的黑質（substantial nigra）無法製造足夠適量的神經傳導物質多巴胺（dopamine），導致基底神經核動作調節能力失常，而產生一些難以運動的症狀。

　　巴金森氏症主要的症狀有動作遲緩（bradykinesia）、肢體僵硬（rigidity）、靜止時顫抖（resting tremor）、肢體動作範圍變小、姿態不穩（postural instability）等。患者於啟動一個動作或停止一個動作時常有困難、肌張力增加。動作遲緩是指執行動作的速度變慢，此與多巴胺不足有關。巴金森氏症患者的動作變得遲緩，每次動作範圍的幅度變得狹小，一次的動作規模很受限，很難隨心所欲地移動肢體做動作，因此在日常生活中不管進行什麼動作皆會受到影響。運動不及的情形會影響說話動作的執行，使得說話時有關構音和發聲的動作變小，言語的調律單調平板，語音缺乏輕重音或抑揚頓挫的對比區分，語音聽起來像是黏結在一起，無適當的間斷，

且音量變小，整體話語模糊難辨，造成語音清晰度下降，影響人際溝通。

➤➤ 神經生理病變

　　在鳥類或是爬蟲類的神經系統之中，大腦的皮質部分很少，甚至有些是缺乏的，而這些動物的動作控制主要是靠基底神經核來完成，可見在腦進化史中基底神經核在運動、動作控制實扮演著重要的角色。基底神經核是一個複雜的動作控制迴路系統，由一群神經核所構成，各個核之間均有輸出與輸入纖維互相聯繫。基底神經核本身同時與大腦皮質和丘腦之間有輸出與輸入纖維互相聯繫，主要在負責身體姿勢與動作的調節。Duffy（2005）指出基底神經核迴路的功能在於調節支持目標導向動作、做技巧性動作時的姿勢調整、協助動作啟動、動作學習與動作選擇。基底神經核迴路之中不同結構部位的損傷可能會造成運動不及或運動過度這兩種截然不同的動作症狀。

　　若以兩顆小丘腦為大腦的核心，基底神經核是位在大腦中核心附近的位置。基底神經核的主要結構包括尾核（caudate nucleus）、殼核（putamen）、蒼白球（globus pallidus）、底丘核（subthalamic nucleus）、黑質（substantia nigra）。紋狀體（striatum）一詞指的是尾核與殼核，因為有神經纖維穿行，而有灰白相間的紋路，故名之。殼核與蒼白球位置相鄰，殼核位於外側，包著蒼白球，兩者合起來如豆狀，又被稱豆狀核（lentiform nucleus）。蒼白球之中有更多具髓鞘的神經纖維通過，使得外觀呈較蒼白狀，故以此命名。尾核的外形較為立體，由前到後有如一條半圓拱起之後下彎的尾巴，其內側面循著腦側室，頭部的部位呈球形狀，體積較大，與豆狀核相接；尾核之尾部由後向前彎曲，末端連結著一個如小球結構──杏仁核（amygdaloid nucleus），杏仁核屬於邊緣系統（limbic system）。尾核頭部的內側和豆狀核之間有內囊（internal capsule）相隔。內囊為白質，由神經纖維組成，常可見白色如 V 字形的左右腦「內囊」於腦的橫切面圖

中。內囊的位置正好將豆狀核與丘腦隔開來。底丘腦核則位於丘腦的下方位置；而黑質的位置較低，位於中腦，已經是位於腦幹上段的位置，和紋狀體有密切的神經聯繫。

基底神經核的運作涉及運動神經控制的迴路系統，其中又有好幾重的控制小迴路，有些為抑制性的，有些為興奮性的；有些屬於直接性的，有些屬於間接性的。基底神經核的運作主要功能為調整肌肉張力、調節目標導向式的動作、姿勢調整、協助針對環境做動作調整、協助學習新的動作。基底神經核接收身體感覺與正要被執行之動作的消息，做一些抑制性的處理，然後將處理過的運動信號透過丘腦傳回至前中央回。基底神經核控制迴路的情況大致是「紋狀體」接收大腦前葉運動區送來的運動訊息以及頂葉體感覺區（somatosensory area）送來的感覺訊息，然後由殼核投射至蒼白球的內段，再由蒼白球的內段輸出至丘腦（thalamus），再由丘腦傳出送至大腦皮質，此為基底神經核控制迴路的直接路徑。大腦前葉運動區不僅包括主要運動區，還包括次級運動區與聯合區（association cortex）。紋狀體接收到的主要是大腦皮質的麩氨酸興奮性輸入（glutamatergic excitatory input），傳出的是 GABA 活性的（GABAergic）抑制性輸出至丘腦的腹前／腹側（ventroanterior/ventrolateral）神經核。事實上，基底神經核各結構間的連接主要分為兩個路徑：直接、間接路徑。直接與間接路徑需要維持平衡關係才能維持正常的肌張力。間接路徑主要由黑質的緊實部與蒼白球外段所組成，是「抑制」加上「抑制」的興奮性路徑。巴金森氏症的動作遲緩是由於蒼白球內段對丘腦的抑制過度而使丘腦腹側核（ventrolateral nucleus, VL）對腦皮質輸入的興奮性不足。圖 8-1 為基底神經核的動作控制運作的簡要流程圖。

基底神經核為一種抑制性控制迴路。基底神經核的控制機制主要在調節肌肉張力，在動作與姿勢間的調整與支持性動作的調節等扮演重要的角色。基底神經核接收大腦皮質的動作訊息處理之後，再經由丘腦回饋給大腦皮質。它扮演的是動作調節的角色，包括抑制一些過多的神經衝動信號及協調感覺、運動的訊息。大腦皮質發出的初級原始動作訊號似乎是個別

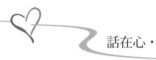
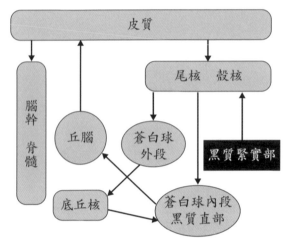

圖 8-1　基底神經核的動作控制迴路

化的且過強的訊號，而基底神經核的角色在修飾這些過強的訊號，將它們消弱（damping）到一個適當的程度。就如同裁縫師將過多的布邊修掉一樣。若基底神經核受損即會造成抑制性控制迴路的失調，不是造成過度抑制就是過度興奮的結果。巴金森氏症即是信號強度受到過度抑制的結果，大腦皮質最後收到由基底神經核發出（經由丘腦傳至）的過小信號，導致患者隨意動作（voluntary movement）幅度減少，啟動與轉換動作困難。

　　巴金森氏症患者的「意志性」動作受到「抑制」，他們自我發動的動作啟動困難，但有時被動的反應動作卻又十分迅速，例如可以十分敏捷地躲避（或接住）突來的球，但卻無法將球丟出。他們有時需要外在的一些刺激，去引發一些動作。例如有些巴金森氏症患者知道自己有走路起步的困難，會在走路起步之前先丟雨傘於腳前，就會引發跨步動作而可以順利轉換動作，之後持續行下去。

　　多巴胺（dopamine）為一種神經傳導物質，分布在神經系統中多處部位。在黑質細胞即含有許多的多巴胺。黑質細胞的軸突會釋放多巴胺至紋狀體。在基底神經核之中，多巴胺為一種具抑制功能的神經傳導物質，而ACh 為興奮性神經傳導物質，兩者需維持一種均衡的關係。當在黑質製造

多巴胺的神經細胞死亡後，紋狀體無法接收到足夠的多巴胺。由於紋狀體本身具抑制性，當紋狀體失去抑制後，紋狀體功能即會過度興奮，此時紋狀體不受管轄，無法適當地執行其原本被賦予的適度抑制功能。因其本身的功能為抑制性的，於是紋狀體開始過度地執行其抑制性的功能，造成對大腦皮質動作電位信號實施了過多的抑制，迴路輸出最後送達皮質的動作信號大幅地被削減，而使得運動皮質的電位活動減少，而產生巴金森氏症的動作缺少、動作遲緩等症狀。

肢體僵硬（rigidity）為巴金森氏症症狀之一，肢體僵硬是由於肌肉的相互抑制，主動肌與拮抗肌出現同時高張力的情形，使得肢體呈現有如鉛管般僵硬的狀況。此高阻抗力在動作的過程中不會隨著外力拉扯的時間點或速度而改變。僵硬通常影響身體的屈肌較嚴重，因此身體站立姿勢時呈現駝背捲曲狀（Brookshire, 2007）。巴金森氏症者的肢體僵硬與γ運動神經元的過度活動有關（Holmes, 1993），由於黑質的損壞造成其對紋狀體的抑制性不足，而使得紋狀體過度活動，紋狀體過度活動的結果導致過度壓抑紅核網狀體徑路。因為紅核網狀體原本對於γ運動神經元進行的是一種抑制性活動，當紅核網狀體無法抑制γ運動神經元，就會造成γ運動神經元過度活化。簡言之，黑質損壞的結果會使得網狀體對γ運動神經元的抑制性不足而使得γ運動神經元系統過度活化。γ運動神經元系統過度活化造成許多身體肌肉群同時收縮，持續產生高肌張力，造成肢體僵硬狀況。此徑路控制有複雜多層次的抑制關係，可推測於正常運動時黑質神經細胞對γ運動神經元系統起間接抑制的作用，但當黑質無法抑制γ運動神經元系統會造成γ運動神經元系統過度活化。巴金森氏症者有時肢體被外力牽動時會有如齒輪般的斷續卡住的情形，此即為齒輪狀僵硬（cogwheel rigidity）現象。

巴金森氏症的顫抖是極其惱人的症狀之一，顫抖最先出現於單側手部，如揉藥丸狀，後陸續擴展於其他部位如腳、頭、下顎等。主要是間接路徑受到影響所致，基底神經核中有一抑制路徑失調導致傳至蒼白球內段的信號興奮性不足，繼而使紋狀體輸出至丘腦的抑制性不足而無法抑制丘腦的自發顫抖區——VIM核，而導致自發性靜止性的顫抖。有研究者（Holmes,

1993）指出顫抖是黑質至丘腦腹側核（ventrolateral nucleus）徑路受損所致，丘腦腹側核中有一顫抖產生區（tremorogenic zone），此區過度興奮會造成對側肢體的顫抖，通常由黑質傳至丘腦腹側核的輸入來抑制此區。若失去抑制或是抑制不足，則顫抖即會出現。顫抖嚴重時，將妨害個體自發性的行動。丘腦毀除術（thalamotomy）即是藉由將丘腦腹側核毀壞來減少顫抖症狀。靜止性顫抖是巴金森氏症的症狀中失去抑制的部分。

▶▶ 臨床特徵

　　巴金森氏症（PD）為一種原發性或自發性（idiopathic）進行性神經退化疾病，原發性是指非由外在原因引發的病症，目前對此病成因尚未完全瞭解。患者的運動功能退化，好發在老年人身上，發病年齡以 50 歲至 70 歲居多，以男性患者較多。主要的症狀包括顫抖、肢體僵硬、齒輪狀僵硬（cogwheel rigidity）、動作緩慢、姿勢異常、步伐不穩（postural instability）等現象，其中齒輪狀僵硬是無法連續做流暢的動作，肢體會有一段類似卡住的情況。發病初期以單側症狀為主（如單側肢體與顏面不對稱情形），再漸漸地發展成雙側症狀（約三到六年間）。Hoehn 與 Yahr（1967）將巴金森氏症的病程依照症狀嚴重程度分為五個階段（見表 8-1），由最輕微至最嚴重。第一期症狀只侷限於身體單側；第二期症狀發展至身體兩側；第三期身體平衡功能受損，動作明顯緩慢；第四期症狀更嚴重，需靠人攙扶助行；第五期無法自己站立，需使用輪椅與密切看護。晚期的病人常因姿勢反射異常而跌倒，無法自行站立與行走。

　　巴金森氏症患者的表情看起來呆滯木訥，眼睛眨動減少，多被形容為撲克牌臉或面具臉，這是因臉部表情肌僵硬所致。患者會覺得四肢僵硬、沉重、無力，甚至無法動彈。動作的啟動有困難，動作的幅度變小，無法大幅地開展運動。整個人的動作變得很遲緩，尤其是啟動時更為緩慢，例如要開始行走之時動作速度緩慢，但開始行走一陣子後卻會愈走愈快，每

表 8-1　Hoehn 與 Yahr 巴金森氏症病程分期

第一期	症狀只出現於身體的一側。
	症狀較輕微，只會造成不方便而非失能（disabling）。
	通常某一肢體出現顫抖。
	外表可略見姿勢、移行以及面部表情的改變。
第二期	症狀變成雙側性。
	日常生活功能輕微失能。
	姿勢與步伐受影響。
第三期	明顯動作變慢。
	站立和行走平衡受損。
	日常生活功能中度失能。
第四期	症狀嚴重。
	只能行走一小範圍。
	全身僵硬、動作遲緩。
	無法獨立生活。
	顫抖可能稍減緩。
第五期	惡化期（cachectic stage）。
	所有症狀表現最嚴重。
	無法站立與行走。
	需要持續性的養護照顧。

資料來源：Hoehn & Yahr (1967).

一步的步伐卻愈變愈小，形成小碎步狀，有時甚至出現前衝失控的狀況，想停也無法隨意志立即停止。行走時上肢的擺動幅度減少，身體姿勢前傾，有點類似駝背狀。步伐不穩，容易跌倒。書寫時字體也是和一開始寫時相比愈寫愈小。說話動作也是變小，音量也是愈講愈小聲。音量小且語音模糊是巴金森氏症患者常見的言語問題。

　　顫抖為身體發生不自主規律性的振動，巴金森氏症患者的顫抖大都屬靜止性顫抖（resting tremor）。此種顫抖是在肢體處於平靜休息時出現，有

固定的頻率，頻率約在 4 至 6 Hz 之間。顫抖初期多出現於手部，繼而腳、頭、面部、下顎也會出現顫抖。手部規律性顫抖會有如揉轉藥丸（pill-rolling）之動作。在初期時，病患可以用自主動作稍加抑制，例如手部移動可將顫抖稍微停止或減緩，但當其靜止後顫抖又隨即出現。病況加劇時，顫抖影響的肢體範圍愈大，如頭部、腳部也都出現顫抖，且難以抑制，嚴重影響日常生活的活動，例如扣鈕子、開鎖、手持物體時。

巴金森氏症的病因是大腦中的基底神經核中之黑質部分的病變。有病理切片研究顯示巴金森氏症患者在症狀之初已至少損失 50%以上的黑質細胞，尤其在黑質的緊實部區（zona compacta）（Perkin, Hochberg, & Miller, 1993），這些區域在神經細胞死亡後會出現路易體（Lewy body）。巴金森氏症患者的運動控制失常是因黑質的神經細胞死亡，無法製造足夠適量的神經傳導物質——多巴胺，因此補充多巴胺是最直接的治療法，但實際效果就長期而言卻是有限。

目前醫學對於巴金森氏症雖無法「治癒」，但是透過適當的藥物治療，如服用左多巴（L-Dopa, Levodopa），可暫時控制病症，減少肢體的僵硬與動作緩慢等症狀，但這些藥物的使用對於顫抖的抑制效果卻不大。L-Dopa 能通過血腦障壁（blood brain barrier, BBB），在腦中轉換為多巴胺。開關（on-off）現象是指服用 L-Dopa 後出現短暫幾個小時突然身體「恢復正常」。所謂的「恢復正常」是指巴金森氏症症狀的紓解，此時為「開啟」（on）狀態，為藥效發揮的期間。但等到藥效消失後身體又出現如凍僵狀、無法動彈的情況，此為「關閉」（off）狀態，直到患者下一次服藥後才又變成「開啟」狀態。如此因服藥的藥效症狀有反覆週期性的循環。然而，長期服用左多巴藥物的患者最後往往會發展出耐藥性，即藥效會逐漸地衰減。處於中、後期的患者雖然服用的是和初期時相同劑量的藥，但開啟階段的時間卻會變得愈來愈短，需要增加劑量才能達到和初期相同的效果。但另一方面，在增加劑量後，患者卻常會出現一些副作用，如幻覺、妄想、噁心、舞動或亂動症、失眠、低血壓等擾人症狀，因此有時會需要停藥一陣子以舒緩耐藥性，此停藥期被稱為藥物假期（medicine holiday），停藥

期期間可能會覺得巴金森氏症症狀加劇，其實可能是因服藥時掩蓋了實際發展的症狀而不自覺的心理因素。

在治療方面，除了使用藥物治療外，還有神經外科手術可減緩部分症狀，例如丘腦毀除術（thalamotomy）、蒼白球毀除術（pallidotomy），或是目前較盛行的深部腦刺激法（deep brain stimulation, DBS）與腦胚胎移植等。丘腦毀除術是將丘腦的某一部分神經核破壞以解緩嚴重的顫抖症狀，但若是兩側丘腦都遭破壞卻會造成運動虛弱，使言語更為模糊難辨，因此通常只做單側毀除。蒼白球毀除術是將蒼白球內段的一部分神經核加以破壞來解緩亂動、顫抖或僵硬、動作緩慢等症狀。然而，卻也可能會出現虛弱、言語模糊等副作用。深部腦刺激法將深部腦刺激電極植入腦中基底神經核或丘腦中，電刺激器如節律器一樣會定時發射固定電流頻的刺激於該部位，此方法通常可有效控制顫抖、僵硬等症狀，但可能因為植入刺激器和線路有造成感染的風險，或是刺激器因更換電池或改變刺激部位需再次進行手術。

▶▶ 病因

造成運動不及型吶吃的原因中以退化性疾病占最高比例，根據 Duffy（2005）病因統計有 78%是源自退化性疾病，而退化性疾病中又以巴金森氏症占最多（36%）。單純的巴金森氏症由於目前病因未知，被稱為原發性巴金森氏症（idiopathic Parkinsonism），除此尚有許多原因，如藥物、腦炎、毒物、腫瘤、腦創傷或病毒感染等影響基底神經核結構多巴胺的製造，亦會造成這些像是巴金森氏症的症狀，如動作遲緩、顫抖、僵硬等症狀。

「巴金森氏症候群」（Parkinsonism）一詞是指不管其病因，所有呈現如巴金森氏症的症狀者皆以此名稱統稱之。有許多疾病也會出現類似巴金森氏症的症狀，但卻非真正的巴金森氏症，如進行性上核麻痺症（PSP）、Shy-Drager 症候群、多系統萎縮症（MSA）、腦炎、化學物質中毒等。這

些有其他明顯病因導致巴金森氏症的症狀者,則稱之為「續發性巴金森氏症」（secondary Parkinson's disease）,以便和「原發性巴金森氏症」有所區隔。亦即「巴金森氏症候群」是運動不及疾患的統稱,此大雨傘標籤之下大致上可分為原發性巴金森氏症和續發性巴金森氏症兩類。然而在一些研究文獻上也有將「巴金森氏症候群」狹義性地定義為「續發性巴金森氏症」的說法。依據梅爾診所 1969 至 2001 年統計,導致運動不及型吶吃的病因順序按照發生率的高低排列如下（引自 Duffy, 2005）:

1. 退化性疾病（degenerative disease）:巴金森氏症（PD）、巴金森氏症候群（Parkinsonism）、進行性上核麻痺症（PSP）、CNS 退化性病症（degenerative CNS disease）、Shy-Drager 症候群、多系統萎縮症（multiple system atrophy）、非特定性錐體外系統及小腦退化（unspecified extrapyramidal and cerebellar degeneration）。

2. 腦血管性疾患（vascular disorders）:非出血性中風（nonhemorrhagic stroke）、非實質出血（nonparenchymal bleeds）、剝落性血管瘤（ruptured aneurysm）、小血管疾病（small vessel disease）、缺氧症（anoxia）。

3. 病因未定:錐體外疾病等。

4. 毒性代謝異常（toxic-metabolic conditions）:藥物中毒、一氧化碳中毒（carbon monoxide）。

5. 腦創傷（trauma）:封閉性腦傷（closed head injury）。

6. 感染性疾病（infectious disease）:腦炎後巴金森氏症候群（postencephalitic Parkinsonism）。

7. 多重原因:綜合多種原因。

8. 其他。

■ 其他相關疾病

進行性上核麻痺症（PSP）是一種罕見性疾病,出現率為 1 至 6.5/100,000。

此病症目前原因尚不明，有些是家族顯性遺傳因素（de Yébenes, Sarasa, Daniel, & Lees, 1995）。病灶主要是在腦幹、基底神經核、被蓋核（tegmentum）、齒狀核（dentate nuclei）與底丘核（subthalamic nuclei）以及大腦導水管附近的灰質等處有神經細胞退化的情形，腦幹部分還可能出現萎縮（de Yébenes et al., 1995）。主要症狀有眼球運動麻痺、肌肉痙攣、吞嚥困難以及出現如巴金森氏症的症狀，如僵硬、步伐不穩、容易跌倒、小碎步行走、面無表情等，並常伴隨有失智症。容易被誤診為巴金森氏症。PSP 最明顯的症狀是上核型眼球麻痺，眼球可以左右移動，但無法上下移動，病患無法往下看。PSP患者言語功能會漸受損，常出現的吶吃型態為運動不及型、痙攣型或是混合型吶吃。通常混合型吶吃的主要成分為運動不及型＋痙攣型＋運動失調型。

　　Shy-Drager症候群為中樞神經系統退化性疾病，主要病灶在脊髓、基底神經核與小腦。尤其是在脊髓胸椎與尾椎的中側柱區（intermediolateral column）處神經細胞死亡。症狀有姿勢性的低血壓、類似巴金森氏症的症狀或小腦性運動失調，並伴隨其他自主神經功能失調如體溫調節、尿失禁、腸胃功能失調、性無能等。在言語方面，可能造成運動不及型吶吃、運動失調型或混合型吶吃。

►► 言語特徵

　　在言語特徵上，Darley、Aronson與Brown（1969a, 1969b）歸納分析運動不及型吶吃的言語特性只有一群，為「調律性不足」（prosodic insufficiency），包括語調缺乏起伏、重音缺乏、音量無變化、子音不正確、說話過於急促與短促式片語。其他言語特性尚有嗓音粗澀、音頻過低等嗓音特質。共鳴方面，大部分患者皆呈正常，很少有鼻音過重的問題。

　　運動不及型吶吃者說話的音量過小，話語缺乏聲調變化，也較沒有音量和重音強調的變化，聽起來話語較死板，不帶感情。有些人說話速度會

較快，但多數人則緩慢，在病程末期多數趨向於緩慢。Darley、Aronson 與 Brown（1975）指出他們的巴金森氏症患者中 13% 表現出說話速度較快的情形。運動不及型吶吃是唯一一種可能出現說話速度過快的吶吃類型。巴金森氏症患者不正常的說話速度（可能過快或過慢）加上構音動作的不確實常會使他們的語音清晰度降低，以致模糊的一串聲音常讓人不知所云。構音動作含混不確實、子音不準確是一般運動不及型吶吃者的通病。

巴金森氏症影響個體的言語表現會隨個案的病程階段以及藥物和手術的療效而定，通常愈後期的患者言語的表現愈差。個體的言語表現還受到藥物使用呈現開關式（on-off）的波動效果，一些研究（Ho, Bradshaw, & Iansek, 2008; Rigrodsky & Morrison, 1970）發現左多巴藥物對於患者言語的改善並不如肢體方面那麼明顯，且藥物通常對於語音的音量和言語速度有明顯改善，但是對於音高和構音方面改善並不明顯。Sanabria 等人（2001）的研究指出藥物對於嗓音部分有改善效果。Schulz 與 Grant（2000）的研究中指出單就藥物本身對於巴金森氏症患者的言語改善有限，必須配合語言治療才能顯著地改善患者的言語功能。近年來許多患者接受深部腦刺激（deep brain stimulation）療法，是將深部腦刺激電極植入腦中基底神經核或丘腦，刺激這些部位可控制顫抖、僵硬等症狀，但通常對於吶吃症狀的效果不大。因此，在評估巴金森氏症患者的言語表現時對患者所接受醫療的情況加以瞭解，並需考慮到藥物的效果，且顧慮到個別差異的存在。

在說話時，巴金森氏症患者常無法調節與說話有關的動作幅度、速度、起始與結束。患者的肺活量減少，呼吸時肺部起伏動作減少，吸氣量減少，換氣次數增加。呼吸功能的異常可能由於胸腔壁僵硬所致。Solomon 與 Hixon（1993）發現巴金森氏症患者平靜休息時較正常人呼吸速率增加，換氣量增加。在說話呼吸時胸腔與腹腔移動關係異常，當開始說話時，即一個呼吸群（breathing group）之始，胸腔移動較腹腔小，較大的腹腔起伏可能是要補償較小、僵硬的胸腔。不正常的呼吸型態可能是巴金森氏症患者說話時無法連續、呈短片段以及說話速度較快的原因，在一個呼吸群中所能說出的音節數較少。

在各言語次系統中，巴金森氏症患者嗓音發聲功能最容易受影響，巴金森氏症對於發聲嗓音方面的影響通常會較構音方面來得嚴重。Logemann、Fisher、Boshes 與 Blonsky（1978）曾調查二百位巴金森氏症患者的言語行為，發現其中 89% 有喉部異常，45% 病人同時有喉部異常與構音異常，顯示巴金森氏症發病進程首先是嗓音受影響，其次是構音動作受影響，並指出隨著巴金森氏症的嚴重度增加，由後咽壁開始受影響，再來是舌頭，最後是唇部受影響。Canter（1965）發現 PD 患者大部分發聲的音量都是過小，音高變化範圍減少，音高過低。但有些患者出現音高較高的情形。可見巴金森氏症對音高改變的個別差異頗大，與老化、性別、音量等因素會有交互作用，通常音高會隨著病況加劇而升高。在一個喉內視鏡檢查的研究（Hanson, Gerratt, & Ward, 1984）中評估三十二位巴金森氏症患者，發現他們有聲帶拱起（bowing）的現象，聲帶振動時看起來較緊，不太會動的樣子，且發現患者肢體的僵硬狀況大致與聲帶的僵硬成平行關係。單側環甲肌（cricothyroid musculature）的收縮異常可見於一側肢體症狀較嚴重的患者。由於喉部肌肉的僵硬和聲帶拱起，使得患者的聲帶在發聲時無法達到完全閉合，導致說話的語音音量變小，帶有氣息聲與沙啞音質，有些還伴隨嗓音顫抖的情形。Holmes、Oates、Phyland 與 Hughes（2000）調查 PD 患者的嗓音特性發現和正常控制組相較，PD 患者的嗓音音高變化範圍有限，音量較小；男性患者使用較高的音高說話，末期患者會出現嗓音顫抖問題。

■ 構音方面

構音動作含混不確實、子音不準確是一般運動不及型吶吃者的通病。患者舌頭肌肉僵硬、顫抖；說話時，多數具有構音動作過小、下顎張嘴動作過小、閉嘴動作不確實以及舌頭運動幅度不夠導致語音含糊不清的問題。子音不準主要是因構音動作幅度（range of motion, ROM）過小所致，而在摩擦音構音時卻可能由於舌頭僵硬有較大的壓縮範圍。做 DDK 時，患者通

常構音動作小,且速度會愈來愈快,最後會變得音節連續、無法區分個別的構音動作。

巴金森氏症患者由於肌肉僵硬,動作常呈現不及(undershoot)狀,上一個動作未到目標點就接續了下一個動作。常在動作的啟動時有困難,一旦啟動後會依循著慣性的動量(momentum)持續下去,無法即時停住。步行動作受此因素影響出現如小碎步的步態。說話動作執行時也受到這些因素的影響,例如他們在做輪替運動(DDK)時,每個構音動作常沒有確實到點,張口幅度小,而且速度愈來愈快,最後音節會變得連續性地黏在一起,無法區分出個別的構音動作。構音動作過小、下顎(張嘴)動作過小、閉嘴動作不確實以及舌頭運動幅度不夠是導致運動不及型吶吃者語音含糊不清的問題根源所在。

Logemann 與 Fisher(1981)調查二百位巴金森氏症患者的語音發現構音方式的錯誤多於構音部位的錯誤,由於構音結構無法閉緊,在說塞音與塞擦音時,舌頭會不正常地上提。在說摩擦音時口道也有不正常的收縮。Weismer(1984)也發現巴金森氏症患者發塞音時不是缺乏口部閉鎖的部分,就是口部緊閉的時間非常的短,因而造成子音含糊不清與母音界線不清等問題。一些巴金森氏症患者在發塞音時閉嘴的動作不足,嘴巴沒有閉緊,聽起來就如同摩擦音(Keller, Vigneux, & Laframboise, 1991)。巴金森氏症患者言語常見的聲學特徵有於塞音與塞擦音構音時摩擦音化(spirantization)的現象,乃因構音動作到位不足(undershooting)、構音子沒有完全閉鎖所致,例如雙唇閉合度不夠。另一特徵是語音聲波常呈現連續狀,無適當的停頓間距。Gath 與 Yair(1988)使用聲學信號與口道轉換功能模擬研究巴金森氏症患者語音的構音動作問題,發現除了顫抖成分外,舌頭肌肉的僵硬是巴金森氏症患者主要構音問題之源。

巴金森氏症患者除了舌頭肌肉僵硬外,下顎運動也呈現僵硬狀態。Forrest、Weismer 與 Turner(1989)研究九位輕微至中度的巴金森氏症患者發現他們的下顎張幅與速率皆較正常人為少,他們的下顎張幅約為正常人的一半。與唇比起來,下顎移動的範圍相對較大,但真正在說話時,下顎活

動的範圍與速率卻不如唇的活動。Robertson 與 Hammerstad（1996）發現巴
金森氏症患者下顎移動的範圍與速度減少，咬肌（masseter muscle）的 EMG
型態異常，EMG 信號的振幅過小且無較尖銳的起始波形。他們還發現藥物
左多巴（L-Dopa）對快速重複性的下顎上下開合活動或僵硬的改善並無效
果。他們推論在基底神經核中隨意性動作與規律性動作涉及不同的神經徑
路。Connor 與 Abbs（1991）發現巴金森氏症患者的下顎活動在三種作業中
（視覺引導作業、說音節作業、說片語作業）各有不同的表現情況。視覺
引導作業時下顎動作的速率與振幅均減低，動作反應時間慢，但在說音節
作業時下顎動作的速率與反應時間卻與正常說話者類似。而在說片語作業
時下顎張開動作的時間卻短於正常說話者的時間。他們認為下顎運動是依
照不同動作的性質各涉及不同的神經控制迴路，同一個構音器官在說話時
和其他非說話時的動作涉及的神經徑路是不同的。

■ 調律方面

　　通常運動不及型吶吃者說話的音量減小，語句較短促，話語常缺乏聲
調、音量與重音的變化，沒有一般人說話時應有的抑揚頓挫起伏與音量大
小聲的變化。患者的話語聽起來似乎不帶任何感情，有機械化的感覺。說
話速度有的稍快，有些則較緩慢，個別差異性大。整體上，令人感覺言語
速度較快者較多。運動不及型吶吃是唯一一種可能出現說話速度過快的吶
吃類型。Darley 等人（1975）指出他們的巴金森氏症患者中 13%表現出說
話速度較快的情形。然而 Boshe（1966）卻發現巴金森氏症患者說話速度較
慢。筆者推論不同研究之間結果的不一致可能由於研究對象的病症嚴重程
度不同所致。輕微到中度的病人可能出現說話速度過快的情形，當巴金森
氏症病況嚴重到一個程度時，動作整個緩慢下來，說話變得費力，說話速
度就變得緩慢。

　　巴金森氏症患者較快的說話速度加上構音動作的不確實會使語音清晰
度降低，他們發出的模糊連串聲音常讓人不知所云。Weismer（1984）比較

巴金森氏症患者、正常年輕人與正常老年人的說話速度，發現巴金森氏症患者其實說話速度與其年齡相配者的說話速度是一樣的，但比一般老年人說話速度稍快，言語長度較短。他認為巴金森氏症患者出現說話速度過快的現象其實是一種「錯覺」，因為巴金森氏症患者較會有粗澀的嗓音音質，因此容易給人一種老年人「歷盡滄桑」的錯誤印象，因為一般老年人音質較沙啞，且說話速度較慢，巴金森氏症患者的語音會讓人以為較老，而一般印象是老人的語速通常應較慢，巴金森氏症患者卻沒有，會讓聽者產生和預期不匹配的感覺，因此會形成他們說話過快的錯覺印象。另一個可能原因是巴金森氏症患者說話時構音動作過小，語音較模糊，各語音間的對比變小，聽者需要較多的時間來做解碼（decode）的工作，聽者在解讀不及的情況下常會產生他們說話速度過快的錯覺。就如同國人初至國外聽外語（如英文），乍聽之下再怎麼努力聽也聽不太懂，也會有老外說話速度很快的錯覺。

由於巴金森氏症患者的構音和嗓音相關肌肉呈現僵硬、運動緩慢，各構音器官（舌頭、下顎等）和聲帶肌在有限動作幅度限制下，整體言語系統的啟動會較為緩慢，一旦啟動後，由於各次級系統的牽制，在時間向度調控上呈現整體動作的加速或遲緩等言語速度失常現象，就像是一列老舊速度失控的火車，開向那令人無法理解的境地。

▶▶ 介入方面

一般對於運動不及型吶吃者的言語介入大致和鬆弛型吶吃的介入原則相似，即是以肌力強化訓練為主。大體而言，對運動不及型吶吃主要介入的目標通常包括增加音量、改善調律特性（音調等）、減慢說話速度、提高構音準度等。然而實際介入目標的設定需考慮到個案的病程階段，不同病程期自然在介入的目標上會有所不同，應針對個案出現可能妨礙溝通的言語特性加以改善。此外，評估或介入的時機亦需考慮到服藥時間，因大

部分患者有使用藥物，而藥物會造成開關的效果，例如有些患者服藥後甚至出現具有不自主動作的運動過度（hyperkinetic）症候的劇烈「開」（on）的情況，而在服藥前通常是處於「關閉」（off）的情況。Goberman、Coelho 與 Robb（2002）的研究中即呈現有些 PD 患者在早晨服用藥物前後嗓音特性的改變。

　　對於巴金森氏症患者，很多人主張使用密集式（intensive）強度訓練，如 Lee-Silverman 訓練計畫。Lee-Silverman 訓練計畫為語言治療師 Lorraine Olson Ramig 於 1987 年開始發展提倡，並以第一個個案的姓名來為此治療法命名。剛開始發展時，以巴金森氏症患者為主要介入的對象，之後漸漸擴展應用於其他神經性疾患。Lee-Silverman 訓練為一個月含十六節課的密集式介入課程，主要以改善嗓音為目標。所謂的「密集式」是指語言治療的頻率增加，例如一星期有四到五次，一次一小時，並使用強化性活動來增強患者的發聲功能。常使用最大表現作業，如最長發聲時間或最大發聲音量訓練，並配合手部的推阻運動（pushing exercise）來改善發聲時聲帶的閉合。在 Lee-Silverman 訓練計畫中，治療師以最大的熱情邀請個案努力開發自我的潛能，用最大的努力來發聲，加大說話的動作（在音量、呼吸、音頻範圍、構音動作上），努力向自我的極限（或巴金森氏症）挑戰，並能接受且習慣此新水準的出聲音量和用力程度。此介入法的效能仍尚待評估，也出現不少的質疑與爭議，然此法的介入者抱持著對個案的積極、無限的支持和鼓勵患者的態度值得吾人學習。對運動不及型吶吃的介入，尤其需注意日常生活中的遷移效果，日常溝通功能的提升才是介入成效真正的價值所在。

　　在發聲方面，可使用硬起聲的方式增加聲門閉合與音量。另外，還可使用一些儀器做自我回饋，以增加說話的音量或改變音高，例如可使用音量計測量患者說話的音量，鼓勵增大音量；亦可使用一些視覺回饋的裝置如 Vocalite 或是 Visi-Pitch 等聲學分析軟體，透過視覺指標線索加大語調的高低起伏。

　　在呼吸方面，實施增加肺活量訓練。在嗓音發聲方面，主要目標在增

加音量,可使用推阻運動(pushing exercise)增加音量或使用視覺、聽覺回饋系統增加音量。若無法在行為改變則可使用擴音裝置(voice amplifiers)來補償,可使用夾式小麥克風和擴音器或是改裝式擴音電話等。在構音方面,注意塞音或是塞擦音的持阻動作以及注意執行母音的動作要確實。除傳統的構音動作訓練外,可增加口腔顏面敏感度訓練,如唇的感覺。

在節律部分,可加強說話速度控制。如果有說話速度過快(知覺上),需調整說話速度使其變慢,可用節拍器、節拍板(pacing board)或是延遲聽覺回饋裝置(delay auditory feedback device, DAF)將語速調整到適當的速度。調整節拍器的節拍速度,可發出聲音或是視覺線索改善說話速度過快的問題。節拍器有傳統發條式的、電子式的,也有電腦程式軟體可供使用。若沒有一般音樂課使用的節拍器裝置,可使用網路上一些可供下載的節拍器模擬程式或是手機 APP 來替代。圖 8-2 所示為自製的節拍板,此節拍板為木板所製,上面有格狀間隔,為視覺線索,指導個案說句子時以手指或印鎚敲擊板子,走一格同時說出一個音節。吶吃者說話速度過快、音

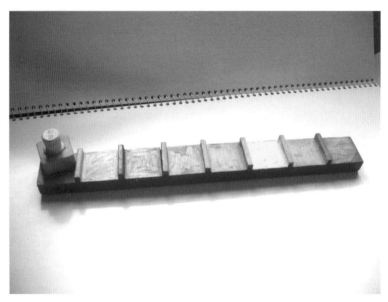

圖 8-2　自製節拍板與印鎚

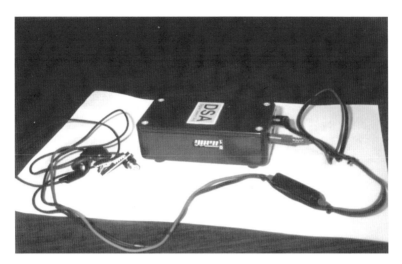

圖 8-3　延遲聽覺回饋裝置

節串連過度等情形或可獲得改善。

　　使用延遲聽覺回饋裝置也是一個讓語速變慢的方法，圖 8-3 所示為延遲聽覺回饋裝置，此裝置原來是設計給口吃者使用，戴上耳機後會聽到自己說話的聲音有 30 至 100、200 毫秒的延宕。延遲時間設定可加以調整，說話者會較慢聽到自己說出的語音，如此說話的速度就會自然降低下來。DAF 裝置可讓需要降低語速的吶吃者使用，尤其是一些語速較快的 PD 吶吃者可用 DAF 裝置用以變化語速。DAF 目前也有電腦模擬的程式可供使用，手機 APP 也有類似的程式可供下載使用。

　　吶吃個案說話時若有音調呆板（monopitch）的情形，則需加強練習語調變化的練習，使用多種句型的句子對話或短文，加強語調的抑揚頓挫與語氣的感情表達。通常，加強節律聽覺自我監控的能力也是介入目標之一，指導個案循序漸進地改變言語速度或是抑揚頓挫的自然度。

個案研究

　　黃老先生已經快 70 歲了，因為耳朵有些重聽，和家人的溝通情形不是很好。家人或鄰居向他打招呼時，也是沒有什麼反應，表情呆滯，好像若有所思。他常常一個人表情嚴峻地坐在椅子上看電視，或是坐在家門口，一坐就是好幾個鐘頭，之後要從椅子站起來時身體好像很僵硬，起身顯得很緩慢、困難。其他動作也變得較為遲緩。在右手和下顎有明顯的顫抖，手拿持物體也常呈無力不穩狀，好像容易掉落地上。

　　黃老先生由其家人陪同來語言治療室做語言的評估，語言治療師評估時發現他不太愛講話，說話的音量小，音聲中度沙啞，且音調平板，沒有高低起伏。應答時語句的聲音整團擠在一起讓人難以辨識。對於念詞、DDK 等言語作業的要求，配合度不是很好，時有出現小聲類似重複碎碎念似的抱怨，表情看起來不太高興，似有情緒低落的情形。

▶ 思考問題

1. 這位個案屬於何種類型的吶吃？
2. 他適合做語言治療嗎？
3. 若接受言語介入治療，治療的目標應放在哪些部分？
4. 哪些治療訓練項目可能對他會有所幫助？

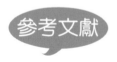參考文獻

Boshe, B. (1966). Voice changes in Parkinsonism. *Journal of Neurosurg, 24*, 286-288.

Brookshire, R. H. (2007). *Introduction to neurogenic communication disorders*. St.

Louis: Mosby.

Canter, G. J. (1965). Speech characteristics of people with Parkinson's disease: II. physiological support for speech. *Journal of Speech and Hearing Disorders, 30,* 44-49.

Connor, N. P., & Abbs, J. H. (1991). Task-dependent variations in Parkinsonian motor impairments. *Brain, 114,* 321-332.

Darley, F. L., Aronson, A. E., & Brown, J. R. (1969a). Clusters of deviant speech dimensions in the dysarthrias. *Journal of Speech and Hearing Research, 12,* 462-469.

Darley, F. L., Aronson, A. E., & Brown, J. R. (1969b). Differential diagnostic patterns of dysarthria. *Journal of Speech and Hearing Research, 12,* 246-256.

Darley, F. L., Aronson, A. E., & Brown, J. R. (1975). *Motor speech disorders.* Philadelphia: Saunders.

de Yébenes, J. G., Sarasa, J. L., Daniel, S. E., & Lees, A. J. (1995). Familial progressive supranuclear palsy. Description of a pedigree and review of the literature. *Brain: A Journal of Neurology, 118,* 1095-1103.

Duffy, J. R. (2005). *Motor speech disorders: Substrates, differential diagnosis, and management.* St. Louis: Mosby.

Forrest, K., Weismer, G., & Turner, G. S. (1989). Kinematic, acoustic, and perceptual analyses of connected speech produced by Parkinsonian and normal geriatric adults. *Journal of the Acoustical Society of America, 85*(6), 2608-2622.

Gath, I., & Yair, E. (1988). Analysis of vocal tract parameters in Parkinsonian speech. *Journal of Acoustical Society of America, 84,* 1628-1634.

Goberman, A., Coelho, C., & Robb, M. (2002). Phonatory characteristics of Parkinsonian speech before and after morning medication: The ON and OFF states. *Journal of Communication Disorders, 35*(3), 217-239.

Hanson, D. G., Gerratt, B. R., & Ward, P. H. (1984). Cinegraphic observations of laryngeal function in Parkinson's disease. *Larygngoscope, 94,* 384.

Ho, A. K., Bradshaw, J. L., & Iansek, R. (2008). For better or worse: The effect of levodopa on speech in Parkinson's disease. *Movement Disorders*, *23*(4), 574-580.

Hoehn, M. M., & Yahr, M. D. (1967). Parkinsonism: Onset, progression and mortality. *Neurology*, *17*, 427-442.

Holmes, O. (1993). *Human neurophysiology*. London: Chapman & Hall Medical.

Holmes, R. J., Oates, J. M., Phyland, D. J., & Hughes, A. J. (2000). Voice characteristics in the progression of Parkinson's disease. *International Journal of Language & Communication Disorders*, *35*(3), 407-418.

Keller, E., Vigneux, P., & Laframboise, M. (1991). Acoustic analysis of neurologically impaired speech. *International Journal of Language & Communication Disorders*, *26*(1), 75-94.

Logemann, J. A., & Fisher, H. B. (1981). Vocal tract control in Parkinson's disease: Phonetic feature analysis of misarticulations. *Journal of Speech and Hearing Disorders*, *46*(4), 348-52.

Logemann, J. A., Fisher, H. B., Boshes, B., & Blonsky, E. R. (1978). Frequency and conscurrence of vocal tract dysfunctions in the speech of a large sample of Parkinson patients. *Journal of Speech and Hearing Disorders*, *42*, 47-57.

Perkin, G. D., Hochberg, F. H., & Miller, D. C. (1993). *Atlas of clinical neurology* (2nd ed.). London: Mosby.

Rigrodsky, S., & Morrison, E. (1970). Speech changes in Parkinsonism during L-POPA therapy: Preliminary findings. *Journal of the American Geriatrics Society*, *18*, 142-151.

Robertson, L. T., & Hammerstad, J. P. (1996). Jaw movement dysfunction related to Parkinson's disease and partially modified by levodopa. *Journal of Neurology, Neurosurgery & Psychiatry*, *60*(1), 41-50.

Sanabria, J., Ruiz, P. G., Gutierrez, R., Marquez, F., Escobar, P., Gentil, M. et al. (2001). The effect of levodopa on vocal function in Parkinson's disease. *Clinical Neuropharmacology*, *24*(2), 99-102.

Schulz, G. M., & Grant, M. K. (2000). Effects of speech therapy and pharmacologic and surgical treatments on voice and speech in Parkinson's disease: A review of the literature. *Journal of Communication Disorders*, *33*(1), 59-88.

Solomon, N. P., & Hixon, T. J. (1993). Speech breathing in Parkinson's disease. *Journal of Speech and Hearing Research*, *36*, 294-310.

Weismer, G. (1984). Articulatory characteristics of Parkinsonian dysarthria: Segmental and phrase-level timing, spirantization, and glottal-supraglottal coordination. In M. R. McNeil, J. C. Rosenbek, & A. E. Aronson (Eds.), *The dysarthrias: Physiology, acoustics, perception, management* (pp. 101-130). San Diego, CA: College Hill Press.

話在心‧口難言

chapter ⑨ 運動過度型吶吃

　　運動過度型吶吃（hyperkinetic dysarthria）的產生是由於錐體外系統——基底神經核（basal ganglia）的受損造成身體產生許多怪異的不自主性動作（involuntary movements）。不自主性動作可能出現在四肢、軀體、臉部，而這些不自主性運動也直接或間接地干擾說話動作的執行，造成患者話語不清楚、語句間斷、不連貫等問題。運動過度型吶吃即是不自主性運動過度的情形影響說話動作的執行，使得說話時構音動作受到間歇性、非預期性不定時的不自主動作干擾，打斷原來的言語動作進行，使得原本的動作失去準度，造成語音的扭曲和不準確，並且在調律、嗓音方面也會受到干擾，這些都會降低整體話語的自然度與語音清晰度，影響人際溝通的進行。

▶▶ 神經生理病變

　　基底神經核的紋狀體、底丘核（subthalamic nucleus）以及丘腦之腹側核（ventrolateral nucleus of the thalamus）這些結構的受損和不自主動作的產

生有關（Duffy, 2005）。基底神經核位於大腦皮質和丘腦之間，扮演著整合與協調運動與感覺的角色，對於調節適度的肌肉張力以及維持穩定的體態姿勢有極重要的貢獻。不自主動作是基底神經核的抑制性控制迴路受損，造成抑制不足的結果。缺乏抑制的結果使得丘腦與運動皮質過度興奮，發出過多不當的運動指令，而產生許多不自主性動作；許多過度的動作電位沒有受到適當的抑制，而產生過多、過大的動作電位，造成動作過多、過當的情形。運動過度患者的肌張力通常不穩定，時有時無，時大時小，如果以整體來看，則屬於具有過多的肌張力。

由於基底神經核於動作控制中的角色是一種抑制性的迴路，若受損則無法執行本身的任務功能（抑制性功能），將造成缺乏抑制，讓許多不自主動作被釋放出來。另外，若由神經傳導物質方面來看，不自主動作產生可能是興奮性的神經傳導物質 ACh 與抑制性的神經傳導物質多巴胺的平衡失調所致。由於多巴胺在基底神經核是具抑制性的神經傳導物質，多巴胺的過多將過度抑制基底神經核本身的抑制性角色，而產生抑制性功能失調的情形，使得基底神經核無法再執行抑制的功能，於是乎許多不自主性動作於焉產生。事實上，基底神經核的控制迴路與神經傳導極為複雜，直至目前對它的瞭解仍非常有限。

➤➤ 臨床特徵

在外表可觀察到患者除了自主動作外，肢體和臉部不定時地會出現許多額外、不必要的不自主性動作，這些不自主動作大部分很明顯。它們不是意志可控制的動作，是沒有目的的動作。這些不自主動作可能是一種規律性重複或不規律性的形式。特別是出現於面部、口部、頭部與呼吸的動作，對於言語動作最容易造成干擾，而臉部出現的不自主動作有如扮鬼臉動作，可能對溝通造成干擾。不自主動作可於靜止時或是做隨意性自主性動作時出現。通常不自主動作較容易出現於患者嘗試去做某一自主動作時，

也可能隨著內在焦慮升高或情緒激動而出現頻率增加，而這些不自主動作通常在睡眠時會停止。這些惱人的不自主動作常會受到某一動作或姿勢的影響而加劇或減少。

這些不自主性動作，依照動作的速度大致可分為兩類：快型與慢型的動作。慢型的運動過度指不自主動作的速度較緩慢，具持續性，有時動作看似若有型態性的變化。慢型的運動過度包括徐動（athetoid）、肌張力異常（dystonia）和亂動症（dyskinesia）。快型的動作過度指不自主動作的發生快速、重複，且帶有肌肉抽搐（tics）與急抽動（jerks）等情形。而這些運動過度的動作表現多數只是一種症狀，而非一種病，一種病症通常是由一組症狀所組成的症候群。

■ 快型運動過度

舞蹈症（chorea）屬於快型運動過度表現，是一種非意識控制、突然的急速動作，肢體常出現不規則抽動，臉部則呈現怪異的表情，常有無法自我控制的肢體晃動或擺動等怪異動作，這些動作會出現在頭部、軀幹及四肢，影響到走路及平衡，而且不自主動作常妨礙意志性的隨意運動，對日常生活的活動造成很大的干擾。而亨汀頓氏舞蹈症〔Huntington's chorea，又稱亨汀頓氏症（Huntington's disease）〕是出現舞蹈症狀的一代表病症，患者肢體出現有如跳舞的手舞足蹈不自主動作，無法停止。

拋甩動作（ballistic movement）屬於快型的不自主性動作，常見出現於身體的某一半側，是一種身體幅度很大的肢體拋甩動作，有如一種極端的舞蹈症。半側拋甩症（hemiballismus）的患者身體一側出現動作極大幅度的不自主拋甩動作，通常是手臂的丟甩動作，有時出現連帶肩部與腰、臀部一起動作，有如丟擲飛盤的轉體劇烈揮手動作。為避免受傷，需維持其身旁的淨空。多數患者是由於在其對側腦部的底丘核（subthalamic nucleus）腦血管損傷造成，而這種情況通常於急性期之後會出現自發性的恢復（Perkin, Hochberg, & Miller, 1993）。非自主性的拋甩動作是由於基底神經核中

的「底丘核」失去對蒼白球的抑制，導致蒼白球過度興奮造成，因此在手術治療上可藉由破壞部分蒼白球來減輕症狀（Holmes, 1993）。

肌陣攣又稱為「肌躍症」，是一種快型的不自主動作，肌肉群出現突然、短暫或間歇性的不自主收縮動作，肌肉收縮動作有時很小不是很明顯，有時則是很大幅度。正常人身上也可能偶爾出現肌陣攣（myoclonus），例如一般人打嗝或入睡前的肢體跳動或微顫動都屬於正常生理性的肌陣攣（physiological myoclonus）。肌陣攣也常見於癲癇患者發作之時。病理性的肌陣攣是由於運動神經系統病變所引起，如運動皮質、脊髓、小腦、基底神經核等結構受損。肌陣攣不自主收縮動作常出現於腿部或身體其他部位，若出現於言語有關機制的部分肌肉，如軟顎、喉部或橫膈膜相關肌肉的肌陣攣，會對說話動作產生干擾作用，例如顎咽喉肌陣攣（palatopharyngolaryngeal myoclonus, PM）患者在說話時可能會不時出現無預期性的鼻音過重與構音不準的現象。PM 大多是由於腦幹或小腦的腦血管病變引起，也有一些是不明的遺傳因素所導致，此種疾病約在 40 歲之前發病。發生在軟顎的肌陣攣，會規律地將軟顎提起，每分鐘約六十至一百二十次（Duffy, 2005）。患者由於位於咽腔的歐氏管開口肌肉受到影響，歐氏管也產生漸歇性的開關動作，耳朵會聽到一種耳吱聲（earclicks）。除了在顎、咽、喉部之外，有時在舌部也出現肌陣攣，而對於這些短暫的肌陣攣，患者本身可能並沒有覺知。說話時可能呈現一種慢性的嗓音顫抖現象，此現象在發母音延長時會更明顯。PM 也會干擾連續語音的產生，造成不適當的停頓或靜默。

行動肌陣攣（action myoclonus, AM）是一種由個體某些隨意志動作引發的肌陣攣，即是受到個體做動作的刺激而引發。AM 呈現的是較無韻律性的短暫肌肉緊縮，情緒激動時會顯得特別嚴重，常見的病因是缺氧性腦炎（anoxic encephalopathy）（Duffy, 2005）。說話時唇部的行動肌陣攣會較其他口腔顏面肌肉明顯，尤其是快速言語時。

抽搐症（tic disorders）是一種快型的運動過度，為快速、短暫性的不自主動作，如皺鼻、眨眼、出聲、腳踢動等動作，有些很明顯，有些則可

能不太明顯。杜瑞氏症（Tourette's syndrome）又稱為妥瑞氏症，為典型出現抽搐的病症。杜瑞氏症患者出現短暫、快速、具固定型態（stereotypic）的不自主動作，如眨眼、頭頸扭曲、聳肩、突然不自主發聲等動作。患者每天發生數十次以上的抽搐時間持續超過一年（陸清松，2002）。不自主動作發生時間不太能預測，但發生頻率可能會隨著個體的焦慮緊張而增加。當患者將注意力集中於一些感興趣的事情時，不自主動作會減少。不自主動作可暫時被抑制，但累積一段時間後患者會產生一股想動的衝動感覺，之後會藉由連續不自主動作的產生而獲得釋放。杜瑞氏症患者可能會於喉部產生不自主動作，形成一種怪叫發聲（inarticulate vocalizations）、咒罵語（coprolalia）或是像鸚鵡式學語（echolalia），通常會讓周遭旁人產生怪異的觀感。一些具個人特質的杜瑞氏症臨床徵候（如眨眼、怪叫）可能會隨著患者的年齡增長而有所改變。

■ 慢型運動過度

「徐動」是肢體不時出現的緩慢性不自主動作，外表可觀察到由一個肌肉群轉移至另一肌肉群的緩慢不自主肌收縮動作，會出現於手、頸部、顏面、軀幹或其他肢體等部位，此動作難以用意志加以抑制。徐動性不自主動作的產生主要和殼核和尾核的損傷有關（Love & Webb, 1992）。先天性的徐動為腦性麻痺的類型之一。有些舞蹈症患者除了快型的不自主動作外，也會夾雜出現徐動動作。

「肌張力異常」或稱「肌張力不全」或「肌張力失調」，是屬於一種「慢型」的運動過度型態。一些身體的肌肉群呈現持續的不正常收縮狀態，造成一種扭曲怪異的身體姿勢或持續姿勢動作，有時並伴隨一些重複性的動作。患者由於肌張力異常，可能固定維持著某一種扭曲怪異姿勢一段時間，影響正常的動作進行。例如一位斜頸症患者當頸部持續出現異常的肌張力時會造成怪異的斜頸姿勢，影響其轉頭動作和視力。肌張力異常的症狀較多出現於四肢、頸與臉部肌肉。肌張力異常影響肢體的分布範圍有幾

種不同的情形。肌張力異常影響肢體範圍較廣者稱廣泛性肌張力異常（generalized dystonia）。若只影響肢體某段範圍則為片段性肌張力異常（segmental dystonia），例如肌張力異常影響到肢體相鄰兩個部位以上也屬於片段性張力異常，如常見有頸部加上手臂肌張力異常（陸清松，2002）。若肌張力異常只出現於身體的某一部位，如眼瞼、口部、喉部、手臂或頸部等，稱為局部性的肌張力異常（focal dystonia），如痙攣性斜頸症（spasmodic torticollis, ST）、口舌下顎肌張力異常（orolingual-mandibular dystonia, OLMD）、痙攣性音聲障礙（spasmodic dysphonia）等。當只有口面部的肌肉被影響時，稱為口部肌張力異常（focal mouth dystonia）。患有痙攣性斜頸症患者頸部、肩膀肌肉痙攣長時間維持著固定斜頸姿勢。當口部、臉部、舌頭、下顎的肌張力異常可能影響說話有關的構音機制，而嗓音、言語調律也會受到影響而造成吶吃的問題。

亂動症（dyskinesia）泛指不正常的、具慢型不可控動作的運動過度。口部顏面亂動症（orofacial dyskinesia）的原因可能是長期服用某些藥物的結果，如長期服用抗精神病藥物造成遲忘性亂動症（tardive dyskinesia），遲忘性亂動症的患者常出現舌頭與唇部無目的的重複性動作，如舌頭會重複性伸出口外做上下左右的不自主運動，而口頰也常出現如咀嚼似的不隨意運動。這種重複性非自主運動不僅出現於口部、顏面，其他如四肢、喉嚨、咽部、呼吸系統也會出現。吶吃是患有遲忘性亂動症的患者常見的問題，主要在構音方面，其次為嗓音和調律方面的問題。

►► 病因

導致運動過度型吶吃的病因目前大多數不明（Duffy, 2005），有一部分是由於毒性代謝、遺傳或是錐體外系統退化造成，較少是由於腦腫瘤或中風所致。以下為產生運動過度型吶吃的幾個常見原因，順序是依據梅爾診所 1969 至 2001 年統計，按照發生率的高低排列（引自 Duffy, 2005）：

1. 病因不明：口部顏面亂動症（orofacial dyskinesia）、痙攣性斜頸症（spasmodic torticollis/retrocollis/antecollis）、顏面頸部亂動症（face/neck/axial dyskinesia）、舞蹈症（chorea）、Meige 氏症（Meige's syndrome）、斜頸與面部失張症（torticollis and facial dystonia）、片段性肌張力異常（segmental dystonia and tremor）、喉部肌張力失調（thoracolaryngeal dystonia）、腹部肌陣攣（abdominal myoclonus）、動作性肌張力失調（action dystonia）、局部性抽攣發作（focal seizure disorder）。

2. 毒性代謝異常（toxic-metabolic conditions）：遲忘性亂動症（tardive dyskinesia）、藥物引發亂動症（drug-induced dyskinesia）、透析性腦病變（dialysis encephalopathy）、肝性腦病變（hepatic encephalopathy）、甲狀旁腺機能不足（hypoparathyroidism）。

3. 退化性疾病（degenerative disease）：亨汀頓氏舞蹈症（Huntington's chorea）、原因不明的退化性中樞神經疾病（unspecified degenerative CNS disease）、變形性肌張力異常（dystonia musculorum deformans）。

4. 多重原因：綜合多種原因。

5. 感染性疾病（infectious disease）：希登漢氏舞蹈症（Sydenham's chorea）。

6. 腦創傷（trauma）：小腦腫瘤割除後遺症（post cerebellar tumor removal）。

7. 腦血管性疾患（vascular disorders）：腦幹中風（brainstem stroke）。

8. 其他：杜瑞氏症（Tourette's syndrome）、肌陣攣性癲癇（myoclonic epilepsy）。

■ 相關病症疾患

亨汀頓氏舞蹈症（Huntington's chorea）是一種遺傳顯性、退化性的神

經系統疾病，為自體顯性疾病，致病的基因位在第四對染色體的短臂上，三核苷酸CAG有異常數量重複的片段（陸清松，2002）。因為屬於顯性遺傳性質，所有具有此種基因的個體不可避免地皆會發病，若雙親之一具有此病症，子代具有此基因的機率為二分之一。此病症屬於罕見疾病，發生率大約為十萬分之五至十，此病一般約在35至45歲之間發病，而約有10%的患者是在20歲之前發病（陸清松，2002）。通常子代發病年齡會較親代為早。

亨汀頓氏舞蹈症的症狀可分舞蹈型與僵直型兩類。青少年發病及晚期的病人症狀以僵直和動作緩慢為主（陸清松，2002），其餘患者則多出現許多快速、急促的不自主動作於腳部、手部和軀幹。最初可能只是出現一些類似焦躁不安的動作、動作較笨拙、肢體抽動或臉部出現怪異的表情等，之後不自主的動作會愈來愈多，晃動及擺動多出現於頭部、軀幹及四肢，後期甚至影響到走路及平衡。後期走路搖晃、重心不穩、容易跌倒，需使用助行器或坐輪椅。日常生活中一些需要專心及協調性的事物（例如開車）也無法勝任。自主性計畫好的動作將會受到這些不自主動作的阻礙，說話及吞嚥的動作亦會受干擾。通常患者的認知功能與個性情緒也會隨著病況的加劇而改變，出現智能降低、人格改變，行為變得較為衝動、無克制力。

舞蹈症（chorea）是如同跳舞般的快速型不自主運動，出現於四肢與臉部等肌肉，它是亨汀頓氏舞蹈症主要的特徵之一，亨汀頓氏舞蹈症患者通常還會出現其他中樞神經失調的症狀。其病灶主要在尾核與殼核的神經細胞退化死亡，尤其是在尾核有大幅萎縮，於病患的腦切片上可見尾核面積縮小，其旁的腦室擴大，另外在皮質和丘腦也有萎縮趨勢（陸清松，2002）。研究也發現神經傳導物質 GABA（γ-aminobutyric）以及 P 物質（substance P）等神經傳導物質濃度降低（Perkin, Hochberg, & Miller, 1993）。基本上，亨汀頓氏舞蹈症的不自主舞蹈動作乃是紋狀體的運作失調，與它失去原本應執行的抑制功能有關。

痙攣性斜頸症（spasmodic torticollis/retrocollis/antecollis）主要是胸乳突肌（sternocleidomastoid）、斜方肌（trapezius）與斜角肌（scalenus）發生

間歇或持續性的肌肉異常收縮，導致患者有頭部傾斜、頸部扭曲與肩膀傾斜等不正常姿勢，造成疼痛和頸椎的傷害。在治療上，醫師通常使用肉毒桿菌素注射入這些嚴重痙攣的肌肉，使這些肌肉得以放鬆。

　　Meige 氏症（Meige's syndrome）也是目前病因不明的疾病，可能和腦幹與基底核退化有關。主要症狀有顏面肌痙攣如扮鬼臉、下頜肌張力異常與肩頸部的不隨意運動。較多患者為年老的女性。

　　希登漢氏舞蹈症（Sydenham's chorea）為急性發作疾病，為細菌感染所致，是風濕熱的表現之一。多發生於約 5 至 15 歲的小孩，可能由於自體抗體於尾核處的反應。發病期間可能會出現單側舞蹈症以及吶吃症狀，急性期過後通常可痊癒（Perkin, Hochberg, & Miller, 1993）。因此吶吃通常為希登漢氏舞蹈症患者的過渡性症狀，通常不會持續過久。

　　遲怠性亂動症（tardive dyskinesia）是常出現於舌頭與唇的反覆性不自主動作，也可能影響其他肢體的肌肉，造成肢體出現不自主動作、呼吸不規律以及肌張力異常姿勢。此症大多數是由於長期服用抗精神病藥物所造成，並有可能在服藥後幾星期內即出現此症。若出現這些症狀需盡早告知原精神科醫師改換用其他類藥物。

▶▶ 言語特徵

　　運動過度型吶吃的型內差異性頗大，異質性頗高，此類吶吃的疾徵變異性較大。運動過度型吶吃可大致分快型和慢型的運動過度，如舞蹈症屬於快型的運動過度，徐動（athetoid）與肌張力異常（dystonia）則屬於慢型的運動過度。在言語特徵方面，運動過度型吶吃者多數會有嗓音粗澀、子音不正確等問題。Darley、Aronson 與 Brown（1969）將此型吶吃以兩種病症（舞蹈症、肌張力異常）為代表，分別敘述其言語特徵。和肌張力異常之言語特性相關的類群有構音不準確、發聲性狹窄、調律不足；和舞蹈症之言語特性相關的類群主要是調律過度，其他只是部分並不完全與之相關

的類群有調律不足、構音共鳴不足、發聲性狹窄、共鳴不足。Dworkin（1991）歸納快型的運動過度型吶吃的特徵有：嗓音粗糙緊縮的音質（harsh-strained quality）、間歇性氣息聲、嗓音突斷、音調與音量變化大等。慢型的運動過度型吶吃的特徵有嗓音緊縮、氣息聲、非週期性嗓音突斷、音量變化大、音調平板等。

➤➤ 言語次系統

在言語次系統呼吸方面，舞蹈症者可能出現急促用力的不自主吸氣與呼氣動作。Dworkin（1991）發現運動過度型吶吃有以下呼吸問題：不良身體姿勢影響呼吸道的暢通、吸氣動作過小、呼氣控制差、呼吸型態不規則、不自主肌肉收縮，以及突然急促用力的不自主吸氣與呼氣動作。

在發聲方面，常見的嗓音問題有聲音顫抖、嗓音粗澀、聲音緊困（strained strangle quality）、音量多變、氣息聲。嗓音狀況通常較多變、起伏難測。在做母音發聲（vowel prolongation）作業時可發現有時有間歇性的聲音停頓（voice arrests），顯示聲帶振動不正常閉合的型態，有時過度閉合，有時會過度張開。

在共鳴方面，運動過度型吶吃者有些會有鼻音過重的情形，但多為非持續性的鼻音過重，可能為暫時性或間歇性的鼻音過重。運動過度型吶吃者的鼻音過重通常不是很嚴重，可能是說話時軟顎協調運動的缺陷所導致。

在構音方面，運動過度型吶吃者常出現子音不準確、母音歪曲、無規則構音瓦解（irregular articulatory breakdown）。無規則構音瓦解為間歇性、無法預測、無系統性的構音突然失去準度，乃突發的構音扭曲，可能是正在進行的構音動作突然受到不自主動作的干擾所致。手足徐動型說話者被發現說話時下顎動作過大，構音舌頭位置不當，構音動作轉換較慢（Kent & Netsell, 1978）。構音準度方面神經肌肉控制失當。構音的失準是否由於不自主動作的干擾或是隨意性構音動作控制的缺憾？Neilson 與 O'Dwyer

（1984）認為徐動型患者構音失調是後者的緣故，因其發現不自主動作通常發生於音節之外，而非正當音節構音之時，因此認為隨意性（voluntary）構音動作控制的失當是導致手足徐動型患者構音失準的主要原因。

　　在音調、韻律方面，運動過度型吶吃者說話時會有音量多變、忽大忽小，甚至停頓、沉默的情況，音量不穩定、過度的變化、無法保持穩定的音量。通常說話速度較為緩慢，時有不適當的停頓，造成節律上的不流暢情形。尤其是語句的進行常受到不自主動作的干擾，導致出現許多長短不一的停頓。說話速度忽快忽慢、子音拖長。許多運動過度型吶吃者言語的音調型態異常，音高不是過度變化就是缺乏變化，有些直述語句末尾常有怪異的上升音調，可能在聲帶肌控制部分有不自主動作的干擾造成音調失準。

　　除了運動過度的次類型不同會造成不同的語言特徵外，嚴重程度亦為對言語動作極重要的影響變項。例如輕微的不自主動作可在說話時暫時被壓抑下來，或用姿勢調整或感覺回饋法可稍微控制肌肉張力，因此說話時的語音清晰度幾乎不受影響。

➤➤ 介入方面

　　運動過度部分可藉由醫師所提供的藥物來控制，如使用抗多巴胺類的藥物（antidopaminergic agents）控制。然而有相當比例的患者在藥物治療上的效果並不佳，甚至引發後遺症。雖然言語介入無法減輕患者的不自主動作症狀，但卻可以提升患者的溝通功能，例如訓練個案如何減少不自主動作對溝通行為的干擾，以及學習在不自主動作的干擾下仍可有效地與人互動溝通。在言語介入方面，語言治療師對運動過度型吶吃者要提供許多補償式的策略和互動模擬演練的機會。

　　對運動過度型吶吃的言語介入重點在減少不自主動作妨礙以及促進言語動作協調（coordination）。在運動協調方面，需要建立一個整合式的介

入計畫，訓練說話時各言語次系統的運動協調，尤其是在與說話有關的各部分動作的計畫、動作時間的掌控以及動作幅度的調控上加以訓練。說話時言語的次系統（呼吸、發聲、共鳴、構音、調律）需相互協調配合。由於不自主動作對說話動作的干擾很少是單一向度的，因此需要整體式的協調訓練。

在練習嗓音發聲時，若發現聲音十分粗澀刺耳，代表聲帶可能有不正常的過度閉合型態，可使用喉部肌肉放鬆技巧、打哈欠發聲與軟起聲母音發聲練習。但若是發現氣息聲很重，則代表聲帶有不正常的過度開放狀態，需要使用推式阻抗運動、喉頭突擊、憋氣發聲、硬起聲發聲等訓練活動以協助聲帶閉合。

Dworkin（1991）提出對運動過度型吶吃的七個介入步驟如下：

1. 肌肉的放鬆（放鬆訓練）與姿勢的調整。

2. 氣體壓力的產生。

3. 延長吸氣／呼氣的時間。

4. 快速呼吸法。

5. 吸氣／呼氣的時間控制。

6. 單獨音節的練習。

7. 連續語音產生時的呼吸訓練：構音動作與呼吸動作相配合。

另外，在減少不自主動作妨礙方面，必須思考如何盡量減少不自主動作干擾連續言語動作執行的辦法。例如說話的語句盡量縮短、盡量使用短句，或將長句拆成幾個短句或片語。練習的目標是教導個案盡量使言語動作於兩個不自主動作出現之間隔時間中完成，並且盡量保持放鬆，不要太過緊繃。還需要消除不必要的掩飾性動作（如咳嗽、轉頭等），因為掩飾性的動作反而會造成聽者的干擾，若已成習慣，要想辦法去除。

補償性的溝通技巧訓練對於輕、中度的個案很重要，當不自主動作干擾說話的動作，可能造成聽者理解的困難時，個案要知道如何即時於之後補充說明，或以其他非口語的方式說明，如使用手勢、手語、溝通簿本或指拼法等。語言介入者需訓練吶吃者本身能自發性地要求對方給予回饋，

以便確認個案確實已將訊息傳遞出去,再決定下一步的溝通內容。運動過度型吶吃者的不自主動作等外顯行為通常會讓溝通對象卻步,因為運動過度型吶吃者講話是如此地辛苦,聽者即使聽不懂也不敢要求再重說一次,因此總是敷衍回應或倉皇離去,往往造成一些不必要的誤解狀況。這時,幽默感的訓練或許是值得一試的,吶吃者的幽默可以緩和一些緊張氣氛,先讓對方知道這些動作是無法自我控制的,請對方能體諒;並練習以輕鬆的方式,抱持著平常心與他人溝通。吶吃者慢慢地講,聽者耐心地聽,一些訊息總是可以互相傳遞的。

　　另一方面,溝通夥伴的訓練也十分重要。溝通夥伴需要給予說話者即時性的回饋,讓說話者知道訊息已傳遞出去,不需要再重複。如有不清楚的地方可用一些「是/否」(yes/no)問題提問,加以進一步澄清,亦可提高溝通效率。除了諮詢、建議外,多增加情境式的模擬練習也是個好方法。

個案研究

　　吳先生的病症被診斷是位在第四對染色體基因的異常,在手、腳等身體部位出現一些不自主動作,像是被魔鬼般地驅使著,身不由己地隨之起舞,無法停歇,除非是睡著才能稍緩,他常笑稱自己是「聞雞起舞」。吳先生說話時也不時會受到這些怪動作的影響,無法好好地連續說出話來,一句話總是被打斷成好幾個片段部分,說話也有口齒不清的問題。最近家人發現他開始出現認知和記憶能力退化的情形,似有點失智的傾向,脾氣也愈來愈暴躁,情緒不太穩定,不自由動作愈來愈劇烈,似乎愈來愈難以溝通。

▶ 思考問題

1. 這位個案屬於何種類型的吶吃?

2. 他適合做語言治療嗎?

3. 若接受言語介入治療,治療的目標應放在哪些部分?

4. 哪些治療訓練項目可能對他會有所幫助?

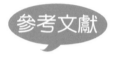

陸清松（2002）。動作障礙症。載於張寓智（主編），臨床神經學（頁 321-343）。台北：合記。

Darley, F. L., Aronson, A. E., & Brown, J. R. (1969). Clusters of deviant speech dimensions in the dysarthrias. *Journal of Speech and Hearing Research, 12,* 462-469.

Duffy, J. R. (2005). *Motor speech disorders: Substrates, differential diagnosis, and management.* St. Louis: Mosby.

Dworkin, J. (1991). *Motor speech disorders: A treatment guide.* St. Louis, MO: Mosby.

Holmes, O. (1993). *Human neurophysiology.* London: Chapman & Hall Medical.

Kent, R., & Netsell, R. (1978). Articulatory abnormalities in athetoid cerebral palsy. *Journal of Speech and Hearing Disorders, 43*(3), 353-373.

Love, R. J., & Webb, W. G. (1992). *Neurology for the speech-language pathologist.* Newton, MA: Butterworth-Heinemann.

Neilson , P. D., & O'Dwyer, N. J. (1984). Reproducibility and variability of speech muscle activity in athetoid dysarthria of cerebral palsy. *Journal of Speech and Hearing Research, 27,* 502-517.

Perkin, G. D., Hochberg, F. H., & Miller, D. C. (1993). *Atlas of clinical neurology* (2nd ed.). London: Mosby.

chapter ⑩ 混合型吶吃

混合型吶吃（mixed dysarthria）的情況是個體的言語同時出現多種吶吃的症狀或言語特徵，例如個體因某種運動神經系統的疾病，同時具有鬆弛型與痙攣型吶吃的言語特徵。通常混合性型吶吃是由較廣泛性的神經損傷所造成，而個體中不同類型吶吃的發生可能是同時存在，或是隨病症病程的演變而有不同的吶吃成分相互消長的變化。事實上，廣泛性的神經損傷發生率遠高於單一結構或局部性的神經損傷，因此患有混合型吶吃的患者通常較其他患有任一單純型吶吃的人數還多。根據 Duffy（2005）統計，大約有 31%的吶吃者屬於混合型吶吃，而混合型吶吃中以肌萎縮側索硬化症（ALS）的病人占最多數（43%）。

混合型吶吃的類型因不同吶吃型的混合又可分成幾種次類型，常見的次類型有鬆弛－痙攣混合型、運動失調－痙攣混合型、運動不及－痙攣混合型等。根據 Duffy（2005）統計，混合型吶吃者中，鬆弛－痙攣混合者占最多（42%），其次是運動失調－痙攣混合型（23%），再其次是運動不及－痙攣混合型（7%），再來是運動失調－鬆弛－痙攣混合型（6%）。其中鬆弛－痙攣混合型吶吃的主要病因為 ALS，而運動失調－痙攣混合型的主要病因則多由腦血管性疾患所引起。若從混合型吶吃之中的吶吃成分多寡

來分析，根據Duffy（2005）臨床資料的統計，混合型吶吃者的吶吃成分當中以「痙攣」成分所占的比率最多，其次是「鬆弛」成分，再其次為「運動失調」成分，可見混合型吶吃者之中有上部運動神經元損傷占多數，其次是下部運動神經元損傷。

▶▶ 神經生理病變與病因

　　混合型吶吃的臨床特徵具多元性，依各神經疾患之病症而異。通常這些病症造成神經系統多處的破壞，例如可能在上部運動神經元、下部運動神經元、基底核或是小腦各有不同程度的損傷，通常神經損傷位置是較廣泛的，沒有侷限於單一系統之中。常見造成廣泛性神經傷害的原因有神經病變引起的退化變性、發炎或是中毒等。多處或多次累積性的局部性神經損傷亦可能會造成混合型吶吃的結果。造成混合型吶吃病因以退化性疾病占最多，而退化性疾病當中又以 ALS 病症占最多數。以下病因排列的順序是依據梅爾診所 1969 至 2001 年統計，按照發生率的高低排列（引自 Duffy, 2005）：

1. 退化性疾病（degenerative disease）：肌萎縮側索硬化症（ALS）、非特異性中樞神經退化疾病（nonspecific CNS degenerative disease）、進行性上核麻痺症（PSP）、橄欖體橋腦小腦萎縮（OPCA）、小腦退化（cerebellar degeneration）、脊髓小腦退化（spinocerebellar degeneration）、巴金森氏症候群（Parkinsonism）、Shy-Drager 症候群（Shy-Drager syndrome）、多系統萎縮症（MSA）。

2. 腦血管性疾患（vascular disorders）：多重性中風（multiple stroke）、單一中風（single stroke）。

3. 腦創傷（trauma）：封閉性腦傷（closed head injury）、手術傷害。

4. 多重原因：綜合多種原因。

5. 髓鞘脫失疾病（dymyelinating disease）：多發性硬化症（multiple

sclerosis）。

6. 腫瘤（tumor）。

7. 原因不明。

8. 毒性代謝異常（toxic-metabolic conditions）：甲狀腺機能不足（hy-pothyroidism）、神經毒害（neuroleptic toxicity）、缺氧性腦病變（hypoxic encephalopathy）、肝性腦病變（hepatic encephalopathy）、不明的新陳代謝疾病（undetermined metabolic disease）、中央橋腦髓鞘溶解症（central pontine myelinolysis, CPM）。

9. 發炎性疾病（inflammatory）：病毒感染後腦病變（postviral encep-halopathy）、進行性腦病變（progressive encephalopathy）、海綿狀水腦症（spongioform encephalopathy）。

中央橋腦髓鞘溶解症（CPM）是一種代謝異常疾病，此症通常與酗酒或是肝、腎方面的疾病有關。屬於滲透性的去髓鞘症候群，因體內矯正血鈉的濃度速度過快而導致在橋腦神經細胞的髓鞘受損。受損的腦部位可能超出橋腦範圍，更為廣泛。常見的臨床症狀有運動失調、舞蹈症、徐動症、肌張力異常、錐體外症狀、步態異常、肌陣攣、顫抖、齒輪性僵硬，有些患者也會出現呐吃症狀。

橄欖體橋腦小腦萎縮（OPCA）是一種罕見的退化性神經疾病，屬於一種多系統退化性疾病。一般發病年齡為 50 歲左右，主要是在小腦、橋腦或連帶有錐體外系統的退化病變，影響一般動作與言語動作而出現呐吃症狀，出現的呐吃類型主要為運動失調—運動不及型或是運動失調—痙攣型的混合。可參見運動失調型呐吃章節中的說明。

■ 運動神經元疾病

運動神經元疾病（motor neurone disease, MND）泛指所有侵犯運動神經元的疾病，運動神經元可能位於大腦運動皮質、腦幹或脊髓前角。MND 包括有脊髓肌肉萎縮症（spinal muscle atrophy）、進行性延髓麻痺（progressive bulbar palsy, PBP）、肌萎縮側索硬化症（ALS）等疾病。運動神經元病變造成的肌肉萎縮速度要比單純肌肉萎縮症來得快，造成進行性四肢殘障，肢體有如被凍住。通常他們的認知功能沒有受損，但卻眼睜睜地忍受自己身體肌肉日漸僵硬、無法動彈與失去控制。脊髓肌肉萎縮症（spinal muscle atrophy）主要是四肢肌肉的虛弱與萎縮，通常對於言語方面較少影響。進行性延髓麻痺（PBP）則主要為下部運動神經元疾病，影響主要在頭、面部的肌肉，肢體部分不受影響，造成的吶吃是屬於鬆弛型的。原發性側索硬化症（PLS）則只影響到上部運動神經元，並無下部運動神經元受損的症狀，早期症狀則與肌萎縮側索硬化症有些類似。

　　肌萎縮側索硬化症（amyotrophic lateral sclerosis, ALS）一詞中，「am-yotrophic」是指肌肉萎縮，由於脊髓前角灰質的神經細胞退化所致，而「lat-eral」是指脊髓側柱（lateral column），即皮質脊髓徑路，「sclerosis」則是指硬化症。ALS 疾病又稱為「Lou Gehrig's disease」，「Lou Gehrig」為人名，他原是美國紐約洋基棒球隊的一位出色隊員，但在 1936 年不幸死於此症，世人為紀念他而將此病以其名命之。

　　ALS 的發生率約為十萬分之一至二。男性患者較女性為多。大部分的患者在 40 至 70 歲時發病，高峰期為 60 至 70 歲之間。患者的存活期為發病後的一至五年，平均三年，根據 Roche 等人（2012）的調查，ALS 患者平均存活的中數是二至三年。大部分患者的病程進展很快速，約有一半的病人在發病三年內死亡，而六年內死亡者占 90%（張楊全，2005），只有少數患者可撐至十年以上。ALS 患者多死於呼吸功能衰竭或肺部的感染。ALS 患者中，後期會出現明顯口語不清的吶吃症狀，且合併有吞嚥的困難，需要語言治療師提供吞嚥介入和言語溝通復健的服務。然而一些患者雖知自己來日無多，還是很積極地做言語復健，乃是因深切體認到人際溝通的重要性，盡量避免吶吃影響自己的人際關係和生活品質。

　　ALS是屬於運動神經元疾病，是一種進行性的運動神經元退化性疾病。病發之初在脊髓前角和腦幹的運動神經元開始發生退化現象，接著大腦皮質的運動神經元也陸續退化。ALS 患者的上部運動神經元和下部運動神經

元均會受到侵犯，因此上部運動神經元與下部運動神經元病徵皆會出現。通常患者下肢有肌痙攣與過動反射的現象；而上肢則出現虛弱、萎縮與肌束顫動的現象。可用 EMG 偵測不正常的肌束顫動，此為 ALS 病症診斷上重要的依據線索。

　　ALS 病患常同時出現典型延髓麻痺（bulbar palsy）症狀和肌痙攣的假性延髓麻痺病徵。患者頭部、面部與肢體的肌肉運動均受到影響，但在體感覺部分則通常正常。病症的診斷依據通常除了出現明顯的特徵症狀之外，還需有EMG檢查以確診。病症初發的時間通常不容易確定，因為通常在個體有大於 50%的運動神經元（脊髓的前角細胞）受損之後，才有明顯虛弱無力的症狀。病症一開始時個體會有肌束抽動及抽筋的情形，出現容易疲累、肢體動作虛弱無力的現象，之後出現較明顯的肌肉萎縮，並伴隨痙攣與高強度肌腱反射（hyperactive deep tendon reflexes）。在中末期時，眼球運動和軀體部分的肌肉控制逐漸受到影響，並進而影響行走、膀胱、排便功能的控制，甚至導致呼吸功能受挫。Roche 等人（2012）發展了一個病程系統（staging system），將 ALS 病程劃分為四期，根據一些症狀標準，這四期分別是：初發病期、確診期、功能損傷期、末期。確診的時間點大約是在病程的 35%，需要胃造口術（gastrostomy）大約是在病程 77% 的時間點，而需要通氣系統大約是在病程 80% 的時間點，已是在末期階段。

　　ALS 患者身體所有的肌肉會逐漸地無力與萎縮，最後會因嚴重影響到呼吸的肌肉，造成呼吸衰竭而死亡。全身肌肉皆受到進行性退化的影響，最先是由四肢開始，再來是軀幹、顏面、舌頭、吞嚥相關的肌肉以及呼吸相關的肌肉，因此較後期的患者吶吃的情況會愈嚴重。在初、中期時的患者可能只是說話動作較為緩慢吃力，可能略帶些鼻音，但在末期時通常無法言語。通常患者的認知、高層次語言功能則不受此症的影響，只會在心靈上飽受折磨。由於這是一種漸進的退化性疾病，初、中期的患者需要大量的心理支持與諮商服務，以及開始認識和學習在病症後期需要用到的擴大輔助溝通系統（AAC），以滿足在病程後期出現嚴重吶吃時的溝通需求。

　　ALS 的致病原因到目前為止仍不明確，可能病因有家族基因遺傳、環

境毒素、病毒感染與自體免疫失調等。家族性基因遺傳的比例推估約有 10%（Purves, 2004），目前基因研究（Rosen et al., 1993）已發現一種導致 ALS 的顯性自體染色體的基因，此基因使得人體內的銅鋅抗氧酵素 SOD1（super-oxide dismutase）發生突變，而導致蛋白質合成異常，造成運動神經元軸突傳輸的失常。直到目前對於 ALS 病症尚未出現有效的治療方法。

■ 多發性硬化症

多發性硬化症（MS）屬於髓鞘脫失疾病（demyelinating disease），好發於 20 至 40 歲的成人，女性患病比率多於男性。大多數屬於急性或亞急性（subacute）的發作型態，少數為慢性疾病。MS 的產生是因免疫系統失調，造成中樞神經系統的白質（髓鞘部分）病變。神經元的髓鞘由於受到自體免疫系統的破壞，造成大腦及脊髓組織的纖維化，腦切片可見白質部分呈現似片狀灰色硬化的斑塊（張楊全，2005），是為多發性硬化斑。去髓鞘的結果使得神經系統中傳導的神經電位流失與傳導中斷，患者出現肢體麻痺、虛弱與感覺麻木等症狀。

MS 屬於多發性病灶，在臨床上短時間內不易確診，臨床症狀會隨著所侵犯的中樞神經系統部位之不同而引發不同的症狀，因此在腦部及脊髓破壞所造成的症狀具多變性。例如若侵犯發生在大腦運動區會造成肌肉痙攣、無力、高反射等上部運動神經元症狀。若是在大腦前額葉則會產生一些精神症狀，此時又易被誤認為精神疾病。若發生在小腦則產生喪失平衡、運動失調，易被誤認為小腦腫瘤或小腦退化。其他常見的症狀尚有複視、暈眩、三叉神經痛、半身不遂等。可見多發性硬化症之症狀的分歧和多變性。多發性硬化症在診斷上需排除一些可能的疾病後才能確診出來。

多發性硬化症致病的原因目前不清楚，可能與遺傳、環境、自體免疫、病毒感染等因素有關。目前在台灣的發生率不高，約十萬分之一左右，女男得病比率約五比一（劉秀枝，1996）。在高緯度地區有較高的發生率。此症的復發率極高，發病的間隔時間不定，存在著一些誘導發作因素，如

感冒發燒、勞累、外傷感染、情緒挫折等（張楊全，2005）。多發性硬化症是一種慢性的神經疾患，病程十分緩慢，患者二十五年後存活率為 74%（張楊全，2005）。多數多發性硬化症患者呈現一種反覆性發作的病程，疾病常復發、緩解（relapsing-remitting），症狀時好時壞。在初期，不發作時患者的狀況就如同正常人一般，看起來很健康，似乎沒有留下什麼後遺症，但隨著發病次數增多或神經受損的嚴重度增加，漸漸會出現一些無法恢復的後遺症，而成為慢性患者。然也有少數的患者一開始就呈現進行性的惡化，病程中沒有明顯的恢復期（游家銘，2002）。

較嚴重的多發性硬化症患者會出現吞嚥及言語溝通的障礙，而吶吃則是這些多發性硬化症患者在病程末期易出現的問題，然而吶吃的類型與嚴重度則是隨著病症起伏而不定。估計約有 13%至 23%的多發性硬化症患者出現較嚴重的吶吃（Beukelman, Kraft, Freal, 1985; Darley, Aronson, & Brown, 1975）。出現較多的吶吃類型屬於運動失調—痙攣混合型（ataxic-spastic type），也有些患者出現的是純運動失調型或純痙攣型的吶吃類型，Duffy（2005）指出 MS 造成的吶吃以運動失調型成分較多。此症吶吃者言語特徵有音量失控、音聲嘶啞、構音異常、重音失調、音調控制失調、鼻音過重、音高不當、氣息聲等（Darley et al., 1975）。有研究（Darley et al., 1975）指出部分 MS 患者會因呼吸的肺活量減少而影響言語的製造。鍾玉梅（2001）調查一位多發性硬化症患者之吶吃問題，發現其個案呈現與文獻相當一致的言語表現，為運動失調—痙攣型混合之吶吃類型。在兩年之間運動失調、痙攣型二者的比重雖有所變化，但仍以運動失調與痙攣型為主。此個案雖然經過兩年的言語介入，但言語沒有明顯進步的表現，且在調律方面呈現退化的情形。

■ 威爾森氏症

威爾森氏症（Wilson's disease）又稱為肝豆狀核變性（hepatolenticular degeneration），是罕見的家族性遺傳疾病，屬於自體隱性遺傳疾病，致病

的基因位於第十三對染色體之攜銅蛋白缺陷（黃錦章，2002），發生率為二十萬分之一。威爾森氏症是一種進行性疾患，多數患者在青少期早期（約10到15歲）便開始發病，肝臟症狀通常會較神經症狀出現的時間為早，神經症狀出現約在15至20歲之間（黃錦章，2002）。這是由於異常的基因造成體內銅離子代謝的失調，導致慢性銅中毒而引起體內多種器官的損害，而銅主要是累積於肝臟以及神經系統中，過多的銅會傷害這些器官，導致器官病變，如累積在肝臟中會造成肝硬化。在中樞神經系統中，銅離子堆積會導致丘腦和基底神經核受損，尤其是造成殼核的萎縮與腔洞化（cavitation）（Perkin, Hochberg, & Miller, 1993）。

由於基底神經核如豆狀核的受損，患者會出現如運動不及或運動過度型吶吃者的動作失常症狀，如肌張力異常（dystonia）、顫抖。有些患者則會出現如徐動或舞蹈性等不自主動作。多數患者有肌肉僵直、肌張力異常、動作緩慢的症狀，嚴重的患者在手部會不時出現有如揮打狀的不自主運動。

因為銅離子於眼睛的眼角膜堆積，會使眼睛看起來好像帶有一圈古銅色的環，此環又稱為K-F角膜環（Kayser-Fleischer corneal ring），是此症患者外表明顯的特徵。由於臉部肌張力失調，有些患者會出現僵硬的假笑（pseudo smile）表情。此外，在心理方面上也會出現行為異常症狀，如個性改變或情緒失調等症狀。患者可能口水控制不佳，並伴隨吞嚥困難和吶吃等症狀（黃錦章，2002）。

在言語表現方面，威爾森氏症會影響到與說話有關的肌肉（如口面部的肌肉），出現吶吃型態較多屬混合型吶吃，出現的混合類型之中以「運動不及—運動失調—痙攣」（hypokinetic-ataxic-spastic）或是以各自分開的單純型吶吃為最多（Duffy, 2005）。因為基底神經核中的黑質嚴重受損，「運動不及」通常為其最主要的吶吃成分。Duffy（2005）指出威爾森氏症患者的吶吃症狀主要是運動不及型，但有些患者有時看起來運動失調型成分卻又較為明顯。威爾森氏症患者的言語特徵是運動不及、運動失調與痙攣型吶吃的混合特徵，主要的言語特徵有重音減少、音調無起伏、音量單調、子音不準、語速過慢、重音過度無對比、重音一致、低音調、無規則

性構音瓦解、鼻音過重，以及不當沉默等（Berry, Darley, Aronson, & Goldstein, 1974）。這些特徵中涉及運動不及型吶吃的言語特徵有重音對比減弱、不當的停頓與低音調；涉及運動失調型吶吃的言語特徵有說話速度緩慢、重音過度無對比、無規則性構音瓦解；涉及痙攣型吶吃成分則有嗓音緊困、鼻音過重等現象。

▶▶ 言語特徵

　　混合型吶吃患者依照各病症的特性、嚴重度而有不同的吶吃型態的組合。例如菲得區氏運動失調（Friedreich's ataxia）患者通常出現運動失調型吶吃，但也可能出現運動失調—痙攣混合型吶吃，這是因為病症已嚴重到不只影響到小腦結構，且已擴展至上部運動神經元系統。菲得區氏運動失調者的言語特徵則是運動失調—痙攣混合型吶吃的特徵，其中有關痙攣型吶吃的成分有嗓音緊困的發聲性狹窄（phonatory stenosis），此外，尚伴隨有語調單調、鼻音過重等特徵。

　　表 10-1 乃是根據 Duffy（2005）整理各病症出現的典型混合吶吃型態將之列出，主要的吶吃成分排在前面，次要的成分排於其後。例如 ALS 病症通常主要出現的是鬆弛加上痙攣的混合型吶吃，其中排在前方的鬆弛為主要吶吃成分，而痙攣為次要的吶吃成分。

■ ALS 吶吃者的言語特徵

　　ALS 是一種神經肌肉的進行性退化疾病，因 ALS 患者的上部運動神經元與下部運動神經元皆受到了侵犯，上部運動神經元與下部運動神經元神經病變的臨床症候皆可能同時出現，例如患者會同時出現痙攣、不正常反射動作與假性延髓情緒反應等上部運動神經元病變症候，並有虛弱、低張力和肌肉萎縮等下部運動神經元症候。但兩種神經元病變的臨床症候並不

表 10-1 各病症典型的混合吶吃型態

病症	典型的混合吶吃成分型態
肌萎縮側索硬化症（ALS）	鬆弛型＋痙攣型
多發性硬化症（multiple sclerosis, MS）	運動失調型＋痙攣型
進行性上核麻痺症（progressive supranuclear palsy, PSP）	運動不及型＋痙攣型＋運動失調型
橄欖體橋腦小腦萎縮（olivopontocerebellar atrophy, OPCA）	運動失調型＋痙攣型＋運動不及／鬆弛型
Shy-Drager 症候群	運動失調型＋運動不及型＋痙攣型
威爾森氏症（Wilson's disease）	運動不及型＋運動失調型＋痙攣型
菲得區氏運動失調（Friedreich's ataxia）	運動失調型＋痙攣型
腦幹腫瘤（brain stem tumor）	痙攣型＋運動失調型＋鬆弛型
中央橋腦髓鞘溶解症（central pontine myelinolysis, CPM）	痙攣型＋運動失調型＋運動過度型

註：愈主要的成分排在前面。

一定會同時均勻地分布，可能隨著病症的演變或嚴重度呈現不同程度的混合樣貌，也因此並非每個ALS的患者皆為鬆弛與痙攣的混合型，也有可能是一種單純鬆弛型或單純痙攣型的吶吃型態，可能會有不小的個別差異存在。

　　ALS 吶吃的典型狀況是造成一種鬆弛加上痙攣的混合型吶吃情況，患者說話時常有鼻音過重、子音不準、語速較慢的問題。依據 Darley、Aronson 與 Brown（1969）的研究發現患有 ALS 的吶吃者的顯著言語特徵有子音不正確、鼻音過重、音聲沙啞、說話緩慢、語調缺起伏變化、語句過短等混合鬆弛與痙攣型的吶吃言語特徵。此外，ALS 患者中也曾出現運動失調－鬆弛－痙攣（ataxic-flaccid-spastic）的混合型吶吃案例。

　　由於 ALS 病程的進展快速，個案可能於短短幾個月內在語音清晰度上就有戲劇化的衰減，例如 Kent 等人（1991）就追蹤一位 53 歲的女性 ALS 患者的各項言語相關表現，發現在短短的兩年時間之中語音清晰度就從原

來的 98% 退步到 48%。其中語音的構音是影響語音清晰度最大的一個因素，她的語音錯誤主要在有聲／無聲塞音對比，以及一些需要用到舌頭動作的語音位置對比，另外還有鼻音／塞音對比等。

　　ALS 之呐吃者的主要言語特徵為何？Kent 等人（1990）調查了二十五名 ALS 男性病患的語音清晰度，發現五組語音特徵對比與語音清晰度之間有高相關，包括起始有無聲音對比、塞音與鼻音對比、摩擦與塞擦音對比、齒槽與上顎摩擦音對比以及喉擦音/h/有無的對比。此種語音解釋性（phonetically explanatory）的清晰度評量，可讓我們深入瞭解運動神經病理的問題對說話構音的影響。例如，ALS 說話者在塞音與鼻音失去對比性，可能是源自於顎咽閥門緊閉性（velopharyngeal valving）不足，有可能是神經肌肉方面的問題導致提顎肌（levatti palatal）與上咽縮肌（superipharyngeal constrictor）的虛弱。除此之外，喉部聲門系統的問題也可能會在構音的層次上顯現出來，例如大多數的 ALS 男性個案的語音會有喉擦音/h/有無的對比混淆問題，然而，ALS 女性患者卻少有這個問題。Kent 等人（1990）因而發現對於影響語音清晰度的語音對比可能會有性別上的差異，即影響語音清晰度的語音對比在男性 ALS 個案與女性 ALS 個案會有所不同，而且性別因素亦對 ALS 的呐吃者的顯著言語特徵有所影響。對男性 ALS 個案的語音清晰度而言，以下五對子音對比是相當重要的：有／無聲起始子音對比（initial voicing contrast）、塞音／鼻音對比（stop-nasal contrast）、摩擦音／塞擦音對比（fricative-affricate manner of articulation）、齒槽／硬顎音對比（alveolar-palatal place of articulation）、起始/h/音／無子音對比（initial /h/ vs. null initial contrast）。尤其，對於男性 ALS 呐吃者在起始/h/音和無子音對比以及起始有／無聲子音對比出現的錯誤最多，是最有問題的語音對比；然而對女性 ALS 個案則否，女性 ALS 患者在塞音／鼻音對比、齒槽／上顎摩擦音的對比上出現較多的錯誤，可見同一病症對不同性別的患者，呐吃對語音的影響不同。

　　Weismer 與 Martin（1992）選用了六項語音對比的正確率（塞音／鼻音、齒槽／上顎摩擦音、塞音／塞擦音、起始有／無聲對比、喉擦音/h/有

無的對比以及 F2 斜率），於多元迴歸分析模式中作為 ALS 男性的說話者語音清晰度的預測項目，結果發現有兩項對比可以解釋 95%的語音清晰度分數，這兩項對比是塞音／鼻音以及喉擦音（/h/）有無的對比，其中單獨塞音／鼻音對比就可以解釋 77%的語音清晰度分數。ALS 女性的說話者語音清晰度的預測項目卻與 ALS 男性說話者不同，齒槽／上顎摩擦音、塞音／塞擦音以及末尾子音有無對比可解釋大多數的語音清晰度分數，其中齒槽／上顎摩擦音對比可以解釋 82%的語音清晰度分數。顯現出性別因素具有影響呐吃者語音清晰度的效果。

除了知道語音的對比混淆造成語音清晰度的下降外，還可更進一步透過語音聲學分析瞭解造成某語音對比混淆的原因。可以用來分析呐吃者語音的聲學變項有 VOT、共振峰、音段時長等。例如分析母音的第二共振峰走勢就可以敏感地反映出說話者說此音時舌頭前後移動的情況。Weismer、Martin、Kent 與 Kent（1992）即發現 ALS 說話者說雙母音詞語時的第二共振峰斜率（F2 slope）和語音清晰度之間有著高度的相關。

在聲學特徵的研究上，研究者（Kent et al., 1989; Mulligan et al., 1994; Weismer & Martin, 1992）發現患有 ALS 呐吃者在母音（如/ai/）的第二共振峰斜率走勢較平緩，F2 斜率值較正常人的為小，推測 ALS 患者在說話時舌頭前後移動的效能不及正常人，並且發現 F2 斜度與語音清晰度有高正相關（$r = 0.86$）。F2 斜率愈大，代表說話者舌頭前後移動的速率愈快，說話者的語音清晰度通常也愈高。隨著 ALS 病人病況的日益嚴重化，通常 F2 斜率會愈來愈小，而其語音也變得愈來愈不清晰。

另外，研究者（Turner, Tjaden, & Weismer, 1995; Weismer, Jeng, Laures, Kent, & Kent, 2001）亦發現 ALS 呐吃者的母音聲學空間面積較小，這是因為所發母音的 F1 與 F2 範圍較小所造成。母音聲學空間面積與語音清晰度有中正相關存在（$r = 0.68$）。因此由以上研究資料可推知 ALS 呐吃者於母音構音時，舌位運動空間較侷促、舌頭動作較小，且動作速度較慢。此外，Weismer（2006）指出 ALS 呐吃者發低母音時，下顎會有過度張開的情形，推測下顎的過度動作可能是為了補償舌頭動作的不足之故。

▶▶ 介入方面

　　由於混合型吶吃中各個次類型之間的異質性頗大，介入前須對個案有正確的評估，診斷其吶吃類型，辨認出混合型中的各種吶吃成分，再針對個案混合的各吶吃成分，在呼吸、發聲、共鳴、構音與調律等各方面分別處理與訓練。當然整體的介入目標還是以增進溝通的語音清晰度以及促進日常溝通效能為主。

個案研究

　　吳先生年約 40 歲，常自認為體育能力不錯，一向愛好運動，卻發現體力突然大不如前，打球時常有突然使不上力的情形，並注意到自己的左手臂時有肌肉不自主抽動的現象。在家人催促之下至大醫院檢查，神經科醫師使用 EMG 檢查發現有肌束顫動和肌纖動微兆，結合其他神經學的檢查後，確診為 ALS，也就是俗稱的漸凍人，一時之間讓他和家人難以接受。

　　今年年初他太太發現他說話時聲音愈來愈不清楚，鼓勵他到語言治療部門求助。後來吳先生由他太太陪伴到語言治療室來做評估，語言治療師發現他有嚴重的鼻音過重情形，說話時呼吸支持不足，並有輕度的吞嚥異常，喝水或飲料太快時容易嗆咳。

▶ 思考問題

1. 這位個案可能屬於何種吶吃類型？
2. 他適合做語言治療嗎？
3. 若接受言語介入治療，治療的目標應放在哪些部分？
4. 哪些治療訓練項目可能對他會有所幫助？

參考文獻

張楊全（2005）。**神經科案例教材**。台北：合記。

游家銘（2002）。多發性硬化症。載於張寓智（主編），**臨床神經學**。台北：合記。

黃錦章（2002）。威爾森氏病。載於張寓智（主編），**臨床神經學**。台北：合記。

劉秀枝（1996）。多發性硬化症與其他有關去髓鞘疾病。載於吳進安（編著），**基礎神經學**。台北：合記。

鍾玉梅（2001）。多發性硬化症患者之吶吃問題與個案研究。**中華民國聽力語言學會雜誌**，**16**，58-74。

Berry, W. R., Darley, F. L., Aronson, A. E., & Goldstein, N. P. (1974). Dysarthria in Wilson's Disease. *Journal of Speech and Hearing Research*, *17*(2), 169-183.

Beukelman, D. R., Kraft, G. H., & Freal, J. (1985). Expressive communication disorders in persons with multiple sclerosis: A survey. *Arch Phys Med Rehabil*, *66* (10), 675-677.

Darley, F. L., Aronson, A. E., & Brown, J. R. (1969). Clusters of deviant speech dimensions in the dysarthrias. *Journal of Speech and Hearing Research*, *12*, 462-469.

Darley, F. L., Aronson, A. E., & Brown, J. R. (1975). *Motor speech disorders*. Philadelphia: Saunders.

Duffy, J. R. (2005). *Motor speech disorders: Substrates, differential diagnosis, and management*. St. Louis: Mosby.

Kent, R. D., Sufit, R. L., Rosenbek, J. C., Kent, J. F., Weismer, G., Martin, R. E., & Brooks, B. R. (1991). Speech deterioration in amyotrophic lateral sclerosis: A case study. *Journal of Speech and Hearing Research*, *34*(6), 1269-1275.

Kent, R. D., Kent, J. F., Weismer, G., Martin, R. E., Sufit, R. L., Brooks, B. R. et al.

(1989). Relationships between speech intelligibility and the slope of second-formant transitions in dysarthric subjects. *Clinical Linguistics & Phonetics*, *3*(4), 347-358

Kent, R. D., Kent, J. F., Weismer, G., Sufit, R., Rosenbek, J. C., Martin, R. E., & Brooks, B. R. (1990). Impairment of speech intelligibility in men with amyotrophic later sclerosis. *Journal of Speech and Hearing Disorders*, *55*, 721-728.

Mulligan, M., Carpenter, J., Riddel, J., Delaney, M. K., Badger, G., & Rup Tandan, P. K. (1994). Intelligibility and the acoustic characteristics of speech in amyotrophic lateral sclerosis (ALS). *Journal of Speech and Hearing Research*, *37*, 496-503.

Perkin, G. D., Hochberg, F. H., & Miller, D. C. (1993). *Atlas of clinical neurology* (2nd ed.). London: Mosby.

Purves, D. (2004). *Neuroscience* (3rd ed.). Massachusetts: Sinauer Associates, Ins.

Roche, J. C., Rojas-Garcia, R., Scott, K. M., Scotton, W., Ellis, C. E., Burman, R. et al. (2012). A proposed staging system for amyotrophic lateral sclerosis. *Brain: A Journal of Neurology*, *135*(3), 847-852.

Rosen, R. D., & 32 others (1993). Mutations in Cu/Zn superoxide dismutase gene are associated with familial amyotrophic lateral scleraosis. *Nature*, *362*, 59-62.

Turner, G. S., Tjaden, K., & Weismer, G. (1995). The influence of speaking rate on vowel space and speech intelligibility for individuals with amyotrophic lateral sclerosis. *Journal of Speech and Hearing Research*, *38*, 1001-1013.

Weismer, G. (2006). *Motor speech disorders*. San Diego, CA: Plural Publishing.

Weismer, G., Jeng, J.-Y., Laures, J., Kent, R. D., & Kent, J. F. (2001). The acoustic and intelligibility characteristics of sentence production in neurogenic speech Disorders. *Folia Phoniatrica et Logopaedica*, *53*(1), 1-18.

Weismer, G., & Martin, R. E. (1992). Acoustic and perceptual approaches to the study of intelligibility. In R. D. Kent (Ed.), *Intelligibility in speech disorders: Theory, measurement and management* (pp. 67-118). Amsterdam/Philadelphia: John Benjamins.

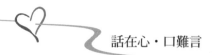

Weismer, G., Martin, R., Kent, R. D., & Kent, J. F. (1992). Formant trajectory characteristics of males with amyotrophic lateral sclerosis. *Journal of the Acoustical Society of America, 91*, 1085-1098.

chapter ⑪ 吶吃者的言語 介入

　　本章主要介紹對於吶吃者言語介入的一些基本原則、技巧與策略。進行性神經性運動疾患的患者在初期往往無法覺察疾病的存在,等到疾病漸漸嚴重而影響到日常生活時,例如個體在行走、穿衣、取物時動作感到困難,才驚覺疾病的存在,積極尋求醫療的協助確定病症,並尋求各種治療的方法。然而,目前醫學對於神經性疾患的療效仍十分有限,而疾病對於說話清晰度的影響通常出現在病程的中、後期,此時又往往是患者和患者家屬對於醫療效果失去耐心和信心的時刻,因此國內求助語言復健治療的患者往往不多。可能因為受到文化、社會風土民情等因素的影響,東方社會的成人與老年吶吃患者對於言語治療的態度通常較為保守,家人也較不鼓勵去做。有些患者可能會覺得到老了還在「學說話」,是一件沒面子的事情,甚至否認言語溝通方面異常的問題,認為「話」不需說太多,只要家人或主要照顧者能瞭解其主要需求即可。事實上,言語溝通是日常生活中一項非常重要的功能,失去了這項功能,對於個人需求的滿足、自尊、情緒和生活品質等各方面的影響甚巨。無法與人溝通的直接效應是降低生活品質與個人尊嚴。正常的溝通是不限制於需求的滿足而已,對於人際間親密連結的情感因素,都需靠溝通行為來表現。個體因為自認言語的表現

不佳就放棄溝通的行動，事實上同時也是放棄和其他人情感聯繫的機會。溝通的失敗常會導致心理挫折感的累積、被遺棄感以及造成社交互動參與的退縮與消極，影響心理層面的健康頗大。

　　言語復健與介入不僅可維持吶吃者的現有溝通功能，並能加強改進一些不良的溝通行為與態度，學習新的溝通模式，促進人際之間的交流溝通，無形地個案的生活品質和心理健康也會有所提升。介入最大的目的無非是讓個案能對其生活有更好的適應，有更好的生活品質。對吶吃者言語介入的目的可簡單地歸納為以下四點：

1. 增進或回復原有的言語功能，如肢體復健以加強動作的幅度、準度和效度為目標，言語介入的主要目的是加強言語動作的速度、幅度、準確度與溝通效率，促進有效溝通行為的發展。

2. 促進發揮剩餘的功能，善用殘存的言語發聲功能，配合其他替代溝通的方式或輔具，以達到綜合溝通的目的。

3. 尋求替代或補償功能的方式，學習與適應新的溝通模式。

4. 減少對於失去功能的需求，可藉由輔具使用滿足生活基本需求。

　　對吶吃個案所做的處遇、介入，不外是依照其溝通相關的功能限制，改變其溝通行為，以增進與人溝通的效能，加強其對自身疾患的適應與調整。語言治療師針對吶吃個案所做的處遇與介入可簡單地分為以下四類：

1. 行為上對於正常功能的強化與增進。

2. 行為上對於不良功能的消弱與減少。

3. 代償方式的尋找與建立，溝通新行為模式的建立。

4. 對醫療處遇的建議。

　　語言治療師可針對以上這四個面向去思考，想想即將要介入的吶吃個案在溝通功能和行為方面有哪些需要調整或可加強的地方，據此設計合宜的介入計畫，並按部就班地逐步改進其溝通功能，促進其人際參與。

➤➤ 介入目標的擬定

　　Yorkston、Beukelman 與 Bell（1988）認為言語治療應遵循「最小介入」（minimal intervention）的原則，治療應只針對可達成介入目標的活動來進行。亦即對於每個個案不需要總是都由「基礎」開始加以訓練或是進行一些與其介入目標相關性不強的活動。例如針對輕微的個案，當介入目標為增進言語自然度，治療的重點應放在說話時言語的呼吸、語調以及時長的調整，而不需要去訓練其他和其介入目標較不直接相關的部分，因此，對此個案訓練 DDK 或是最長發聲時長就是一些不太恰當的作法。

　　語言治療師針對不同嚴重程度的吶吃患者，言語介入目標應有所區隔，依據這些目標設計擬定介入訓練的活動項目。在此依照吶吃嚴重的程度可將言語介入的大目標分列如下：

1. 對輕度吶吃者：主要介入目標是改善語音清晰度與自然度，調整說話的方式以增進溝通功能效率，積極促進人際之間的互動溝通行為。

2. 對中度吶吃者：改善言語可理解程度（comprehensibility），運用外在線索的提供，有效地讓外界瞭解個案的言語內容，增加人際互動機會。

3. 對重度吶吃者：教導使用輔助溝通系統，善用剩餘的溝通功能，建立代償式溝通的模式，以多管道的方式促進人際的參與和溝通。

　　通常在言語評估後或整體介入之前，擬定一套對於該個案的整體介入計畫或方案，置入為該個案所建立的檔案夾中。此整體計畫的內容須涵蓋長程目標（long term goals）或大目標、大目標之下的小目標、介入的模式或方式（直接或間接介入、個別或團體介入）、介入實施的地點、介入時間的長短、介入頻次等訊息。總之，介入目標擬定的決定因素有很多，例如上述所提的嚴重度、生活功能的重要性、個案本身或家人的期待，或減少與正常者的差距等，這些可與個案本身或其隨行家人討論後，再決定先

後優先順序擬定介入計畫。根據擬定的大目標再擬定出次目標或小目標，每個個別介入節次（session）以活動的實施來達成個別的小目標。在每個介入節次進行之前也應訂定該節次的介入計畫，計畫內容包括該節次介入的目標以及該節次的介入活動與使用的材料等。

　　介入治療一節的時間通常約三十至五十分鐘，時間的分配大致可以用以下的方式進行：一開始的五至十分鐘為暖身活動，以輕鬆活潑的動態活動引發興趣或複習前次的活動，接下來的十五至二十分鐘為主要活動，最後的五至十分鐘為結束道別活動，此時段可簡單複習此次的活動，並對個案的表現做一個總結與鼓勵，或交代回家練習作業或其他注意事項等。介入時不妨多引導隨行家人的參與加入，家人其實是個案平日最佳的語言治療師，並可給予回家作業，鼓勵與其家人共同完成。為了避免遺忘，於每節結束後應迅速將此節次個案的反應與介入的成效做簡要的紀錄，保存一些錄音、錄影資料以做後續的分析，並持續評估個案的表現以便隨時作介入計畫的修正。

　　在介入之前須先建立基準線（baseline）的測量，觀察並有效地描述起點行為，並為個案設定有效標準（criterion）。在每次介入後需評估每節的介入成效，可使用前測與後測的差距值來衡量介入目標的達成率，並據此為下次或後續介入計畫的考量或修正的根據。

　　在臨床上對於運動性言語障礙的個案，許多語言治療師會使用口腔運動活動來強化口面部的肌肉運動功能，然而經常為人所詬病的是時間分配或介入目標在口腔運動的比重過多，導致介入重心本末倒置，失去了言語治療的基本精神——語言治療的目標應以促進溝通或言語為首要。若一個治療節次是以口腔運動訓練為主，由於時間排擠效應，對於言語或溝通行為的促進活動分量就會變得十分不足，更遑論對改善整體溝通目標的達成。這也是近來言語運動障礙領域的重要議題之一。一般學者認為對於運動性言語障礙患者的介入目標應該放在言語或溝通行為的改進方面，而口腔運動訓練只是一種可能會有間接影響的方法（不過此可能性實在不高，目前沒有研究證據的支持），不應成為介入的主要目標，因此，語言治療師在

設計介入方案時方法與目的之分野絕不能搞混。

對於口腔運動活動是否真的對於言語行為有促進的功效，直至目前尚未獲得實證研究的支持，許多研究者（Weismer, 2006; Ziegler, 2003）甚至認為口腔運動表現和言語行為之間的關聯性不大，因為兩者在中樞神經系統的控制機制是不一樣的。在臨床上，也常可見有些病人在言語表現測試時表現十分低落，但在非言語的口腔運動表現卻是正常，或是見到相反的情形，即有些病人在非言語表現測試（口腔運動表現）時表現十分不佳，但在言語方面卻又在正常範圍之內。因此，口腔運動表現和言語行為表現實不能視為等同。因此，語言治療師對於運動性言語障礙的介入一定要以言語行為的促進為首要目標，絕對不要單純只以口腔運動能力的促進為主。

對吶吃的介入活動選擇，雖需依照個案在言語各次系統（如呼吸、構音、發聲、共鳴、語調韻律）的不足之處做加強，但介入目標和介入活動的重心應以言語行為或溝通行為為主。口腔運動活動並非完全不能實施，但不應成為介入的重心。治療師在實施口腔運動活動之後，不要忘了將該項口腔運動活動所促進的功能盡量「遷移」至與其相關的言語行為作業中，即應以該言語行為作業為首要重點，而非做完口腔運動活動就結束。若是個案為無言語的嚴重吶吃者，則介入的重心應以替代式溝通的學習為主，若有時間時再視需要與情況增加一些簡單的口腔運動活動。個案若在口腔運動方面有了進步，則可在之後階段中漸漸導入言語發聲活動，使之成為口語和溝通替代（輔具）並用的有效溝通者。這些介入目標的設定要依照對個案詳盡評估後的分析結果為依據，亦即考慮個案能力的實際狀況做介入方案的設計。

▶▶ 言語介入實務原則

由於吶吃介入的對象多為成年人或老年人，語言治療師對於個案的態度要以尊重、接納、同理為宜，耐心傾聽個案及其家人的主訴。對於將要

進行的活動可先說明內在的用意，以爭取個案的配合，並多使用關心、鼓勵性的言語。說話時用詞要真誠、自然。對於個案錯誤的反應也應盡量使用委婉的言語，避免負面的評論，例如「說不對」、「錯誤」等這些語句或許對於自信心不高的個案會產生挫折感。對於正確的反應也應即時給予口頭的增強和鼓勵。對於成人個案的增強用詞，要符合其心智年齡，避免讓成人個案有被當成「小朋友」對待的錯覺。總之，對於成人個案把握「態度真誠」、「待人平等無歧視」以及「尊重個體」等這些大原則是語言治療師隨時要秉持的信念和作法。

在治療室中建立開放而包容的學習環境，鼓勵個案多多嘗試、多次試驗，努力找出最適合自己的溝通方式。隨時增強個案的正向改變。在介入時，注意整體的溝通互動，不只在口語部分，也應注意非口語方面的溝通，如提供手勢或觀察對方的表情、手勢等，可即時教導一些在溝通過程中可使用的一些補償性策略與技能。

此外，語言治療師選擇使用的語言也很重要，先瞭解個案和個案家人平常使用的主要語言為何，介入可盡量以該語言為主，如此介入才能真正有助於個案在日常溝通的改進。也就是語言治療師使用的語言種類盡量以個案的母語或主要使用的語言為主，例如在台灣南部的語言治療師會傾向以台語和個案溝通，以促進個案的言語理解和語用。因此，在這個多元化的社會中，語言治療師須培養自己有基本的多語（multilingual）能力，亦即加強自己能使用多種語言的能力，主要是聽和說的能力，盡量學會職場當地的語言和瞭解其文化，才能融入當地的文化社會之中，服務當地的溝通障礙人群。

在介入活動的安排方面，一個節次安排的活動不要過多，需考量個案的能力和體力，活動分量以可在一節次的時間中完成為主。一個治療節次通常在三十至六十分鐘之間。介入使用的活動和材料應就個案的年齡、認知、語言能力、體力（易疲勞度）、性別、文化等變項做適當的調整。活動內容不要與日常生活脫節，如此將可提高治療的類化效果，讓個案容易將治療室所學的應用到日常生活的場合之中。一節次中若能有效地運用模

型、圖片、字卡或實物等教具與增強物，應可收提高個案學習興趣之效。另外，每一節次需準備一、兩個備用活動，以防一些意外情況的出現，例如個案對原來準備的活動沒興趣、沒有反應、厭惡或因故無法實施，這些情況都是備用活動可派上用場的時候。

教材的使用應把握由具體到抽象、由簡單到困難的原則，即刺激的提供須循序漸進，先由簡單的入手再慢慢增加難度。而且增加難度的速率因人而異，難度應訂在比目前能力稍難的水準。盡量維持高成功率，如至少50% 或 60%以上的成功率以避免挫折感，維持住學習興趣。仔細觀察個案的反應，當失敗的次數過多時，應降低問題的難度，提高正確率，以維持學習興趣。難度的調整須依照個案的挫折容忍度而定。

以下列舉幾種常見的介入技巧與策略：

1. 善用仿說：仿說是使用最多、最頻繁的介入技巧。介入者提供言語動作的典範要求個案模仿。讓個案模仿的典範品質必須良好，構音清楚，語速中等，不急不緩，音量適中。目標音、詞語或語句必須結構完整。要求仿說時須考慮到個案的感官接收能力，如聽力、視力等。要思考的問題是：若是個案無法達成「仿說」，是有何種原因存在？亦即成功的「仿說」需要哪些能力？而「仿說」是否完全不涉及語型、語意與語用功能？若仿說的語句較長時，仿說者仍需要理解語句語意加以記憶，再重述出來，因此所說的語句可能和原句略有出入。表示該語句已經經過仿說者的重新詮釋再產生出來，而非如錄音機一樣只是拷貝原語句的表層語音而已。

2. 提供示範（modeling）：治療者展示動作行為以提供一個範例供個案模仿。示範又分為直接示範（direct modeling）和間接示範（indirect modeling）。直接示範是提供展示後要求個案立即模仿。間接示範則不要求立即的反應，可延宕一段時間後要求反應，這段延宕時間可令其等待或加入其他作業（如數數、想像等）。間接示範可訓練記憶能力，但幼童或老年人通常短期記憶較弱，容易遺忘。

3. 善用開放式提問：介入者一開始應盡量採用開放式的問句提問，因

為開放式提問可鼓勵個案提供更豐富的訊息，但對個案的溝通壓力較大。若個案對開放式提問沒反應，才降低提問的難度改用封閉式問句。之後可待個案對封閉式問句反應後，再次用開放式問句提問一次，鼓勵個案回答。所謂開放式問句則是指具有六個「W」的問句。包括「什麼」（what）、「誰」（who）、「在哪裡」（where）、「如何」（how）、「為什麼」（why）、「什麼時間」（when）等問句。封閉式的問句則是答案為「是」（yes）或「否」（no）的問句。對於封閉式問句的回答反應較開放式問句回答為簡單，個案不需要提取詞彙，組織成語句，只要表示「是」或「否」即可，溝通壓力較小。不喜歡開口的個案通常會選擇使用肢體語言，如點頭或搖頭來反應即可，對於封閉式提問其實可不需用口語即能表達，而通常回答者對於封閉式的問句所提供的訊息量是很有限的，所以通常對於溝通能力低的個案才使用封閉式提問。

4. 提示（prompts）：介入者可在個案嘗試回答時，提供額外的線索幫助他。這些額外的線索可以是口語語音的線索（語意性）或是非口語的線索（動作）。當個案在嘗試反應時，適時地提供相關線索常有助於個案反應的達成。提供的提示可以是一個口型動作、耳語聲、手勢動作或是一些帶有語意、語型的語音線索，皆可能促進個案的回答反應。例如介入者說：「對，這是一本……什麼？」（之後並加上一個「書」音的口型動作）以促進個案說出「書」這個音來。

5. 擴展與延伸（expansion）：介入者將個案的回答加以修飾，轉換成較完整、成熟的答話語句。例如個案說：「車。」介入者說：「對，這是一部車，是一部紅色的跑車。」治療師或個案的主要照顧者若能善用擴展與延伸的技巧，對於個案的言語功能提升可收潛移默化的功效。

6. 適時提供增強與鼓勵：介入時根據個案的反應適時地給予增強與鼓勵，提供即時的回饋。所提供的增強物可以是原級的、次級的或是社會性的增強，以提高個案參與的興趣，同時也可肯定個案改變的

努力。語言治療師在介入過程中需不斷地檢視、評估增強的有效性，加以調整增強的時機、提供的頻次以及該增強物本身的誘導效果。增強物的選擇要適當，需考慮個案的年齡、性別、興趣、認知能力等因素。一種適當的、好的增強物常可以收到事半功倍的效果。

7. 增加回答的等待時間（increase waiting time）：發問之後，待答時間要加以斟酌，觀察個案的反應，給予適當的反應時間，不要催促個案。必要時，給予一些提示或線索協助個案回答。目標是盡量讓個案能達到獨立回答的水準程度。

8. 消退（fading）：療程中逐漸減少示範與提示的提供，逐漸減少提示和增強的數量或頻率，以增進個案反應的獨立性。

9. 反例的辨識：提供錯誤的例子來凸顯正確的例子，提升個案對正確與錯誤反應之間的區辨能力，是培養自我監控能力的基礎。

10. 教導自我監控的技巧：瞭解錯誤反應的原因，聆聽監控自己語音的產生與觀察聽者的反應，注意自己語音的清晰度與嗓音品質，盡量給聽者好的溝通感受。

11. 維持參與興趣與動機：語言治療師需常更換不同形式的活動，不要每次都採用一成不變的活動，如此易生煩膩。介入活動的形式很多，例如說故事、說笑話、家庭照片描述、角色扮演、主題活動、機智問答或其他動態性活動（如歌唱、相聲表演等）。漫長的療程當中應盡量增加活動的多樣性，避免千篇一律，每次都是一樣的枯燥乏味訓練。常變換不同的活動可讓個案有好奇與期待，提高參與的興趣與動機。

12. 善用回家作業：使用回家作業來引導個案行為的遷移，加強類化，並可鼓勵和家人一起完成，如此可促進家人漸進式地接受、支持以及適應個案新的溝通模式。為了確保家庭作業執行，可以設計表格，鼓勵個案或家人按時記錄，以促進自我監控。

13. 出聲訓練：對於無口語的個案，目標在於由無口語（nonverbal）進展到口語溝通。從發聲開始導引，可以咳嗽、打哈欠、哼歌等非口

語發聲開始引發出聲行為,加強發聲自我控制能力,如大小聲調節、長短、重複次數,之後可嘗試變化口形使之形成不同母音、雙母音或複韻母。

➤➤ 各類型吶吃者之言語介入原則

對於吶吃者的言語介入前需對要介入的個案加以評估,以瞭解此個案主要的言語缺陷和所涉及的言語次系統,並針對其主要的吶吃次類型之主要言語特徵向度和特徵加以對症訓練。由之前的幾個章節可知吶吃六個次類型,如鬆弛、痙攣、運動失調、運動不及、運動過度、混合型等,各有各的典型言語特徵和動作特性。表 11-1 整理 Darley、Aronson 與 Brown(1969)分析歸納幾種吶吃類型的言語特徵向度和其主要的一些相關特徵。

表 11-2 整理五類型吶吃者的幾個動作向度的典型特性(參考整理自 Duffy, 2005)。語言治療師需針對吶吃個案之動作特性以及其實際表現出的異常言語特徵,選用適當的介入活動項目,設計有效的訓練活動。茲針對此六個吶吃類型提出一些有關介入的簡要建議:

1. 鬆弛型:治療原則為運用肌力強化訓練(muscle strengthen training),於動作的型態、位置、速度、肌收縮的力道上加以訓練,重新組織運動肌群,建立神經適應性(neural adaptation),如肌肉阻抗訓練可增加神經的激發速率。此種強化訓練主要是針對較輕度到中度的患者。至於對重度的吶吃者,因為當肌肉完全失去 LMN 的支配時,肌力強化訓練則是徒勞無功的,此時就須考慮用其他代償性的方法,如人工顎蓋的配置。代償性介入主要是針對較重度的患者。對於極重度的患者,可能開口說話已是一件不太可能的事,則需使用輔助溝通系統來協助日常溝通的進行。

2. 痙攣型:主要原則在放鬆,盡量減少肌張力,練習以一種輕鬆和緩的方式說話,主要是在喉部嗓音結構的放鬆,練習軟起聲可改善粗

表 11-1 吶吃類型的主要言語特徵向度和相關言語特徵

吶吃類型	言語特徵向度	主要的言語特徵
鬆弛型	發聲不足（phonatory incompetence）	氣息聲、片段狀語句、明顯的吸氣聲。
	共鳴不足（resonatory incompetence）	鼻音過重、鼻漏氣、子音不準。
	發聲調律不足（phonatory-prosodic incompetence）	嗓音粗澀、音量單調與音調無起伏。
痙攣型	調律過度（prosodic excess）	重音過度、缺乏輕重對比、說話速度緩慢。
	構音共鳴不足（articulatory-resonatory incompetence）	子音不準、母音扭曲及鼻音過度。
	調律不足（prosodic insufficiency）	調律不足的特性有音調無起伏、音量單調、重音減少、片段狀語句。
	發聲性狹窄（phonatory stenosis）	音調過低、嗓音粗澀刺耳、嗓音緊困、破音。
運動失調型	構音不準確（articulatory inaccuracy）	子音不準確、母音扭曲、不規則的構音瓦解。
	調律過度（prosodic excess）	過度且一致性的重音、音素時長拉長、間距時長拖長、語速慢。
	發聲調律不足（phonatory-prosodic incompetence）	嗓音粗澀、刺耳、音量單調、音調無起伏。
運動不及型	調律不足（prosodic insufficiency）	語調缺起伏、重音缺乏、音量無變化、子音不正確、說話過於急促、短促式片語。
運動過度型	快型：調律過度、構音共鳴不足、發聲性狹窄、共鳴不足	音調與音量變化大、嗓音粗糙緊縮的音質、間歇性氣息聲、嗓音突斷。
	慢型：構音不準確、發聲性狹窄、調律不足	嗓音緊縮、氣息聲、非週期性嗓音突斷、音量變化大、音調平板。

表 11-2　五個類型吶吃者在幾個動作向度的典型特性

類型 向度	鬆弛型 （flaccid）	痙攣型 （spastic）	運動失調型 （ataxic）	運動不及型 （hypokin- etic）	運動過度型 （hyperkin- etic）
準確度	－	－	－	－	－
速度	－	－	－	－，＋	不定
力量	－	－	OK	－	＋
動作幅度	OK/－		OK	－	＋
穩定度	OK/－	OK	－	＋	－
肌張力	－	＋	－	＋	不定
動作方向	OK	OK		OK	－
協調性	－	－	－	－	－

註：「－」代表不足；「＋」代表過度。

澀、緊困的嗓音問題。可使用 EMG 生理回饋的方法，增加對肌張力自我覺知，促進回饋與放鬆。實現代償性（compensatory）的語音清晰度。

3. 運動失調型：主要言語問題在於調律（prosody）和構音的不準確。調律方面可使用聲調韻律介入作業，如不同速率控制的口腔輪替運動（DDK）作業，降低言語速度、語句型態練習。構音方面應加強語音置位的訓練。

4. 運動不及型：主要介入的目標包括增加音量、改善調律特性（音調等）、減慢說話速度、提高構音準度。密集式（intensive）強度訓練，如 Lee-Silverman 訓練計畫，使用強化性活動來增強患者的發聲功能，如最大表現作業（最長發聲時間或最大發聲音量），並配合手部的推阻運動（pushing exercise）來訓練。

5. 運動過度型：主要介入重點為減少不自主動作妨礙，說話時暫時抑制不自主動作，調整姿勢促進肌肉張力控制，增加感覺回饋，促進言語動作間的協調度。

6. 混合型：因型內異質性高，介入以主要的言語異常特徵加以改善。
   介入前須有正確的評估、分類，辨認出各種呐吃成分，再針對個案
   的混合呐吃成分，可在其需要改善的方面，如呼吸、發聲、共鳴、
   構音與調律等做相關適合的介入服務。

▶▶ 常用的一些呐吃者言語介入技巧

　　整體而言，呐吃者言語次系統的常見異常有以下情形，在呼吸系統方
面，呼吸支持不足；在發聲系統方面，嗓音音源不佳；在共鳴系統方面，
顎咽閉鎖能力不佳；在構音系統方面，口腔肌群運動控制不良；在語調韻
律方面，語速過慢，語調韻律不當，聽起來頗不自然。針對這五大方面各
有一些常用的介入技巧或策略，在表 11-3 列出臨床上對呐吃者常用的介入
技巧或活動以供參考。至於應該選用何種訓練方式來對一位呐吃患者做介
入，需要注意呐吃者本身在各言語次系統的缺損和特性。例如一位鬆弛型
的患者在嗓音方面需要的是類似硬起聲（hard glottal attack）式的強化聲門
閉合的發聲活動，可使用咳嗽延長發聲或是阻抗提供發聲，但對於痙攣型
患者，這些活動反而就不適用，需要的是放鬆喉部的軟起聲活動。除了考
量呐吃類型之外，還需視個案的嚴重度，對於輕度或中度的患者適合使用
強化的行為處遇模式，對於重度的患者需要用代償或醫療手術的方式處理，
或是進行擴大輔助溝通系統（AAC）的訓練。另外，也需要考慮提升個案
本身應付日常溝通功能，以及與實際溝通種種相關的環境因素。在實施介
入行動之前，也不要忘了以實證為本的實務（evidence-based practice, EBP）
的原則，第 16 章有對於 EBP 的介紹可參考。

　　語言治療師須依照個案的呐吃類型、嚴重度、病因、醫療處遇情況，
考慮個案的整體狀況，將以上所列這些言語治療的活動要項或技巧加以運
用，來改善患者的日常溝通功能。除此以外，語言治療師還可以幫助呐吃
者的家人或照顧者，瞭解個案的溝通需求與情形，以促進個案的溝通能力。

表 11-3　對吶吃患者常用的各言語次系統之介入技巧或訓練要項

呼吸方面	嗓音方面	共鳴方面	構音方面	超語段方面
吹氣肺活量訓練	母音發聲練習	吹吸運動	口面部運動練習	調整速度或降低說話速度
腹式呼吸法	使用腹式呼吸法延長發聲	鼓頰運動	口腔感覺刺激	使用節拍器、節拍板
憋氣放氣練習	連續音高變化練習、間斷音高高低變化	鼻音聽覺自我監控	語音置位法	聲調、語調練習
呼氣流量控制	阻抗提供發聲	運用感覺回饋監控	漸進修正法	調整言語呼吸群大小
吸氣、呼氣時間控制	硬起聲、咳嗽延長發聲	擴大嘴型說話，增加口腔共鳴成分	面部振動按摩法	輕重音對比調律練習
吹氣活動	間斷發聲法	間歇式捏鼻法	咬木塊法	加入適當的停頓，或將語句片語化
身體姿勢調整	軟起聲法（放鬆）	鼻音／非鼻音對比練習	面部觸覺提示法	以歌唱調整言語韻律
呼氣阻抗運動	喉部環狀按摩	儀器生理回饋法	口腔輪替運動練習	給予聲學基頻分析呈現視覺的回饋
	姿勢調整、肌肉放鬆法			使用延遲聽覺回饋裝置
	哈欠法、咀嚼法（放鬆）			提高音量以音量計回饋加以訓練

尤其是對嚴重的呐吃患者需訓練使用擴大輔助溝通系統（AAC）（見圖
11-1、11-2），在此方面更是需要家人和照顧者的支持，AAC 才可能在日
常實際生活中有助其溝通。

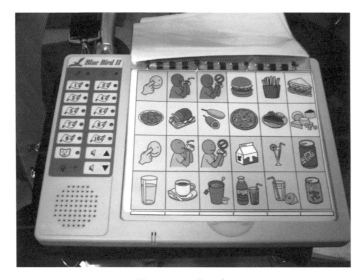

圖 11-1　溝通板

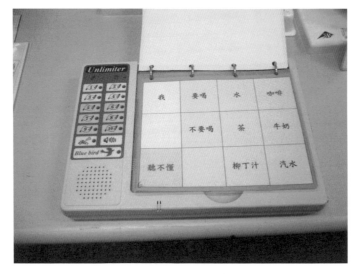

圖 11-2　呐吃者溝通介面設計

對於患有進行性疾患的個案，應瞭解個案目前所處的病程階段，Beukelman、Yorkston 與 Reichle（2000）依據言語清晰度和 AAC 的使用將進行性疾患病程分為五個階段：階段一是尚無出現言語異常；階段二是明顯出現言語異常，但清晰度尚佳；階段三是清晰度明顯降低；階段四是需用 AAC 輔助自然口語來溝通；階段五是完全無法言語階段，完全需要依靠 AAC。通常到了階段三，即清晰度有明顯降低之時，可開始進行 AAC 的訓練。這些病程階段所延續的時間長短會依照不同疾患種類和類型而有差異，且患者間也有不小的個別差異。例如 ALS 的患者在第四和第五階段可能會很快速地衰退，有很多是不到一年的時間，而巴金森氏症患者在此些階段的時長一般則是較長的。因此，介入者需對各種進行性神經疾患的病程有所瞭解。

對於清晰度不佳（處於階段三以上）的吶吃個案，除了教導降低語速和加強構音動作之外，還可在一些常見的溝通策略使用上加以訓練，以便在日常實際的溝通過程中運用，幫助溝通的進行。在治療室中，個案和家人或照顧者兩方面可先就一些常出現的溝通情境以角色扮演方式模擬，練習互動，之後再類化到實際日常生活的情境。

在吶吃個案部分，可先教導他在說出整個語句之前或之後，說出一、兩個關鍵主題詞彙或片語，以利聽者理解清晰度不佳的語句。訓練個案如何訂定一個句子或一段話語的關鍵主題詞彙是個實用的溝通技巧。例如個案可以在每段話語的起頭處固定說出：「我要說的是有關××的事情……」這樣一句話。主題線索的提供有助於聽者猜測其他相關語句的內容大意。

此外，可教導吶吃個案在說話時可在語句中適當的地方加入一些停頓，一方面可避免疲累，一方面有助聽者斷句和辨識詞語。吶吃者說完語句後應確認聽者是否聽得懂他說的句子，可要求重述其語句。若發現聽者有所誤解可只就其誤解處再說一次，不需要整句話再重複一次，以免加重吶吃者的疲累。若對方還是無法理解，可試圖以其他方式傳達訊息，例如說其他相關句子、手勢、筆談、用手指物或是使用其他溝通輔具的方式（如溝通板、溝通卡或溝通本）。如果想表達的部分真的很難令對方瞭解，且覺

得疲累，不妨以手勢表示想休息的意願，來結束對話，待日後適當時機再進行溝通。

對於溝通夥伴部分也可加以訓練，以促進個案的溝通夥伴聆聽和理解呐吃者言語的能力。指導溝通夥伴在與個案溝通時，眼睛需看著對方，仔細觀察呐吃者的行為。適當地回應呐吃的口語反應，說話速度不要過快，以適度音量慢慢地說出即可。若不明白時可依照當時的情境線索，盡量猜測說出呐吃者可能的溝通意圖，並加以檢核是否有誤解的情況。當實在無法理解呐吃者的語句時，需誠實告知自己不明白的部分是什麼。此時，聽者可將已聽到可理解的部分重複一次給呐吃者聽，讓呐吃者知道對方已接收到訊息是什麼，哪些是已經傳遞出去的，而哪些是尚未傳達到的或是受到誤解的。呐吃者可以就尚未傳達到的部分再努力溝通即可，不需要全部再重說一次。如果聽者可以大致揣摩出呐吃者想表達的訊息，不妨以「是非題」問句確認呐吃者的意向，或是如果呐吃者可以書寫的話，可請他用書寫的方式表達，鼓勵寫出關鍵詞或短句。或是溝通夥伴可就問題先寫出幾個可能的關鍵詞選項，讓呐吃者閱讀後就這些選項來做選擇。例如詢問呐吃者晚上想吃的食物，可先擬出幾個可能的選項，如：1.飯，2.麵，3.稀飯，4.其他。讓呐吃者點選或說出選項以表示其選擇。此種溝通方法有點類似聽覺掃描（auditory scanning）的方式。即是外界將可能想表達的訊息按順序一一呈現，障礙者適時地在某訊息呈現的當下表示有選擇該訊息的意向。肢體動作嚴重損傷的呐吃者可用掃描（scanning）選擇的方式，一般的高科技溝通輔具大多會提供此選擇模式，讓那些無法用直接選擇方式的使用者可用單一開關來選擇訊息以表達其意見或想法。

如果環境過於吵雜使得言語無法讓人聽得清楚，首先應試圖降低環境噪音的干擾，例如降低環境中音樂或電視機的音量，或靠近說者以縮短兩者間訊息傳輸的距離。以上這些小技巧或策略其實是知易行難，雖然看起來很淺顯，道理大家都知道，但若是失去耐心，沒有毅力堅持下去，常得到的是呐吃者無言的沮喪結局。事實上，和呐吃者溝通並沒有想像中困難，只要提供充足線索就能促進雙方溝通的進行。語言治療師需要不斷地鼓勵、

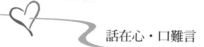
提醒溝通的雙方，注意這些策略的運用時機，幫助患者適應吶吃的困境，努力去克服溝通的障礙，以達到較順暢的人際溝通，提升其生活品質。

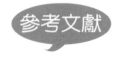

Beukelman, D., Yorkston, K., & Reichle, J. (2000). *Augmentative and alternative communication for adults with acquired neurologic disorders*. Baltimore, MD: Paul H. Brookes Publishing.

Darley, F. L., Aronson, A. E., & Brown, J. R. (1969). Clusters of deviant speech dimensions in the dysarthrias. *Journal of Speech and Hearing Research*, *12*, 462-469.

Duffy, J. R. (2005). *Motor speech disorders: Substrates, differential diagnosis, and management*. St. Louis: Mosby.

Weismer, G. (2006). *Motor speech disorders*. San Diego, CA: Plural Publishing.

Yorkston, K. M., Beukelman, D. R., & Bell, K. R. (1988). *Clinical management of dysarthric speakers*. Austin, TX: Pro-Ed.

Ziegler, W. (2003). To speak or not to speak: Distinctions between speech and non-speech motor control. *Aphasiology*, *17*(2), 99-105.

chapter 12 發展性吶吃

　　除了成人以外，處於語言發展階段的兒童也可能因為明顯的中樞或周圍神經的受損，無法控制言語動作的執行，產生語音不清的問題，稱為發展性吶吃（developmental dysarthria）或兒童吶吃（children with dysarthria）。中樞或周圍神經受損可能是先天性的（congenital），如腦性麻痺（cerebral palsy），或後天性的（acquired），如腦創傷（TBI）。腦部受損的時間發生在神經系統發育成熟之前，稱之為發展性吶吃。與說話有關神經系統的發育包括運動神經系統發展與大腦語言皮質區的語言發展，這兩部分的成長過程中常有交互作用或相輔相成。

　　發展性吶吃與成人吶吃主要的不同在於成人吶吃者的語言功能通常已經發展至一種成熟的程度，一般成人皆已具備相當成熟的語言能力，亦即他們的音韻、語型、語彙、語義、語用等方面的能力都會在一般正常範圍內。因此這些吶吃成人的言語問題純粹是一種單純的「語在心，口卻不能言」的困境，他們語言功能是正常的，只是和口語相關的運動功能受損，而無法講話。發展性吶吃者則不一定，他們在語言發展期就已伴隨著運動神經系統的損傷而無法言語，他們的語言學習由於言語運動的困難，可能造成許多雪上加霜的不利影響，因而產生多面向的語言學習困難，例如在

語音、音韻、語彙、語法、語用等方面的學習遲緩。因此發展性吶吃常不只是單純吶吃的問題。患者的溝通問題可能同時包含了「言語問題」和「語言問題」的成分。

腦性麻痺（cerebral palsy, CP）是臨床上造成發展性吶吃的首因，其次是腦創傷（如車禍、意外撞擊）產生的兒童吶吃，其他可能病因尚有腦血管性疾患（如中風）、腫瘤、缺氧（如溺水）等。語言發展尚未成熟前的運動神經受損導致吶吃皆可歸納於此類。語言發展的成熟時間，廣義的定義是指在成年之時（約 18 歲），狹義的定義則是指約在個體青春期之時。語言發展成熟是指個體在語言各方面的能力，如語音產生、語法、語意和語用能力，到達和一般成人相當的水準。

腦性麻痺的發生率為 2‰ 至 5‰，在台灣估計約有一萬多位患者。腦性麻痺是一種非進行性（nonprogressive）的腦神經肌肉控制障礙，大腦中樞神經系統在尚未發育成熟前受到損傷或發生病變，而導致運動機能產生障礙（Mecham, 1996）。腦性麻痺通常發生在出生前、出生時或出生後不久，也就是還在發育中的大腦。其中某些控制動作的腦細胞受到傷害，例如懷孕早期受到感染、早產或出生時難產造成缺氧或是出生後腦部受到感染等。腦性麻痺者的腦部神經傷害通常並不會繼續惡化，並非是進行性的，也不會遺傳或傳染給他人，但影響患者本身動作的執行。有時這些受到傷害的神經細胞會放出一些不正常的訊息，影響運動或動作控制。腦性麻痺主要是屬於運動神經系統的障礙，但有時也會影響動作以外的其他功能，且患者常合併有各種感覺障礙（如聽覺、視覺、觸覺、運動覺等）、智能障礙或癲癇等，造成多重障礙的問題。約有 25% 的腦性麻痺者有聽力障礙（曾進興譯，1999；Love, 1992），尤其是徐動型的患者常伴有高頻失聰或中樞性失聰的情形。此外，多數的腦性麻痺者有視覺問題，以斜視情形最常見。多數的中重度腦性麻痺者有言語表達問題，出現清晰度不佳的語音，影響人際溝通與學習。

➤➤ 生理解剖與臨床特徵

　　腦性麻痺依腦部受損的部位及其表現出來的動作特性，主要類型有痙攣型（spastic type）、徐動型（athetoid type）、運動失調型（ataxic type）及混合型（mixted type），其他尚有低張力型（hypotonic type）、僵直型（rigid type）、顫抖型（tremor type）等。痙攣型是腦性麻痺最常見的一種類型，約占 50%（McDonald, 1987; Mecham, 1996, 1999）。痙攣型受傷區域為大腦皮質，肌肉常處於高張力狀態，造成肌肉的僵硬或緊張，使得動作比較緩慢或笨拙。徐動型占 12%到 15%，屬於慢型的運動過度。受損的部位在錐體外系統，主要為基底神經核受損。病人肢體無法維持在固定位置，常出現不自主動作且臉部呈現怪異表情。運動失調型占 1%到 13%。受傷區域為小腦。病人的姿勢不穩、平衡控制很不好。以上三類型的發生比例、病灶、成因、症候等詳見表 12-1。混合型則是很常見的類型，為廣泛性的腦傷造成，很多腦性麻痺患者會同時呈現上述幾種不同的症狀，譬如有些腦性麻痺患者同時會有痙攣加徐動的狀況，或運動失調加上痙攣的狀況。

　　痙攣型腦性麻痺根據身體癱瘓的部位分為單肢麻痺（monoplegia）、下肢麻痺（paraplegia）、單邊麻痺（hemiplegia）、三肢麻痺（triplegia）、雙邊麻痺（diplegia）、四肢麻痺（quadriplegia）等。四肢麻痺是最嚴重的，在四肢和軀幹皆可能受影響，其中上肢癱瘓情況較為嚴重，出現吶吃的比率也最高。雙邊麻痺是四肢皆受影響但下肢比上肢嚴重，無法坐、站立或走，通常手部動作尚可，通常與低出生體重有關，一般而言，雙邊麻痺者較四肢麻痺者出現吶吃的比率較低。其餘的CP類型，如單肢麻痺或雙邊麻痺出現吶吃的比例則又更低了。四肢麻痺者的整體動作功能皆受到波及，言語功能相關結構之運動功能也都受到影響，尤其是在舌頭動作方面，四肢麻痺者的舌頭運動功能較其他 CP 類型者為弱（Živković & Golubović, 2012），說話時舌頭幾乎是固定在同一位置，沒有移動，舌頭動作的幅度

表 12-1　腦性麻痺的分類

類型	痙攣型 （spastic type）	徐動型 （athetoid type）	運動失調型 （ataxic type）
比例	50%至 75%	12%至 15%	1%至 13%
病灶	上運動神經元（大腦皮質）	錐體外系統（基底神經核）	小腦
成因	腦部出血、早產、腦部外傷	腦部缺氧、核黃疸	早產、小腦受損
症狀特徵	肌肉高張力 高反射（如拉扯反射） 易產生畸形 上肢呈內轉屈肌痙攣 下肢為伸肌痙攣的剪刀腳姿勢 呈跳躍狀足尖姿勢	出現不自主性動作 臉部因不自主動作，呈怪異表情 肢體不定時的扭動，無法維持固定姿勢 四肢麻痺者多，通常上肢較下肢嚴重，並影響頭、頸、臉部運動 幼年早期呈現低張力，之後肌張力不穩，變異性大	張力低 手腳或軀幹動作協調不良 走路兩腿分開，身體搖晃不穩 無法做快速、準確的動作 動作計時困難

十分有限。

➤➤ 病因

　　腦性麻痺為先天性的肌肉神經系統損傷，發生於出生時間附近，涉及肌肉控制的神經系統受損所致，受損的原因種類眾多且複雜，而且大約有40%的腦性麻痺患者病因不明。通常可依神經系統傷害發生的時間，分成三

種成因群：

1. 懷孕期：懷孕時受到的病毒感染，如德國麻疹、帶狀皰疹，以及孕
   婦本身有不可控制之糖尿病、高血壓、RH 因子等。

2. 生產時：此時期造成的腦傷比例最高。在漫長的生產過程中因難產、
   缺氧、窒息、產鉗或真空吸取造成腦部的傷害，或是早產、胎盤早
   期剝離、黃疸過高，造成腦部神經的受損。核黃疸是因出生後有過
   高的黃疸，有過多的膽紅素沉積腦中造成基底神經核組織的破壞，
   造成徐動型腦性麻痺。

3. 出生後：出生後不久嬰幼兒神經組織受損造成，可能受病毒或細菌
   感染造成腦傷，如腦炎、腦膜炎等，或有頭部外傷，或由高燒所引
   起的腦缺氧。

➤➤ 言語特徵

　　腦性麻痺患者多半有語言／言語溝通的問題，大約有 70%的腦性麻痺
患者有溝通的障礙，主要的問題是語言發展遲緩與構音、調律的問題。在
學前階段應注意語言發展遲緩的問題，並應察明或排除是否合併有聽障、
智能不足等情形。Love（1992）指出由於言語機制大多為神經系統（上部
運動神經元）雙側性控制，若單邊麻痺者出現吶吃情況，通常個體對於言
語動作的困難會很快地調整適應過來，其結果影響並不會太過嚴重。但若
為雙側性腦傷的腦性麻痺患者通常會產生較嚴重的吶吃問題，尤其是四肢
麻痺的患者。

　　在各言語次系統方面，腦性麻痺患者多半呼吸較淺、型態不規則。
Hardy（1964）曾調查徐動型與痙攣型腦麻者的呼吸功能，發現他們肺活量
較正常者為少，吸氣容積（inspiratory capacity）與呼氣殘餘容積（expiratory
reserve）也較少，並發現徐動型說話者的肺功能較差，呼吸速率較急。
Mecham（1996）指出腦麻兒童有著速率較高且不規則的呼吸型態，吸氣和

呼氣肌肉群協調不良，有些呈現異常的反向型呼吸型態。

在發聲方面，徐動型與運動失調型較多音調、語調變化異常的情形，在音高、音量的調節有失常情形。尤其是痙攣型則較多音調、嗓音音質異常，因為一些不正常的反射或是高肌張力問題使其喉部張力較大，聲門閉合過緊，有些吶吃者說話時有音高偏高現象。音質呈現較為沙啞、粗糙。在共鳴方面，多數具有鼻音過重、鼻噴氣（nasal air emission）等情形。

構音部分是腦性麻痺患者言語問題中最嚴重的，大多數腦麻者在構音方面，常出現許多省略、替代、歪曲等語音錯誤。腦性麻痺患者的構音障礙常造成語音清晰度不佳。腦性麻痺患者舌頭肌肉控制、協調性不佳，可能是喉部聲帶與口部肌肉運動協調控制上發生問題，尤其是舌尖與下顎的運動失調，產生構音上的錯誤，並造成其語音清晰度下降，隨著語句長度的增加，語誤也愈多。Byrne（1959）認為腦麻患者的構音不準主要在於舌尖構音動作的問題，如舌—齒槽摩擦音或舌—上顎音的動作，而塞音動作較不受影響。McDonald（1987）認為腦麻患者的構音問題主要是在下顎過度張開（hyper-depression）而干擾舌頭動作，過度張開的下顎將舌頭往下拉，使舌頭無法往上趨近上齒槽，因此無法正確發出舌尖音，如/s, z, l, r/等音。部分的腦性麻痺兒童的確有下顎過度張開的問題，但並非全部的患者皆是如此，舌頭運動功能的缺陷才是其構音不良的主因，下顎過度張開可能是一種代償行為。Rong、Loucks、Kim 與 Hasegawa-Johnson（2012）即發現有些腦性麻痺吶吃者的下顎過度張開，有些張開的時間過長，腦性麻痺吶吃者之中語音清晰度愈低的說話者下顎張開幅度也愈大，推論腦性麻痺吶吃者說話時舌頭和下顎動作的協調型態可能是具有代償性或是動作發展的不成熟。

Rutherford（1939）曾調查五十九名腦性麻痺兒童，三十二位為徐動型，二十七位為痙攣型，發現兩群腦性麻痺兒童具有類似的替代型錯誤類型。錯誤最多的音為/s/和/z/，徐動型兒童/l/音錯誤較多，其他錯誤音尚有/ʃ/、/tʃ/、/j/、/r/、/ɛ/和/ə/等。有40%的痙攣型兒童有/ʃ/、/tʃ/和/j/的錯誤。Farmer 與 Lencione（1977）觀察腦麻說話者自發性言語的詞首塞音

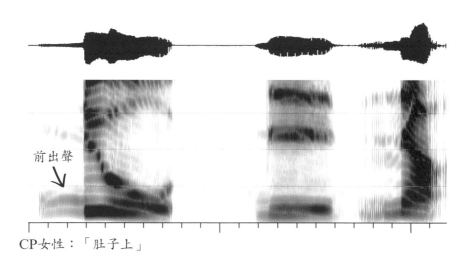

CP女性：「肚子上」

圖 12-1　聲紋圖上的前出聲特徵

的語誤，發現多數人（十四人中有十人）在塞音構音的靜默期有異常的喉部出聲行為，稱為前出聲（prevocalization, PV）。前出聲在聲紋圖上是出現在塞音爆破（burst）前的喉頭脈衝。PV 的長度由 32 毫秒到 528 毫秒不等。PV 較常出現於徐動型說話者（89%），而痙攣型出現率為 40%，PV 的出現可能是因為腦麻說話者無法達成即時性的塞音爆破或是嗓音發聲機制與構音機制不協調所致。圖 12-1 呈現一位女性痙攣型吶吃者所說的塞音/t/（肚音）前的前出聲特徵。

　　Whitehill（1997）分析說廣東話的腦性麻痺患者的語音，她使用的語音清晰度評估材料包括以十七個語音對比為主的廣東話單音節詞，以便找出腦性麻痺患者最感困難的語音對比。此一語音清晰度測驗是採用四選一的封閉反應形式。結果發現十七個語音對比中有六個對比最能解釋語音清晰度，它們是喉／無聲母對比、聲調對比、音節始送氣／不送氣塞音對比、音節末輔音有無、摩擦音／塞擦音對比、母音長短對比。這六個對比分數可以解釋 97%的語音清晰度變異分數，而其中三個：喉／無聲母對比、音節末輔音有無、母音長短對比可以解釋 92%的語音清晰度變異分數。若單就喉／無聲母此一對比即可解釋 65%的語音清晰度變異分數。另此，此研

273

究也發現三個腦性麻痺次類型（痙攣、徐動與混合）的語音錯誤型態類似。

在說華語的腦性麻痺者言語的研究方面，Liu、Tseng 與 Tsao（2000）研究調查二十位說華語的腦性麻痺青少年之語音清晰度，並請六十位評判者來做聽寫式的語音清晰度評估。語音清晰度評估的材料包括以六個最小語音對比為主的華語雙音節詞與片語。這六個語音對比是高／低母音對比、前／後母音對比、音節始送氣／不送氣塞音對比、摩擦音／塞擦音對比、塞音／鼻音對比及塞音構音部位對比。多元迴歸分析的結果顯示其中三個語音對比（音節始送氣／不送氣塞音對比、摩擦音／塞擦音對比、前／後母音對比）分數可以解釋 99%的語音清晰度分數。此外，他們還測量腦性麻痺言語的一些相關聲學與知覺變項，如 F1、母音 F2 與 F1 頻率差距、噪音起始時間（VOT）、摩擦音的噪音時長、聲譜上塞音爆破的出現率與頻譜（spectrum）、鼻化的程度。多元迴歸分析的結果顯示其中三個聲學變項（F2 與 F1 的頻率差距、VOT、塞音爆破出現率）可解釋 74.8%的語音清晰度變異。

由於說話動作的控制與肢體肌肉控制失調的情形通常是有高相關的，也由於各類腦性麻痺患者的臨床特徵與成人吶吃者的臨床特徵大致相同，因此也有研究者（Duffy, 2005）將腦性麻痺患者的言語特徵類比於成人吶吃者的次類型，如痙攣型腦麻可對照於成人吶吃者的痙攣型；徐動型腦麻可對照於成人吶吃者的運動過動型；混合型腦麻則可對照於成人吶吃者的混合型。依此推論，不同腦性麻痺類型的吶吃者應該出現不同的言語特徵。之後也有許多研究（Jeng, 2000; Workinger, 1986; Workinger & Kent, 1990）發現患有不同類型的腦麻吶吃者具有不同的言語特徵，患有痙攣型腦麻吶吃者的顯著言語特徵有：鼻音過重、氣息聲、語調缺乏起伏變化、音量缺乏變化等；患有徐動型腦麻的吶吃者有不正常的語音停頓、缺乏重音、速度緩慢、無節奏感等顯著的言語特徵。痙攣型腦麻者說話時出現有較多的共鳴與嗓音問題，通常鼻音較重，較多吶吃者出現嗓音緊困（strained-strangled voice），嗓音氣息聲多。痙攣型腦麻者在調律方面，較無音調起伏與大小聲變化。而徐動型腦麻者由於受不自主肢體動作的影響，說話動作的

協調性差，即言語次系統間的協調度差，時間掌控不佳，語速緩慢，說話重音對比較少，連續語音常有不當的停頓，語句較短，言語缺乏連續性與節律感。

　　痙攣型與徐動型腦麻說話者的言語具有不同的知覺特性（Workinger, 1986; Workinger & Kent, 1990），痙攣型腦麻者較有共鳴與嗓音問題，鼻音較重，氣息聲較多，而徐動型腦麻者的問題在於說話動作的協調，時間控制較差，說話重音對比減少、嗓音不當地停頓以及語速緩慢。Ansel 與 Kent（1992）發現腦麻說話者主要是四個語音對比的問題：摩擦音／塞擦音的對比、前／後母音對比、高／低母音對比，以及鬆／緊母音對比，此四個對比分數可以大致預測 63% 的語音清晰度，並發現腦性麻痺吶吃者對於母音的構音似乎有很大的困難，Ansel 與 Kent（1992）認為主要是因腦性麻痺者舌頭前伸動作較為困難。

　　Jeng（2000）曾研究腦性麻痺患者語音清晰度及常出現的華語構音錯誤型態。研究對象為三十位腦性麻痺吶吃者（其中痙攣型、徐動型、混合型各十位）。語音清晰度評估的語音材料包括七十八個華語單音節詞及十個句子。七十八個華語單音節詞涵蓋了十七組語音對比，其中十一組為聲母對比、五組為韻母對比及一組聲調對比（見表 12-2）。可使用此材料來評估兒童的語音清晰度。評估語音清晰度除了使用聽寫法外，Jeng（2000）並以直接大小估計法評定語音清晰度。發現聽寫法與直接大小估計法間具有相當高的相關，相關係數達 95% 以上，而句子與單音節詞的語音清晰度也具有類似的高相關。在錯誤率分析方面，三組腦麻說話者在摩擦音與塞擦音的部分皆有較高的錯誤率。在十七對語音對比中，腦性麻痺吶吃者在三個對比上（捲舌／非捲舌音、摩擦音／塞擦音對比、塞音三構音部位對比）出現較高的錯誤率。逐步多元迴歸分析的結果顯示音節始送氣／不送氣塞音對比、摩擦音／塞擦音對比、齒槽鼻韻／非鼻韻對比可解釋 72% 的語音清晰度變異分數。此外，也發現三種不同腦性麻痺類型者的音韻錯誤的剖面圖型態大致類似（見圖 12-2），徐動型組出現較多的省略型錯誤，以及痙攣型組出現較多的構音方式錯誤之外，以齒槽塞音、擦音與塞擦音的混

表 12-2　單音節詞中包含的十七種語音對比

◎十一種聲母對比	
C1	送氣／不送氣　塞音
C2	送氣／不送氣　塞擦音
C3	塞音三構音部位（雙唇／齒槽／軟顎）
C4	擦音／塞擦音
C5	捲舌／非捲舌音
C6	鼻音／塞音
C7	齒槽擦音／齒槽塞音
C8	唇齒擦音（ㄈ）／送氣唇塞音（ㄆ）／軟顎摩擦音（ㄏ）
C9	邊音／不送氣齒槽塞音（ㄉ）
C10	軟顎摩擦音（ㄏ）／零聲母
C11	無聲母音節／聲母音節
◎五種韻母對比	
V1	前／後　母音
V2	高／低　母音
V3	圓唇／非圓唇　高母音
V4	齒槽鼻韻／非鼻韻
V5	軟顎鼻韻／非鼻韻
◎聲調	
一聲／二聲／三聲／四聲	

資料來源：Jeng（2000）。

淆特別嚴重。

　　Jeng（2000）對腦性麻痺吶吃者進行聲學分析，分析了七項語音聲學參數，探討語音聲學參數與語音對比錯誤之間的關係。運用多元迴歸分析尋找與語音清晰度相關顯著的語音的聲學參數，此七項語音聲學參數有前、後母音 F2 差距，高、低母音 F1 差距、摩擦音／塞擦音噪音時長差距、音節始送氣／不送氣塞音 VOT 差距、圓唇與非圓唇母音 F2 差距、捲舌／非捲舌第一動差差距，以及鼻音化母音與非鼻音化母音第一共振峰強度差距，

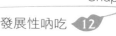
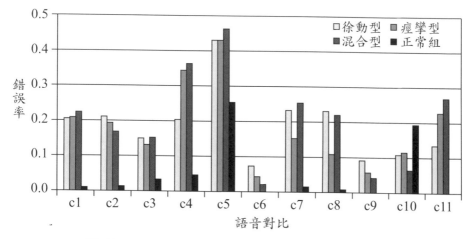

圖 12-2　三種不同腦性麻痺類型的語音錯誤剖面圖

聲學差距數值皆是來自各對比語音對。結果發現其中前五個聲學變項可解釋 74% 的語音清晰度變異分數，且其中兩個聲學變項（F2 差距與摩擦音／塞擦音噪音時長差距）可解釋 63% 的語音清晰度變異分數。另外，母音聲學面積與語音清晰度分數也有中高度的相關，相關係數達 0.72。這些聲學變項與其相關對比的錯誤率皆具有高至中度的相關。

　　綜合以上研究可知，說華語的腦性麻痺吶吃者說話時子音比母音語音清晰度差，除了嚴重者外，多數吶吃者母音的構音方面大致上還好，以扭曲為主，偶有 /i/-/y/（ー／ㄩ）的替代混淆，在雙母音和結合韻母的錯誤較多，傾向將之簡化成單母音。帶鼻音韻尾的鼻音亦常被省略掉。在子音方面，摩擦音、塞擦音與捲舌音的語音清晰度最差，送氣與否對比（aspirated-unaspirated）以及摩擦音與擦塞音的對比（fricative-affricate contrasts）錯誤最多。在說英語腦麻患者的研究中，摩擦音與擦塞音的對比也出現較多的錯誤（Ansel & Kent, 1992）。在錯誤類型方面，徐動型出現較多省略音的情形，痙攣型則出現較多的替代及歪曲音情況（Jeng, 2000），徐動型在節律音調的調節上問題較大。痙攣型也較有較多的嗓音與共鳴問題（Workinger, 1986; Workinger & Kent, 1990），如整體音調過低或過高、音聲嘶啞、

音聲緊困、鼻音過重等。

比較這些針對腦性麻痺說話者語音清晰度的研究（Ansel & Kent, 1992; Jeng, 2000; Liu et al., 2000; Whitehill, 1997），可發現各研究中的腦性麻痺說話者皆在兩個語音對比（摩擦音／塞擦音、送氣／不送氣塞音對比）出現較多的錯誤，而母音的錯誤則較為不一致。在華語與廣東話的研究中（Jeng, 2000; Liu et al., 2000; Whitehill, 1997），呐吃者母音的前後與高低對比的表現相對地正常，錯誤少，而 Ansel 與 Kent（1992）的研究卻發現說英語的腦性麻痺者出現較多母音錯誤，其原因可能在於與語言相關的母音類別差異導致。綜合言之，腦性麻痺說話者的主要語音對比錯誤在於塞擦音／摩擦音對比、母音對比以及送氣／不送氣（無聲／有聲）塞音對比，而這些語音對比混淆可能來自於其語音聲學上的對比減弱，例如摩擦音噪音時長的縮減導致容易被聽成為塞擦音。由這些語音與聲學上對比的缺憾可推論腦性麻痺說話者的言語機制主要的問題在於舌頭精細動作的控制不良、口道動態變化控制不當，以及喉部動作與口道動作的協調不佳。摩擦音與塞擦音錯誤源自於舌頭精細動作控制不良，母音錯誤源自於動態性的口道控制不良，而喉部動作與口道動作的協調不當造成送氣與非送氣對比或是有聲／無聲對比的錯誤。

在音調韻律方面，調律異常是腦性麻痺者常見的說話問題，他們的言語常被形容為緩慢、吃力、無節律以及音調無起伏等，腦性麻痺說話者通常說話的速度較緩慢、費力，且較無音調起伏（monopitch），並常夾雜著不適當的停頓或靜默，缺乏重音型態（輕重音無對比）或重音錯誤。言語呈現短促片段狀則可能是由於肺活量的不足，呼吸能力無法支撐說話者用一口氣說完一句話，或是因異常的呼吸型態導致呼吸支持不足。

在連續語音輸出時，音調韻律的異常也是導致語音清晰度下降的原因之一。王文容（1997）調查腦性麻痺說話者在句子層次上的語音清晰度，把語句的聲調清晰度也列入評估的項目，發現語句的聲調清晰度遠高於句子的清晰度，而聲調清晰度與其他清晰度指標（句子清晰度、詞語清晰度等）成高相關（$r = 0.86 \sim 0.93$）。Jeng（2000）發現說華語的腦麻呐吃者

的單音節詞的聲調清晰度（或聲調正確率）（73%）低於正常說話者，但高於其單音節詞聲母韻母組合的音節清晰度，聲調清晰度和語音清晰度之間有中高度相關（$r = 0.76$）。

聲調語言的產生需要說話者變化音高來構成語意上的對比，而腦性麻痺說話者由於喉部聲帶肌動作的異常，可能無法妥善地控制言語時的音高變化，以致造成聲調產生的錯誤。鄭靜宜（2003）分析三十位腦麻說話者單音節詞的基本頻率，結果發現腦麻說話者的平均基頻比正常說話者顯著較高，推論其喉肌張力較高，且其產生的音節時長較長。在基頻型態觀察方面，腦麻說話者基頻型態的偏誤性多，尤其在第二、三聲的音節上。徐動型組的說話者不管是在何種聲調，音節尾部常有一個下降調的型態，而痙攣型組的特性是高基頻，尤其對於低調較無法壓低基頻，且頻率變動的範圍較為侷限。對腦性麻痺說話者而言，四種聲調之中，第四聲的問題最少，其次是一聲，以第二、三聲的產生最困難，而這兩種聲調互相混淆的情況也最嚴重。腦麻說話者的三、四聲基頻走勢的變化率較正常者的為緩。就整體而言，多數腦麻說話者言語基頻的變化範圍並不小於正常說話者，但由於聲調型基頻走勢的變化率過小以及基頻走勢型態的偏異，造成腦麻說話者語音聲調上的異常（Jeng, Weismer, & Kent, 2006）。在介入時可加強音高變化的嗓音功能，再類化到聲調的基頻走勢型態的訓練，務求掌握一聲、二聲、三聲和四聲的基頻走勢變化的特徵，並能在語句中運用自如。

➤➤ 對發展性吶吃的評估

在對發展性吶吃者進行言語介入之前須先進行評估，言語評估的原則和方式與成人吶吃大致相似，唯應注意言語評估和語言評估皆須選擇適合兒童心智年齡的評估材料。首先應觀察兒童的腦麻類型，如動作型態、姿勢擺位、異常反射情形，並從和家長的面談中瞭解個案的發展史。接著可先做口腔結構功能檢查（如舌、下顎、軟顎、唇等的動作功能），以及言

語次系統的評估（嗓音發聲、呼吸、共鳴、DDK 等），再做言語性的評估，其中構音測驗和言語清晰度的評量是言語評估中尤其不可或缺的部分。在言語次系統的評估時，需注意是否個案有出現前面段落所提到的腦性麻痺呐吃者常出現的問題，如反向型呼吸、下顎過度張開、嗓音音質粗澀等。此外，有些兒童有嚴重的流口水問題，也應加以評估瞭解。

除了言語評估之外，還應將部分評估的重點放在語言能力的評估上（如語言理解、語言表達、音韻覺知、識字程度），並且確實評估兒童的姿勢擺位、異常反射、聽力、視力或是認知相關功能。

對於無語言或是口語能力低落的個案須進行廣泛性的溝通功能評估以及擴大輔助溝通系統的評估。進行擴大輔助溝通系統的評估時，對於個案的姿勢擺位、肢體動作（上肢精細動作、粗大動作）、識字閱讀能力、拼音能力等也需要詳細地加以評估，以決定輔助溝通系統的需求，選用合適的溝通系統或是溝通輔具。

擴大輔助溝通系統的評估需以團隊合作的方式對腦麻個案做整體性的評估，團隊的成員通常包括語言治療師、老師、醫師、物理治療師、職能治療師、輔具專家、個案家長以及個案本人。Mecham（1996/1999）指出團隊的成員要彼此分享所知的訊息和意見，相互尊重，成員間要培養探究的氣氛和主動參與的精神，攜手合作，共同為個案的溝通能力提升而努力。

➤➤ 對發展性呐吃的介入

對呐吃兒童的言語介入，應重視整體溝通能力的培養與加強。語言治療師需要和學校或是機構中的特教老師緊密地形成合作團隊，共同促進腦麻兒童整體溝通能力的發展。語言治療師需瞭解並參照腦麻個案目前的個別化教育計畫（individualized educational program, IEP），介入盡量以 IEP 的教學訓練目標為主。以團隊合作的方式進行介入，因此治療團隊的溝通協調是很重要的。唯有以團隊合作的方式進行介入才能對腦麻兒童的溝通

有最大的幫助。

對吶吃兒童的介入除了進行一些可加強一般性言語運動能力的口腔運動活動或是言語動作訓練之外,還可加入語言方面的訓練,形成一種語言與言語能力訓練的綜合活動。由於兒童的注意力、記憶力、認知及語言理解能力均有限,設計的介入活動以及使用的材料皆要符合其認知年齡水準,進行時多利用「增強」技巧強化其學習的興趣與動機。盡量使用多感官的輸入維持兒童的注意力。介入進行之前不妨提供個案一些活動種類的選擇項(例如今天要玩車子,還是畫圖),讓孩子自己做決定,以促進其學習的主動性。

在介入一開始的時間,首先應注意兒童擺位和姿勢的調整,正確的坐姿可抑制一些異常反射的動作。此外,在擺位方面應加強頸部肌肉的支撐力,必要時使用頭帶固定頭部,有助於頭部姿勢的穩定和視覺訊息的輸入,亦可促進呼吸的支持。

在呼吸調整方面,進行言語不良呼吸型態的矯正,要確定兒童能吸入足夠的氣,並改進呼吸短促的問題。可先練習無聲/h/音的呼吸控制,再轉為有聲/ha/音母音延長練習。進行時鼓勵個案能持續發聲愈久愈好。若個案不排斥,可輕輕按壓其腹部幫助發聲時的呼氣運動。

在發聲方面,可使用推阻運動,鼓勵兒童推一重物同時發出聲音,以幫助兩側聲帶閉合發聲。事實上,阻抗活動不僅用於發聲方面也可用於構音和呼吸方面,Mecham(1996)指出當個體企圖對抗阻力時,隨意動作可能可以獲得較佳的控制。在發聲方面可運用各種母音延長的發聲練習,或是變化不同的音高或音量的練習,尋找發聲或說話時的最適音高和音量。改善嗓音音質方面,可使用一些常用的嗓音促進介入技巧,如軟起聲、增加共鳴、喉部按摩、鬆弛法等。軟起聲可用於喉部張力過度的痙攣型腦麻個案。在共鳴方面,可用一些之前所提到的技巧,如吹氣式無聲/p/或/h/的練習或是增加口腔共鳴來改善一些不良的共鳴型態,減少鼻音過重的情形。

在構音方面,主要在加強舌頭動作的控制以及和其他構音器官或言語次系統的協調。為了加強言語動作的學習,需要大量的反覆性練習,以促

進動作的習慣化和自動化。通常在治療一開始的五至十分鐘可使用口部動作練習作為治療暖身活動，可使用如口腔輪替運動、嘴唇的運動、舌頭的運動、下顎的活動控制、顏面口腔感覺訓練等，可參考附錄 7 之中所列出的一些常用的口腔動作活動項目。這些動作活動的進行一開始速度由慢速開始，之後再逐漸要求加快動作速度。通常做一個活動項目或動作之中常不只促進一個部位（或是構音子）的動作，如吹哨子活動可同時促進下顎上抬、唇部閉合，也可促進吹氣所需的呼吸相關肌肉。使用咬木塊法，如將壓舌板或一塊狀硬物咬於單側臼齒位置，同時引導個案作舌頭前伸或後縮動作，可促進舌頭與下顎動作的分離獨立。也可嘗試用粗吸管吸氣的活動促使雙唇閉合、舌後縮以及吸氣肌配合的呼吸協調動作。要注意的是治療的重心不應以口腔動作活動為主，應該將這些訓練帶入言語行為當中，以有意義的言語產出為重點，如雙唇的閉合動作應該遷移至說出一些雙唇音的動作，如「媽媽」、「皮包」等。口腔運動活動可以作為暖身活動，但不應作為主要活動，主要活動應該要是能具有溝通功能的活動。

有些語言治療師會使用顏面口腔感覺刺激訓練，對於觸覺防禦兒童，這些顏面口腔感覺刺激訓練可減低過度的敏感度，促進感覺正常化，此外，顏面口腔感覺訓練對於低敏感觸覺兒童還可增進對口腔動作的覺知，或可改善流口水問題。顏面口腔感覺訓練活動主要是提供顏面或口腔的觸覺、味覺或溫覺的刺激，通常可使用嬰兒（兒童）牙刷、徒手按壓、嬰兒固齒器、振動器（電動牙刷或臉部美容按摩器）、棉布、棉花棒、細冰棒等，活動進行時可配合一些音樂節奏以舒緩兒童的不安、緊張感。然而，要注意的是基本上，這些口部運動或感覺活動有可能幫助兒童的口部肌肉為語音製造做準備，但這些促進活動本身並不能改善兒童的言語運動行為（Earest, 2000）。因為動作的神經控制乃會依照要做的工作性質而不同，神經控制是具有作業專一性的（task specificity），例如同樣是呼吸，維生的呼吸動作和說話的呼吸動作就會不同，是由不同的神經機制所控制。因此若只有單純地訓練孩子吸吮、吹氣或是給予口腔感覺刺激，對於兒童言語動作通常是沒有效用的，要改善兒童的言語運動還是必須由語音製造的活動著

手，實際地進行語音構音動作的練習，例如使用語音置位法、漸進修正法、最小音素對比等方法訓練。因此對於腦性麻痺個案的言語介入治療重點還是應以語音的產生為主軸，先建立起一些簡單的單音發音動作（如母音、雙母音、子音），再慢慢地擴展為音節、詞語、片語、短句和句子等。在介入後期則盡量將這些新建立的口語行為類化至自然的溝通情境之中，並注意調律方面的調整。

在調律方面，一般是在個案有穩固的詞語、片語、句子產生後，才慢慢開始加強此部分。在初階訓練時期可要求使用較慢的言語速度，以增加構音的準確度；待準確度建立之後，才訓練逐漸增快語速（在不影響清晰度的條件下）。楊青燕、劉惠美（2007）運用調整說話速度訓練方案對痙攣型腦性麻痺者實施言語介入，發現調整說話速度方案在提升個案的說話清晰度、擴大元音構音空間及降低說話速度具有顯著的效果。

對於呼吸支持較差，但語言認知能力尚可的個案可加強語句斷句的能力。先訓練個案對呼吸群的認知，再來訓練對語句中適合斷句處的指認，同時配合個案的呼吸支持形式（如個案通常說四、五個音節需要換氣一次）。即說話語句斷句配合個案一次呼吸能說的音節數量，並注意保持語句語調的連貫性，以便讓聽者知道語句的結束與否。此外，還可加強各種類型句子的語調與強調語氣的運用，以增進話語的自然度以及溝通的效能。

在語言發展方面，需要考慮語言發展遲緩的問題，依其年齡，適當而有系統地含括提升語言能力的材料，促進語言能力的發展。是否CP兒童會因為言語動作的問題，而導致其中、上游語言方面的學習困難？例如影響如音韻的計畫、詞彙的學習、語型的學習、語用的學習等。要回答這些問題需要考慮一些相關的因素，例如個案的CP類型、嚴重度、認知能力、智力功能、記憶力、聽力、言語聽知覺等。Bishop、Brown與Robson（1990）發現多數CP吶吃者的語音聽知覺正常，但是對於生字詞的音韻記憶較差，需要經過相當多次的重複記誦（默讀或朗誦）才能保存於記憶中，因此建議在語言治療時應多加強詞語的記誦。事實上，不僅是詞語能力的加強，在言語治療當中除了可加強個案詞彙量的擴展，同時也應多提供語言理解

和語言表達的訓練機會。言語、語言整合模式的介入是CP呐吃兒童一般典型的介入形式。

　　對於口語能力不佳，或是語音清晰度較低的個案，需考慮使用擴大輔助溝通系統（AAC），鼓勵使用多模態的溝通模式，如圖片交換系統輔以喉出聲或手勢表情等。AAC可成為主要的溝通模態或是輔助性的溝通模態。不管是使用無輔具式的（如手勢、手語）或是有輔具式的（溝通板、溝通卡片），AAC系統的置入可促進個案溝通的動機，滿足基本的溝通需求，對於人際溝通的互動或多或少皆會有所助益。當然，在AAC的介入之前須實施詳盡的AAC評估，評估個案的一些相關能力或功能，如視覺、聽覺、手部運動功能、肢體運動功能、認知、語言能力等，才能選擇並設計適當合用的AAC介面，之後再著手進行對CP個案的AAC溝通訓練，使用一些策略以增進溝通效能。

個案研究

　　6歲的小民走路一跛一跛地，他從小就患有腦性麻痺，不斷出現的不自主動作常讓他無法好好坐著，好像要從椅子上掉下來。學校的老師說小民其實很聰明，只是無法說話。和他說話時，小民好像在裝鬼臉，並且手舞足蹈地看著你，喉嚨也會間歇地發出一些怪音，但沒有人知道那些聲音是什麼意思，只有他媽媽例外。

▶ 思考問題

1. 小民屬於何種類型的CP？
2. 小民有可能學會說話嗎？
3. 在還沒有學會清楚說話前，小民要如何和其他人溝通？
4. 若你是小民的語言治療師，應如何訂定他的治療目標？

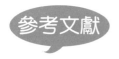
參考文獻

王文容（1997）。**句子層次的說話清晰度測量**。國立高雄師範大學特殊教育研究所碩士論文，未出版，高雄。

曾進興（譯）（1999）。M. J. Mecham 著。**腦性麻痺與溝通障礙**（*Cerebral Palsy*）。台北：心理。（原著出版於 1996）

楊青燕、劉惠美（2007）。調整說話速度訓練方案對痙攣型腦性麻痺者說話清晰度的影響。**特殊教育研究學刊**，**32**(4)，65-83.

鄭靜宜（2003）。腦性麻痺說話者的國語聲調基本頻率（F0）型態與特性。**特殊教育與復健學報**，**11**，29-54。

Ansel, B. M., & Kent, R. D. (1992). Acoustic-phonetic contrasts and intelligibility in the dysarthria associated with mixed cerebral palsy. *Journal of Speech and Hearing Research*, *35*, 296-308.

Bishop, D., Brown, B., & Robson, J. (1990). The relationship between phoneme discrimination, speech production and language comprehension in cerebral-palsied individuals. *Journal of Speech and Language Research*, *33*, 210-219.

Byrne, M. C. (1959). Speech and language development of athetoid and spastic children. *Journal of Speech and Hearing Disorders*, *24*, 231-240.

Duffy, J. R. (2005). *Motor speech disorders: Substrates, differential diagnosis, and management*. St. Louis: Mosby.

Earest, M. (2000). *Preschool motor speech evaluation and intervention*. Bisbee, AZ: Imaginart International, Inc.

Farmer, A., & Lencione, R. (1977). An extraneous vocal behavior in cerebral palsied speakers. *British Journal of Disorders of Communication*, *12*, 109-118.

Hardy, J. C. (1964). Lung function of athetoid and spastic quadriplegic children. *Developmental Medicine and Child's Neurology*, *6*, 378-388.

Jeng, J. Y. (2000). *The speech intelligibility and acoustic characteristics of Mandarin speakers with cerebral palsy*. Unpublished doctoral dissertation, University of Wisconsin- Madison.

Jeng, J. Y., Weismer, G., & Kent, R. D. (2006). Production and perception of Mandarin tone in adults with cerebral palsy. *Journal of Clinical Linguistics and Phonetics*, *20*, 67-87.

Liu, H.-M., Tseng, C.-H., & Tsao, F. -M. (2000). Perceptual and acoustic analyses of speech intelligibility in Mandarin-speaking young adults with cerebral palsy. *Clinical Linguistics and Phonetics*, *14*(6), 447-464.

Love, R. J. (1992). *Children motor speech disability*. New York: MacMillan.

McDonald, E. (1987). Speech production problems. In E. McDonald (Ed.), *Treating cerebral palsy, for clinicians by clinicians*. TX: Pro-Ed.

Mecham, M. (1996). *Cerebral palsy* (2nd ed). TX: Pro-ed.

Rong, P., Loucks, T., Kim, H., & Hasegawa-Johnson, M. (2012). Relationship between kinematics, F2 slope and speech intelligibility in dysarthria due to cerebral palsy. *Clinical Linguistics & Phonetics*, *26*(9), 806-822.

Rutherford, B. R. (1939). Frequency of articulation substitution in children handicapped by cerebral palsy. *Journal of Speech and Hearing Disorders*, *4*, 285-287.

Workinger, M. (1986). *Acoustic analysis of the dysarthrias in children with athetoid and spastic cerebral palsy*. Unpublished doctoral dissertation, University of Wisconsin-Madison.

Workinger, M., & Kent, R. D. (1990). Perceptual analysis of the dysarthrias in children with athetoid and spastic cerebral palsy. In C. A. Moore, M. Kathryn, K. M. Yorkston, & R. D. Beukelman (Eds.), *Dysarthria and apraxia of speech: Perspective on management* (pp. 109-126). Baltimore: Paul Brookes.

Whitehill, T. L. (1997). *Speech intelligibility in Cantonese speakers with congenital dysarthria*. Unpublished doctoral dissertation, University of Hong Kong.

Živković, Z., & Golubović, S. (2012). Tongue mobility in patients with cerebral palsy. *Pokretljivost jezika kod bolesnika sa cerebralnom paralizom*, *69*(6), 488-491.

chapter ⑬ 言語失用症

➤➤ 什麼是「言語失用症」？

　　所謂「失用症」（apraxia），顧名思義乃是失去了「使用」或是運用身體某部分肢體或軀體之運動機能的能力，然患者的軀體、四肢的運動機能是正常的，並沒有肌肉萎縮或肌張力問題，但他們卻不知如何讓肢體去做想做的動作。在神經學上「失用症」是指無法執行某些意志性或具意識目的性的動作，但患者仍保有正常的動作能力，並無肌肉張力或反射異常等問題。

　　失用症患者是在將「動作性意志」轉換成動作指令的過程出現問題，無法將「想要做的」變成為「去做」的實際動作。「失用症」並非是「有心無力」或是「有力無心」的情況，而是「心」不知如何去使「力」的問題，推論是在由「意念」至「行動」的心理歷程中出現問題。多數情況下，患者雖在複雜的意志動作上有很大的困難，但往往在非意志性動作時卻沒有問題，如一些日常生活中常有的歷程動作，像刷牙或是梳頭等動作是正

常的，但若要他們假裝梳頭或是刷牙卻無法做到。

一般對失用症的分類大致可分為兩類，一類是意念性失用症（ideational apraxia），另一類是動作性失用症（ideomotor）。意念性的病人無法做出使用一個工具或姿勢的動作，因為失去與該工具或姿勢動作有關的知識或想法，例如患者無法做出假裝用梳子梳頭髮或用鐵鎚槌釘子，亦或是用牙刷刷牙等動作。動作性失用症則是無法做出被指定的動作指令，雖然他對指令的內容都明白，或許還能執行整套行動中部分的簡單動作，但就是無法連續演示出整套的動作，例如假裝將一件 T 恤穿到身上的動作，患者可能可做出一些片段或部分的動作，例如將領口套到頭上，但無法表現連續性完整的整套動作，例如將領口套到頭上之後，將左右手輪流伸進袖子裡，再將衣服底部拉下來的動作。動作性失用症可能只出現於身體的某些部分或是合併出現於幾個部位，例如常見有肢體失用症（limb apraxia）、口部失用症（oral apraxia）、發聲失用症（apraxia of phonation）、言語失用症（AOS）等。言語失用問題是一種動作性失用症，是和說話相關的動作在動作控制方面的失常問題。

「言語失用症」通常是由於後天性腦神經受損所導致。個體無法隨意志去執行整套複雜的說話動作，推測是在將語言表徵轉換為說話動作的計畫或程序過程中出現問題。在臨床檢查上，言語失用症患者與言語有關的結構（如舌頭、下顎）並不呈現虛弱、肌肉萎縮或痙攣等運動神經元病變的症候，也沒有運動性不足或運動過度等錐體外系統受損的情形，亦沒有運動失調等小腦受損情況，或其他明顯的感覺障礙，但卻無法順利行使先前已學會的動作技能。言語失用症患者的口腔構音結構的運動機能在執行非意識性動作是十分正常的，但此運動機能卻無法為說話功能所用。言語失用症的病理現象十分複雜，而此病症正揭示了言語歷程之「中游機制」的存在。

當我們有一個行動意念，要去行動之前，通常會大致計畫它們的一些動作步驟，這些動作步驟中又包括一些成套的動作程序。而一套動作程序通常是由一些簡單的動作所組成，大腦在動作執行前需經過規劃、組織的

程序,這些包括粗略的動作計畫和各部分之中細部相關肌肉收縮的設定(包括時間、強度、位置方面)或相應協調、調整。這些需要收縮的相關肌肉不僅包括口部肌肉,還包括喉部、咽部,甚至包括呼吸相關的肌肉。說話動作通常經過上游階段的語言和音韻計畫的過程。若將要說出的是一連串的音節(如一個句子),涵蓋的動作成分則是相當地複雜,對照於只是一個單音節詞(如「好」、「對」),單音節詞在動作上則是相對簡單許多。因此說話的動作依照語音的成分、音節的結構和語句的長度可能很簡單,也可能很複雜。言語失用症的情形則是無法應付複雜的言語動作,但此症和一般的病症一樣有著不同嚴重度的差異,對於嚴重的言語失用症患者即使是簡單的音節動作也會有問題,常見他們嘴張開想要講,卻一個音也發不出來的窘境。

Duffy(2005)對「言語失用症」下的定義為:「a neurogenic speech disorder that reflects an impaired capacity to plan and program sensorimotor commands necessary for directing movements that result in phonetically and prosodically normal speech. It can occur in the absence of physiologic disturbances associated with the dysarthrias and in the absence of disturbance in any component of language.」

此定義和Duffy(1995)對「言語失用症」下的定義類似:「言語失用症是一種神經性言語障礙,源於感覺動作指令的規劃能力缺失使其無法執行意志性的說話動作,並不是意識思考或語言符號表徵功能的失常,也不是神經肌肉的衰弱或動作緩慢的結果。」由以上這些定義可知,言語失用症是有關語言動作的規劃上出現錯誤,是語言「中游機制」失常的現象,而與語言的上游、下游機制無關。此定義與 Darley、Aronson 與 Brown(1975)以及 Wertz、LaPointe 與 Rosenbek(1991)對言語失用症所下的定義類似,兩者差異不大。Darley 等人(1975)認為言語失用症是言語動作的程序化失誤,而語言性動作與非語言性的動作本質是不同的,因此將言語失用症與口面部失用症(oral-facial apraxia)區分開來,儘管兩者常一起發生。

➤➤ AOS 的病理與臨床症候

　　言語失用症（AOS）的成因通常是由於較局部性的腦損傷造成，如腦血管性疾患、腦創傷（TBI）、腦腫瘤、退化性疾病等原因造成優勢腦區域性的破壞。而一般感染、發炎、代謝性疾患造成腦損傷面積通常較廣泛，因此造成言語失用症的機率很小。事實上，言語失用症很多是由左腦的腦血管性疾患（left hemisphere CVA）引起的，約占 50% 左右（Duffy, 2005），其次是由於退化性疾患，如阿茲海默症（Alzheimer's disease）引發左腦較嚴重的皮質退化造成。另有一小部分是由於 TBI 或腦瘤造成。由於言語失用症患者通常是左腦損傷的病人，因此常有右側肢體偏癱的情形，同時也可能合併有單側上部運動神經元（UUMN）損傷的情形。

　　言語失用症的產生是由於大腦中掌管說話運動程序化工作的機制遭受破壞所致，臨床研究發現左腦皮質前葉的布洛卡區（Broca's area）與言語動作的程序化有關（大多數人的優勢腦在左半腦）。布洛卡區正位於有關口臉部的主要運動皮質區之前，正好和說話相關肌肉運動區相鄰，此區同時也是主管語言表達的大腦區域。臨床上，言語失用症常與布洛卡型失語症一起出現，在早期一些學者甚至認為 AOS 是布洛卡型失語症症狀的一部分（McNeil & Kent, 1990），然而因為臨床上也曾出現過患者沒有失語症，但卻有言語失用症的「純粹型言語失用症」案例，可知不一定有言語失用症就一定有失語症，言語失用症可獨立於失語症而存在。Duffy（2006）指出 AOS 症狀可能是進行性神經退化疾患首先出現的病徵，他調查了八十位具 AOS 症狀的神經退化患者，發現其中 49% 有失語症，50% 有吶吃，11% 是沒有失語症或吶吃的純粹 AOS。他指出有少部分 AOS 患者合併有進行性失語症（primary progressive aphasia, PPA），尤其需要小心分辨之。

　　言語失用症患者的主要病灶是位於左腦布洛卡區，或是在皮質下與布洛卡區相聯繫的白質。Hillis 等人（2004）的研究使用 MRI 腦影像檢查八十

位左腦腦中風病人發現 AOS 主要和位於左額葉之後下回（left posterior inferior frontal gyrus，即布洛卡區）處的損傷較有關。然而臨床上也出現過其他的病灶位置，如左頂葉後中央回下區（inferior postrolandic zoes of parietal lobe）的位置（Buckingham, 1979），其他有關的區域尚有輔助運動區（supplementary motor area）（Josephs et al., 2006）、腦島（insula）（Nestor et al., 2003; Shuren, 1993）、基底神經核（basal ganglia）（Kertesz, 1984）。既然存在著如此多樣的腦損傷部位，我們可以想到一個問題是：不同損傷部位的 AOS 患者的言語表現是否都類似，或是會有所不同，而言語失用症是否可再分成不同的次類型呢？

一些研究者（Buckingham, 1979; Deutsch, 1984）提出 AOS 的次類型分類：前型 AOS（anterior apraxia of speech）與後型 AOS（posterior apraxia of speech）。前型 AOS 是一般所述的典型 AOS 病症，是在優勢大腦前葉或皮質下受損（frontal/subcortical lesion），患者說話時會有較多近似性的歪曲性語誤，而且語調節律型態較怪異，說話吃力，語速通常較慢，語音之中的子音、母音和停頓的時長都比較長。後型 AOS 是在頂顳葉（parietal-temporal region）或是頂葉前區（anterior parietal lobe）受損，患者說話時會出現較多替代性語誤，較少歪曲性語誤，有較多的語音對調位置錯誤（transposition）（Deutsch, 1984），有較多語音排序（音素或音節）方面錯誤，但講起話來感覺較不吃力。語調節律較呈片段性正常，話語流暢度較前型者為佳。後型患者可能在對側體感覺方面有損傷，較無右側偏癱情形。前型和後型 AOS 不同的症狀也暗示了複雜言語的程序化歷程其實是可再被分解為一些次要歷程，如計畫語音動作順序或動作程序化，這些次歷程可能會單獨受損，於是就會有不同的言語症狀表現。

有些言語失用症患者合併有口部動作失用症（但並非皆有）。口部動作失用症患者無法聽口令做口面部的動作（不管口語或是非口語的動作）。口語上要求他們意志上做這些動作，口部動作失用症患者會出現困難，但若是在非意志的情況下，患者可能會自動地做出類似的動作而無困難，例如可以用手拿牙刷刷牙，但卻無法模仿刷牙的動作。通常動作愈複雜他們

愈無法控制與執行，顯示患者在意志性動作的順序規劃上出了問題，尤其是在高技巧性的動作控制上。

言語失用症患者說話速度緩慢，嚴重者甚至無口語（mute），儘管聲帶功能健全。言語失用症患者常見的特徵是說話時用舌頭費力摸索（groping）構音位置，出現許多試誤性（trial and error）的口腔動作，或是嘗試著想找出正確的構音方法。言語失用症患者通常對於「仿說」感到困難，有些患者即使只是簡單的音節，也無法說出。需要說話或回答問題時，患者通常感到十分沮喪，明知道自己想說的話卻說不出來，掙扎時常伴隨著手勢表示口語難發。患者在做口腔輪替運動（DDK）也會出現困難，但有些自發性的言語動作（較下意識的言語行為），如咒罵、突然性的應答，有時常可以毫無困難地說出。但對於需要事先運作組織與計畫的言語行為，就會有掙扎、不順等情形。有時對於一些簡短、不需要事先想的語言就能很容易地順口說出來。在節律語調方面的主要特徵是說話速度較慢，語音有拖長的情形，有時會因舌頭摸索動作而停頓，因而影響整句話的語調型態和流暢性。

通常對於言語失用症患者而言，要說出的言語若其構音動作愈複雜，錯誤就愈多，尤其對多音節詞的構音特別有困難。所犯的語音錯誤大多以音素為單位。語音的錯誤型態以替代性錯誤居多，較少省略、扭曲或添加性錯誤。主要是子音替代錯誤，出現較多構音位置的錯誤，在構音方法上的錯誤較少（Wertz et al., 1991），而構音位置較後方的語音比前方語音錯誤機率較大。構音不一致（articulatory inconsistency）是 AOS 言語的重要特徵之一（Darley et al, 1975; Wertz et al., 1991）。比起吶吃者，言語失用症患者的構音錯誤通常較缺乏一致性或穩定性，他們的語音有時候會很正確，但有時候卻說錯，或無法說出，連他自己也無法預料。Brookshire（2007）推論 AOS 說話者的構音不一致主要是受音素所在之音境的影響。相同的子音和不同的韻母組合成音節的構音動作，雖是同一子音，但其實在動作的計畫上會有所差異。對於相同的音素，AOS 患者可能在某些音境下可以發出語音，但在某些音境下就無法說出，如此就造成構音錯誤的不一致性。

因此，在評估時需要注意到 AOS 說話者的一些語音構音是否會受到音境的影響；對於構音有不一致的患者在介入時，則應加強聲母與各種韻母結合音節的練習。

➤➤ AOS 的區分性診斷

由於「吶吃」與「言語失用症」同屬於運動性言語障礙，皆是說話動作運作上的缺陷，我們要如何區分吶吃與言語失用症的不同？就發生率而言，比起吶吃，言語失用症相對較少，依據梅爾診所 1987 至 2001 年的統計，言語失用症約占全部運動性言語障礙人口的 7.6%（Duffy, 2005）。在病因上亦有不同，吶吃者主要是由於退化性疾病、腦血管性疾患等原因造成錐體系統與錐體外系統的損傷，通常負責言語運動的結構上有虛弱無力、不對稱、動作緩慢等情形。言語失用症則是多由於中風、外傷（trauma）、腫瘤等造成較區域性的破壞，有較多是由於左腦的腦血管性疾患（left hemisphere CVA）所引起，損傷的部位在左側大腦的語言區（布洛卡區）皮質，因此常合併有非流利型的失語症，在負責言語運動的結構上並無虛弱無力或顯著不對稱等情形。在語言製造流程上，負責語言製造的機制各有不同，吶吃是語言的「下游機制」出了問題，即語言動作執行上的失常現象；而言語失用症是語言的「中游機制」出了問題，即語言動作的規劃上失常的現象。然而，言語失用症也有可能和吶吃合併發生於一位患者身上，但和吶吃相比，言語失用症較常和失語症一起發生。

Duffy（2005）估計言語失用症和失語症合併發生的比例約有 72%，而言語失用症和吶吃合併發生的比例約有 29%。既然言語失用症與失語症常一起發生於同一病患身上，我們要如何分辨言語失用症與失語症？單純的言語失用症患者的語言能力（即符號表徵能力）並未受損，通常語言能力與口語表達能力的差距愈懸殊，則愈有可能是言語失用症。言語失用症主要障礙在口語表達的困難，語言理解方面是正常的。口語表達的困難通常

呈現在口語動作的時間（計時）、動作的順序轉換（變換）與語音的扭曲或替代方面。言語失用症的語誤有時會與傳導型失語症呈現類似的型態。傳導型失語症屬於流暢型的失語症，是由於語言區的前區與後區聯繫纖維（arcuate fasciculus）的損傷造成，患者在聽完語音後的複誦表現會特別差。傳導型失語症的語誤類型是屬於音韻層次，而不是語音動作層次，音韻層次的語誤是指由音素庫中選擇了錯誤的音素（或音節）或者順序的排列錯誤導致，如一些音韻的同化歷程；而言語失用症患者的語誤較屬於語音動作層次，如 VOT、鼻音的問題，為構音器官間時序安排上的問題。單純的言語失用症患者在語言理解和文字書寫能力上應是正常，不過言語失用症患者若合併有右側偏癱，則右上肢的痙攣可能會影響右手的執筆書寫動作，而影響書寫能力。

➤➤ 發展性言語失用症

兒童患有言語失用症稱為「發展性言語失用症」（developmental apraxia of speech, DAS）或是發展性口語動作運用不能（developmental verbal dyspraxia），是指處在語言發展期的兒童說話時出現如上述成人言語失用症的音素或音節順序性的困難（sequencing difficulties）、多變不穩定的語誤，和顯現言語動作計畫和程序化的異常發展。雖有部分 DAS 兒童的確是由於腦傷造成（如中風、腫瘤），但大部分個案卻無任何明顯腦傷的證據，有些兒童則兼有語言發展遲緩的問題。發展性言語失用症與發展性吶吃一樣，除了言語運動的問題以外，還可能參雜有語言發展的問題，如內在音素表徵、音韻系統知識發展的不成熟。DAS 兒童在口腔言語相關機制上並無肌肉衰弱或肌張力問題。有些 DAS 的兒童表現得如同是功能性語音異常，而有些則很像是語言發展遲緩，或是有些像是有口吃的樣子。這些疑似有發展性言語失用症的兒童需經過仔細評估，若顯現出言語動作計畫和程序化的問題才能確定診斷。事實上，DAS 兒童群體的異質性相當高，個別差異

表 13-1　發展性言語失用症的言語特徵

1. 語音中子音和母音的種類少。
2. 常有省略型音誤（較成人多）。
3. 母音錯誤多。
4. 構音錯誤不穩定（對同一詞語的構音）。
5. 超音段性質變異。
6. 音段愈長，錯誤愈多。
7. 仿說困難。
8. 使用簡單結構的音節（英語）。
9. 意志性的口部動作困難。
10. 語文理解能力優於表達。
11. 口腔輪替運動速度慢、速度不均勻。
12. 有時有鼻音問題，如鼻音過重、鼻漏氣、鼻音不足。
13. 舌頭摸索行為或是靜默的構音姿勢或動作（grouping behavior or silent posturing of articulators）。
14. 言語不流暢，有調律缺陷（prosodic impairment）。

性頗大，臨床上常有不易確診的情況。表 13-1 列出一般研究（如 Davis, Jakielski, & Marquardt, 1998; Hall, Jordan, & Robin, 2007）提出發展性言語失用症（DAS）兒童常出現的言語特徵。

➤➤ AOS 的言語特徵

在生理方面，單純的言語失用症在呼吸、構音、發聲的結構和肌肉功能皆為正常狀態，也就是並無虛弱、無力、肌張力異常等現象。在呼吸方面大致為正常，但 Keatley 與 Pike（1976）測量五位言語失用症患者的呼吸肺部功能發現，大多數言語失用症患者的最高呼氣氣流速低於正常人，且大多數言語失用症患者呼吸的肺部功能皆低於正常人。在發聲方面，一般

多數也為正常,除非是極嚴重 AOS 患者在發聲啟動上有困難。在共鳴方面,一般多為正常,但有時也可能有些微鼻音過重的問題。

在構音方面,常有語音錯誤,話語音段愈長錯誤愈多。大多為替代和扭曲性的語誤,有時亦出現省略和添加型語誤。在子音音誤方面,構音位置錯誤通常較構音方式錯誤為多。言語失用症是屬於感覺與動作的缺陷,有研究顯示(Rosenbek, Lemme, Ahern, Harris, & Wertz, 1973)言語失用症患者在口腔感覺上的失常,可能影響說話時的動作感覺回饋,造成言語失用症患者在聲調、韻律方面,可能有異常現象,話語不流暢,言語速度慢。語調型態呈現怪異或不自然的現象。

陳筱萍(2011)分析了十二篇有關學前言語失用症研究之文獻,統計這些文獻中各項臨床特徵。研究結果顯示有八項臨床特徵符合共識標準,它們分別為「子母音庫有限」、「母音錯誤率高」、「不一致構音錯誤」、「維持音位和音節序列有困難」、「嘗試和摸索現象」、「韻律異常」、「不適切重音型態」和「輪替速率下降」。其中適用於華語個案的共識標準為「子母音庫有限」、「母音錯誤率高」、「不一致構音錯誤」、「維持音位和音節序列有困難」、「嘗試和摸索現象」、「韻律異常」和「輪替速率下降」等七項特徵。這些特徵除了「不適切重音型態」以外,其餘都是和英語的特徵相同。目前有關華語言語失用症的研究尚少,到底華語失用症者的言語特徵和英語失用症者是否真有明顯的差異,還有待進一步的研究釐清。以上所列的言語特徵在言語評估時皆需要審慎地一一辨識出來,以便於做言語失用症的區分性診斷,對於言語失用症言語機制的評估於下一章中有較詳細的介紹。

個案研究

50 歲的沈先生自從中風後就不太說話,他的身體右側有偏癱現象,對於一些話語突然想說又說不出口,很是懊惱的樣子,常見他的舌頭在嘴中打轉,卻又說不出來。語言治療師檢查時他會發出很長的/a/音,聲音很是洪亮,要他說出/pa, pa.../或是/ta, ta, ta.../也沒有問題,但是要

他說出/pa, ta, ka.../不同音節的重複就沒有辦法,他好像突然忘記要怎麼說的樣子。對於一些較長的詞語或是短句的仿說也有類似突然說不出來的問題。他在語言理解方面大致正常,就是說不出來。他的太太埋怨道:「咒罵起人來倒是很流利,真正要他說卻又什麼都說不出來。」

▶ 思考問題

1. 這位個案可能患有何種病症?

2. 他適合做語言治療嗎?

3. 若接受言語介入治療,治療的目標應放在哪些部分?

4. 哪些治療訓練項目可能對他會有所幫助?

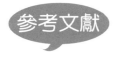

參考文獻

陳筱萍(2011)。學前兒童言語失用症臨床特徵之研究。國立高雄師範大學特殊教育系碩士論文,未出版,高雄。

Brookshire, R. H. (2007). *Introduction to neurogenic communication disorders*. St. Louis: Mosby.

Buckingham, H. W. (1979). Explanation in apraxia with consequences for the concept of apraxia of speech. *Brain and Language*, *8*, 202-226.

Darley, F. L., Aronson, A. E., & Brown, J. R. (1975). *Motor speech disorders*. Philadelphia: Saunders.

Davis, B., Jakielski, K., & Marquardt, T. (1998). Developmental apraxia of speech: Determiners of differential diagnosis. *Clinical Linguistics and Phonetics*, *12*, 25-45.

Deutsch, S. (1984). Prediction of site of lesion from speech apraxic error patterns. In J. C. Rosenbek, M. R. McNeil, & A. E. Aronson (Eds.), *Apraxia of speech:*

Physiology, acoustics, linguistics, management (pp. 113-134). San Diego, CA: College-Hill Press.

Duffy, J. R. (2005). *Motor speech disorders: Substrates, differential diagnosis, and management*. St. Louis: Mosby.

Duffy, J. R. (2006). Apraxia of speech in degenerative neurologic disease. *Aphasiology, 20*(6), 511-527.

Hall, P., Jordan, L., & Robin, D. (2007). *Developmental apraxia of speech: Theory and clinical practice* (2nd ed.). Austin, TX: Pro-Ed.

Hillis, A. E., Work, M., Barker, P. B., Jacobs, M. A., Breese, E. L., & Maurer, K. (2004). Re-examining the brain regions crucial for orchestrating speech articulation. *Brain, 127*(7), 1479-1487.

Josephs, K. A., Duffy, J. R., Strand, E. A., Whitwell, J. L., Layton, K. F., Parisi, J. E. et al. (2006). Clinicopathological and imaging correlates of progressive aphasia and apraxia of speech. *Brain, 129*(6), 1385-1398.

Keatley, M. A., & Pike, P. (1976). The automated pulmonary function laboratory: Clinical use in determining respiratory variations in apraxia. In R. H. Brookshire (Ed.), *Clinical aphasiology: Conference proceedings* (pp. 98-109). Minneapolis, MN: BRK Publishers.

Kertesz, A. (1984). Subcortical lesions and verbal apraxia. In J. C. Rosenbek, M. R. McNeil, & A. E. Aronson (Eds.), *Apraxia of speech: Physiology, acoustics, linguistics, management* (pp. 73-90). San Diego, CA: College-Hill Press.

McNeil, M. R., & Kent, R. D. (1990). Motoric characteristics of adult apraxic and aphasic speakers. In G. R. Hammond (Ed.), *Cerebral control of speech and limb movements* (pp. 349-386). New York: North Holland.

Nestor, P. J., Graham, N. L., Fryer, T. D., Williams, G. B., Patterson, K., & Hodges, J. R. (2003). Progressive non-fluent aphasia is associated with hypometabolism centred on the left anterior insula. *Brain, 126*, 2406-2418.

Rosenbek, J. C., Lemme, M. L., Ahern, M. B., Harris, E. H., & Wertz, R. T. (1973). A treatment for apraxia of speech in adults. *Journal of Speech and Hearing Disor-*

ders, *38*, 462-472.

Shuren, J. (1993). Insula and aphasia. *Journal of Neurolology*, *240*, 216-218.

Wertz, R. T., LaPointe, L. L., & Rosenbek, J. C. (1991). *Apraxia of speech in adults: The disorder and its management*. Orlando, FL: Grune & Stratton.

chapter ⑭ 言語失用症的評估與介入

　　言語失用症並非語言高層次的處理問題，即並不是語言理解的問題或語言構成方面的問題。言語失用症是由於說話的言語過程中，在言語動作的計畫和程序化出現異常缺陷，導致異常語音的情況。由於言語動作的計畫和程序化機制是位於腦皮質和語言區相近的位置。患有失語症的成人常合併有言語失用症，而沒有失語症的單純言語失用症的出現機率較少。因此，對於疑似具有言語失用症成分的個案須謹慎評估其言語失用症的嚴重程度以及是否合併有失語症的問題，以便於後續介入目標的訂定。本章介紹言語失用症的主要評估和介入的方法。

▶▶ AOS 的評估

　　由於許多失語症患者也合併有 AOS，通常評估會合併做失語症語言方面的評估。語言評估即是語言的理解和表達能力方面的測量。單純的言語失用症患者的語言理解能力應是在正常範圍內的，而語言表達能力因受到言語動作無法計畫或程序化會有所限制，言語中會有一些語誤發生，或是

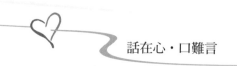

因受阻而無法表達。多數 AOS 說話者會意識到說話的錯誤，並會嘗試去改正它，但在一再地重複錯誤後，阻礙溝通的進行，往往令其感到挫折。

對於 AOS 的評估要項通常包含以下幾個部分：嗓音發聲、口部動作失用症檢查、口腔輪替運動（DDK）、逐增加長度片語仿說、含複雜語音的語句仿說、數數、自發性言語等。因為有些言語失用症者合併有「口部動作失用症」，因此需要做「口部動作失用症」的檢查，若有必要，甚至需做肢體失用症檢查。也就是患者經過口部動作失用症檢查後若發現有口部動作失用症的存在，則須進一步檢查是否有範圍更大的肢體失用症。肢體失用症的測試可讓個案做一些假裝的動作，如假裝倒茶、用剪刀、梳頭、打球等動作。

「口部動作失用症」患者通常無法聽口令做口面部的動作。臨床上常做的測試是請個案做一些假裝的口面部動作，如假裝漱口、咀嚼、打呵欠等，或是聽指令做有關口面部的動作。接著可更進一步地測試較複雜的動作串連，這種動作測試是涉及整套動作的計畫，動作需連續流暢地接在一起。在臨床上，可給一連串的口面部動作指令，例如要求他們先張嘴→閉嘴→伸舌，或張嘴→閉嘴→伸舌→露齒，或是假裝咳嗽→吹氣→清喉嚨→鼓頰，可將幾個口面部相關動作定好順序，連續動作最好不要超過五個，否則會有記憶的困難。觀察是否能獨立完成或是在極少的提示下完成，或是看一次即可模仿。

口部動作失用症檢查項目可參考附錄 7 中所列之口腔動作活動的口腔動作模仿部分，其中列有十五個動作可供參考。測試時通常可先給予口頭指令，若無法完成，可進一步給予口頭的提示或動作示範的提示。仔細觀察個案是否有口腔動作的失用症。

口腔輪替運動（DDK）的評估通常是評估 AOS 不可或缺的一部分，評估重點在於觀察交替式運動速率（AMR）和序列式運動速率（SMR）的速度以及比較 AMR 和 SMR 之間表現的差異。因為 SMR 涉及的音節交替動作成分較複雜，AOS 患者通常在 SMR 部分表現明顯較 AMR 時的為差，正常人通常在兩者的表現差距不大。SMR 除了典型的/pa-ta-ka/之外，施測者

還可以用不同的音節組成各種音節序列來施測，觀察是否序列中的語音成分愈複雜，受測者的表現愈差。口腔輪替運動由於不涉及語意而被歸類於非言語性的評估，而對於 AOS 評估千萬不要忽略了言語性的評估，事實上，言語性的評估項目才應是 AOS 評估項目的主角。

　　AOS 言語性方面的評估重點在於觀察受測者在各種言語動作的表現是否有困難，動作是很順暢流利，還是很吃力緩慢，並觀察在各種測試之間的不一致性，例如同樣的音在雙音節詞語時說出就很順暢，但若放在句子中就無法完成，或是同一個音在自動化語句中可以說出，但在非自動化語句中就無法說出來。對於 AOS 的言語性方面常見的評估項目有逐增加長度語句或詞語仿說、含複雜語音成分語句仿說、數數、自發性言語等。逐增加長度語句或詞語仿說是 AOS 常見的測試項目，例如英語中的逐增加音節數目的仿說測試，常見如「please, pleasing, pleasingly」類似的詞語變化。評估或練習時可將音節由一至多以逐漸增加音節數目的方式要求個案仿說。評估個案的語句長度效果（utterance length effect），觀察個案的語音錯誤是否會隨著語句長度的增加而增多。言語失用症的患者依照其嚴重度，在句子音節數量增加時，動作的計畫、程序化的負荷也隨之增加，往往無法應付長句子的仿說作業。「附錄 11」和「附錄 12」中各列有華語和台語的逐增加長度語句材料。此語單中的語句，無論於單音節、二音節、三音節……等情況皆是有意義的短句。語句音節的長短可視個案的嚴重程度做調整，對於較嚴重者，語句之音節數可採由少至多地做測試，而對於輕度的患者，語句之音節數則可採由多至少的方式做測試，以減少重複練習的效果對測試評估的干擾。仔細觀察個案的語誤所在處的一致性，並且觀察口腔舌頭是否有搜尋的動作。可觀察言語動作的啟動是否有較慢的情況，可以將個案仿說反應的延遲時間納入測量要項，延遲時間愈長，代表動作計畫程序化所需的時間愈久，暗示此機制的損傷愈嚴重。

　　對於 AOS 常見的測試還有複雜語音成分的片語或短句的複誦，例如英語中的複雜語音測試，常見如有「Mississippi River」或「Philadephia Pennsylvania」等類似的詞語或片語，有些英語詞語中的音節數目可以多達五、

六個之多，例如「encyclopedia」一詞中就有五個音節，「catastrophically」一詞中就有多達六個音節。而多數中文詞語的音節數量不多，中文多以雙音節詞為主，因此若需要受試者一次說出較多的音節數，需以片語或句子為材料，例如可考慮用一些四個字的成語。「附錄 13」中列有含複雜語音成分的語句，可用以測試構音或言語失用症，可運用仿說的形式，檢驗個案在說短句和長句語誤的不一致程度。若個案說長句時的語誤比短句的語誤為多，暗示著言語失用症的程度愈嚴重。

　　一般 AOS 評估時雖以仿說為主，但也不要忽略對其自發性言語表現的觀察和評估，看圖說話、獨白、對話等都可作為自發性言語評估的項目。觀察個案在一些較長語句中是否會犯較多的語誤，檢驗短語句和長語句之間反應錯誤的不一致性。通常測試等告一段落後，結束之前再將有語誤的句子挑出讓個案再嘗試一次，觀察是否依舊有錯誤，或也可將語句簡化為短句，觀察個案的語誤情況是否有改善。

　　數數也是常用的評估項目之一，一般成人通常對於說出由 1 數到 10 的言語動作均已十分熟練，此動作是來自於自動化的言語動作程序，因此數數的評估可以探測個案自動化言語程序受損的程度。若患者連 1 數到 10 的數數都無法完成，則暗示著 AOS 的嚴重度頗大。除了由 1 數到 10 之外，還可以測由高位數開始的數數，如由 70 數到 90，一般人對於後面高位數的數數動作會比較沒有那麼自動化，流暢度會稍弱一點，但也還堪稱流暢。觀察個案是否言語動作有比普通人更加不順的情形。此外，除了用順數，也可用逆著倒數的方式來施測，例如同樣可比較由 10 倒數至 1 和由 90 倒數至 80，在這兩種狀況時個案的言語流暢度表現或說話速度方面是否有很大的差距。這些差異性皆可暗示言語動作的計畫與程序化的損傷程度。

　　正式的言語失用症測驗其實並不多，臨床上較常用的有成人言語失用症測驗（Apraxia Battery for Adults-2nd edition, ABA-2）（Dabul, 2000）。ABA-2 是一個標準化測驗，它有一個四十名 AOS 患者的樣本常模，和一個四十九名正常成人的對照常模，並且有標準化的施測材料、施測程序與計分方式。ABA-2 測試的項目主要有以下幾個部分：口腔輪替運動速率、逐

增詞長詞語（increasing word length）、肢體和口部動作失用症（limb apraxia and oral apraxia）檢查、說多音節詞的啟動延遲時間和發語時長（latency time and utterance time）、重複嘗試（repeated trials）、構音語誤紀錄。構音測試有自發性言語（看圖說話）、閱讀短文（英文短文——我的祖父）、數數（1 至 30，30 至 1）等項目。重複嘗試項目為仿說多音節詞語，並且須重複三次，觀察第一次和第三次的錯誤差異，並記錄說多音節詞的啟動延遲時間和發語時間長度。此測驗分有仿說和看圖說話的測試。

　　對發展性言語失用症的測試方面，兒童的言語失用症的評估方式其實和成人的評估頗為類似，唯對於兒童須使用適合其年齡的測試材料，此外，因為學前兒童的構音和語言能力尚在發展，對此年齡的兒童還需有構音和語言發展方面的測試。「發展性言語失用症篩選測驗」（Screening Test for Developmental Apraxia of Speech, STDAS-2）（Blakeley, 2001）是專為兒童設計的言語失用症篩選測驗工具。STDAS-2 測驗是一標準化測驗，有一個五十一名 AOS 兒童的樣本常模（4 至 12 歲，三十八位男孩和十三位女孩），和一個四十九名正常兒童的對照常模（4 至 12 歲，二十七位男孩和二十二位女孩）。測試的項目很簡單明瞭，言語測試主要有三部分：口語順序（verbal sequencing）、簡單句子仿說、子音構音測試。口語順序是類似口腔輪替運動的音節重複形式的複誦。簡單句子仿說主要目的是測試言語的語調節律。子音構音測試的材料為多音節的片語。除此以外，此測驗的發展者還建議需要評估個案的語言聽理解能力和表達能力的差距，使用語言發展的評估工具，如語言發展初階或初、中階測驗（Test of Language Development-Primary or Primary Intermediate, TOLD）（Newcomer & Hammill, 1997）加以測試。

　　在華語 AOS 的評估方面，目前尚未有正式出版的測驗工具，臨床上語言治療師大多使用一些自編的測驗，這些自編測驗的內容大致會包含構音測驗、口面部結構動作檢查、口腔失用檢查、逐增加字句複誦、短文朗讀或圖片敘述等作業。做這些評估作業的目的在於評估言語中游機制的缺陷，並排除其他言語異常的可能，主要的觀察重點在於構音動作的複雜度是否

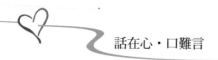

影響個體語音的產生，是否構音動作所涉及結構成分愈複雜時，個案就愈不容易順利說出？例如陳筱萍（2011）的論文研究中使用「華語構音／音韻臨床測驗」、「自編語句增長測驗」和「自編兒童言語失用症口腔動作評估表」三個工具，蒐集個案語料及進行言語特徵的分析。她的研究對象為五位學前 CAS 兒童與五位重度音韻障礙兒童。研究結果發現學前 CAS 兒童出現「不一致構音錯誤」、「嘗試和摸索現象」與「韻律異常」此三個特徵的比例顯著地高於重度音韻障礙兒童。

▶▶ AOS 的言語介入

　　AOS 的成因是由於說話動作的計畫與程序化異常所致。說話語音是由個別的說話動作串連而成，而流暢、正確的說話動作的連串行為正是主要的 AOS 介入目標所在。事實上，當我們說話時，每一個語句皆有其特殊的動作串接程序、動作方式與動作方向與變化。AOS 即在於這些動作順序的缺陷，因此 AOS 的介入原則即在於訓練加強或重建這些言語動作的程序歷程，介入重點應放在言語動作方面的練習或訓練，而非音韻規則的習得上。

　　對 AOS 個案的介入重點可簡單地分為高階、低階兩層次，在低階層次的重點是在音素（子音、母音或音節）的構音動作的引導；而在高階層次則是在不同的各種音節的串成語句的動作改善方面（Duffy, 2005）。低階層次乃高階層次的基礎。對於一個個案的介入要聚焦在哪一個層次則視其嚴重度而定，對於輕、中度 AOS 患者的介入目標主要是朝向改善個案語句的整體構音動作的計畫與程序化，主要是在高階層次的調整與修補以及言語動作自動化的改善。對於重度的個案則是重建個案說話動作的計畫和程序，建構音素和音節之構音動作的計畫與程序化，主要在低階層次的建構，並待其低階層次完成再進階到高階層次。

　　對 AOS 的介入須把握動作學習的原則（Duffy, 2005），一開始，動作方面的學習可透過模仿或是其他引導，由一個個動作的意念轉換為連串動

作的實行，再透過「過度」的練習將這些動作自動化，之後再類化到不同
的情境之中，使之最終能保留於動作記憶中，並能在需要時隨心所欲演示
出這些連續動作來。介入者在最初時須提供充分的視覺、聽覺等多感官線
索加以支持，待成功後，再漸漸地退除支持線索讓個案漸能獨立行使其言
語功能。因此，對於 AOS 患者介入時無論是在詞語刺激選擇與練習順序安
排上皆應謹慎注意各個說話動作的複雜度，把握由易漸難的動作學習原則，
小心地控制動作難易度，以重建個案的言語動作程序。

　　言語動作的自動化有賴於協同構音（coarticulation）和言語動作的程序
化。協同構音是指構音結構間的協調與互動，熟練的動作在於各個構音結
構間的協調良好，使得在動作執行時在位置、時間皆可達精確掌握與串接。
一般生活對話由於皆是使用頻率高的詞彙與語句，常使用一些口頭禪或是
慣用語句，習慣化程度高。動作的自動化程度相當地高，一經啟動就可自
動執行，不太需要意識上的控制與監視。AOS 則是無法實行這些原本已十
分熟練的言語動作，原本已達自動化的言語動作的程序受到破壞（或是受
到抑制無法提取），無法順利使用來行使習慣的言語行為。然而是否所有
自動化的言語動作程序皆受到破壞，則視其個別嚴重程度而異，須加以仔
細觀察評估。常見許多個案尚存有些高度自動化言語動作，如由 1 數到 10、
熟記的電話或住址，或詩歌等。

■ 動作學習理論──動作基模理論

　　AOS 患者是已建立好的動作程序遭受破壞，想用時卻無法提取出來運
用，動作程序是動作基模（motor schema）中重要的構成要素。一個動作基
模中主要是該動作有關肢體肌肉的空間和時間動作行為的參數。一個動作
基模包括成套的動作指令參數以及連續系列動作與感覺回饋關係，也包括
了動作時肢體肌肉結構的起點狀況與動作結束後狀況的結果知識（knowl-
edge of results, KR）。一個動作做完後就會有一個結果知識的時間間隔（KR
intervals），而下一個動作會等到有結果知識產生後，才會繼續執行，此等

待結果知識的延宕稱為後 KR 延宕（post-KR delay），此段時間主要在確認動作執行的結果是否符合目標以及確認下一個動作的可起始狀態。當多個動作連串執行多次後會整合成一個複雜的連續動作，結果知識的確認次數時間會減少，表示該動作以達動作自動化程序，啟動會自動地演練直到整套結束為止。代表此套動作已經在動作程序中穩固成一個動作單元，日後只要想做此套動作就去啟動該動作單元即可。

每一個動作在執行時，動作與感覺回饋之間在身體部位上都有一對一的緊密對應結合關係，亦即在做動作的同時，感覺的回饋無時無刻不在產生當中。這些感覺的回饋主要包括肌肉、張力位置的本體覺以及觸覺、壓覺等體感覺。言語動作還有一項重要的感覺回饋，即是聽覺。這些感覺回饋線索有助於動作順序的引導和排列。一個動作產生一個感覺後，此種感覺會觸發下一個動作的產生，提取下一個動作程序來執行。此感覺回饋也就是上一段提到的 KR。在連串動作的串接中這種感覺回饋是很重要的，對於說話動作也是一樣。說話的動作基模之中除了基本的動作元素外，還包括各個動作相關聯的感覺要素。

動作學習即在建立與穩固動作基模。動作基模的穩固是有關一個動作單元板模（templates of motor unit）的記憶儲存。發展性言語失用症者的困難即在於動作基模建立的困難，同時也可能在動作基模的儲存或提取出現問題，導致言語動作無法自動化執行。對其介入的目的即是在幫助其言語動作基模的建立、儲存與提取，可加強動作感覺的回饋以促進動作基模的建立與提取。

■ AOS 的言語介入原則

針對 AOS 在動作計畫和程序化的缺陷，以及一般動作學習的原理，在此提供幾點 AOS 的治療原則：

1. 成人 AOS 通常與失語症同時存在，當 AOS 比失語症嚴重時，治療的重點應放在言語動作的控制上；但如果失語症比 AOS 嚴重或是一

樣嚴重時，則治療的重點應放在語言（language）方面的復健上。

2. 簡單發聲練習對於啟動困難者有益，一開始可用簡單發聲練習來啟動整個構音與發聲系統，如母音/a, i, u/等音的練習，提醒患者多注意口型的變化，以增加意識上對構音的主動控制。

3. 依照個案的嚴重程度，小心控制語音的複雜度，由簡單發聲練習開始，再逐漸增加複雜度，增加語音種類或音節數目，如由單音節字音到雙音節詞音，再來到多音節詞音或短句。練習詞語音節數目的控制十分重要，音節數目與構音的動作複雜度通常成正比，並逐漸慢慢增加。

4. 練習詞語的語音種類變化也要小心地安排，構音位置的變化可由同一位置到不同位置的順序混合，例如「背不背」、「揹背包」、「妹妹揹」：雙唇音－雙唇音－雙唇音；「背一背」：雙唇音－無聲母－雙唇音；「背背看」：雙唇音－雙唇音－舌根音。

5. 注意患者的構音動作順序問題。注意語音發音動作順序性的安排，如構音器官的接觸位置，必要時使用較慢速的言語示範，並在一個音達口道最大收縮（或目標位置）時停留二至四秒鐘，讓個案感受此時口部構音的狀況，以增加口部感覺回饋，再逐漸增加語音速度，也體驗口部構音的感覺。

6. 再次強調練習的重要，唯有透過不斷的練習才能讓構音動作自動化。過度的構音動作練習不僅對言語動作的自動化有促進作用，並可促進構音動作的連貫性和流暢性。多次的練習會有助於動作記憶的穩固，促進（針對某語句）構音動作程序計畫的成形。動作計畫程序會因多次的練習而更加完善，並增進下一次動作計畫提取的易及性。臨床上對於發展性言語失用症兒童的介入常碰到的難題之一即在於如何增加練習的次數和機會，練習對促進構音動作的自動化十分重要。語言治療師若能有技巧地使用快速性增強，才能有效地促進言語動作的自動化，此時如何化解重複練習帶來的枯燥感，並維持個案的參與動機，是需要有智慧的語言治療師來動腦筋的。

7. 練習的安排盡量符合動作學習原則，例如分散練習較集中練習為佳，隨機演練較整批性重複演練效果較佳。在此的「分散練習」是指在一週中次數較頻繁的密集式練習會比一週一次時間較長的練習為佳。例如同樣是一週共三小時的練習，分散在不同的三天會比一週只有一天的一次練習三小時為佳。

8. 增加言語的自動化歷程，如使用歌曲、韻文或詩歌等韻律性作業引出之前學過的自動化言語動作，尤其是第一個音節的引出，必要時可一起使用手部拍擊手勢當線索，促進言語行為的啟動。一些個人常說的口頭禪或許可幫助一些言語動作的啟動和語句串接，例如「然後」、「喂」、「ㄟ」、「嗯」、「就是啊」等。

9. 使用節拍器（或打拍子）塑造有節奏的口腔輪替運動（DDK）或簡單的韻文、詩詞朗誦。

10. 使用語調練習，強調語調的對比性與增加情境的多樣性，在不同的語句（直述句、疑問句等）中具有某些相同的詞語。

11. 增加構音動作意識上的覺知與監控，給予提示（線索）與說明。語音置位法的教導可增加構音動作意識上的覺知，促進構音動作感覺的覺知（如用手觸摸感覺等）。逐漸發展自我監控的能力，尤其是聽覺自我監控，引導自己的構音動作，若有錯誤，能即時修正。

12. 由立即模仿漸進到延宕模仿，再進步為自發、功能性的言語回答。延宕模仿是讓個案在說一個音的當下暫停一下（如停五秒鐘），請患者記憶此動作的順序，使用內心演練（動作心像），思考語音動作的提示或此語音顯著的構音位置等線索，再將此音說出來。

13. 加強說話速度的控制，一開始介入時可用慢速說話，待熟練後逐漸增加語速，並逐漸加入抑揚頓挫的調律成分加以練習。

14. 為促進類化，多讓個案練習在不同時間、空間、對象或不同相鄰語音環境中說出，增加練習情境的多樣性有助於學習行為的遷移。練習材料應選擇日常較常用的詞語、片語或短句來練習，可增加練習動機並有助類化。本書附錄 14 所列出的一些華語常用的語句可參考

使用，作為個案的練習材料。

15. 注意整體溝通效益的提升：提供並教導「修復」與「補充」策略，
教導個案有效的溝通修補策略或錯誤的更正的技巧，以增加溝通的
效能。與人言談互動時，難免出現語音錯誤，為了避免阻礙溝通，
應事先教導可應付的方法，例如放慢速度重說一次，或在語句中增
加一些停頓、合理地做斷句、關鍵詞重述等，這些都是可嘗試的方
法。

➤➤ AOS 言語治療法或特殊方案

■ 整合性提示刺激法

整合性提示刺激法（integral stimulation）（Milisen, 1954）主要是針對
中度或重度的患者。治療師提供視覺與聽覺整合的提示刺激，「看著我，
並聽我說」，強調多元的刺激輸入。多元的刺激輸入包括使用觸覺線索、
聽覺線索或視覺、提供不同方式的刺激。同時語音產生（治療師與個案一
起說）、模仿、持續的重複、延宕的重複、閱讀文字、延宕的閱讀文字、
回答問題、角色扮演等。強調在構音動作學習時，持續的重複練習，除了
視覺與聽覺的提示，有時也使用手勢提示以促進整體的言語動作。

Rosenbek（1985）提出八步驟連續法（eight-step continuum）。治療師
依照個案的反應，有系統地調節提示線索或回饋。當一個步驟成功後再前
進到下一步驟，如果沒有成功就必須加入額外足夠的提示線索（如觸覺線
索）加以練習，等成功後再退掉額外的提示線索。治療時，治療師必須仔
細調節刺激線索的量，注意並決定何時該加進刺激線索與何時該消退線索。
治療時，治療師也必須注意並調節刺激與反應時間的間隔。延宕一適當的
時間有助於保存（記憶）動作的計畫及動作的自動化。延宕時，可使用「停
止」手勢表示，然後數數如「1、2、3」。此外，在構音動作中以慢動作，

或請個案於做某動作的當時停頓幾秒，體驗一下動作的身體感覺（如舌頭的位置、構音結構的接觸、氣流等），也可增加對動作的記憶。這八個步驟和舉例如下所列：

步驟一：治療師呈現一個（整合的）提示刺激，例如「仔細看著我，聽我說『ㄙㄢ』，好，現在我們一起講」，然後治療師與個案一起發出目標音。

步驟二：治療師呈現一個整合的提示刺激，例如「仔細看著我，聽我說『ㄙㄢ』，好，現在我們一起講」，然後與個案一起發出目標音，但在此時治療師只做構音動作，不真正發聲，只提供視覺線索。

步驟三：治療師呈現一個（整合的）提示刺激，例如「仔細看著我，聽我說『ㄙㄢ』，好，現在換你來講」，然後讓個案獨立地發出目標音，此時治療師不做任何的動作。

步驟四：重複步驟三，個案同時連續發出目標音，例如「仔細看著我，聽我說『ㄙㄢ』，好，現在請你連續講五次」。

步驟五：治療師改呈現文字性的提示刺激，例如「這是什麼字：『三』」，然後請個案發出目標音。

步驟六：治療師呈現文字性的提示刺激，例如「這是什麼字：『三』」，然後請個案發出目標音時，同時移開文字刺激。

步驟七：治療師提問答案會出現目標音的問題，例如「一加二等於多少？」「這裡有幾個××？」然後請個案說出答案：「三」。

步驟八：設計一個角色扮演的情境，引出有目標音的回答。例如在一個賣水果的情境下問個案：「老闆，這一個芭樂賣多少錢？」「三塊」，此步驟較適合用於多音節目標音的情況。

此八個步驟需熟練掌握，可讓個案與溝通夥伴互相練習，如用「筆」、「手」、「再見」、「書」等詞彙當作目標音來做模擬練習。

■ 音素多重輸入法

音素多重輸入法（multiple input phoneme therapy, MIPT）（Stevens, 1989）是特別針對因腦傷造成嚴重 AOS 的患者，尤其是常出現無意義的固定式語句（stereotypic utterance）的患者。固定式語句是每當患者想講話時，卻不由自主地用一些固定式語句回答，即不管對方所問的問題為何，患者明知道他要說的話是什麼，但就是無法說出來，只能以一種個人的固定式語句來回答，例如患者老是用「喔」或是「不知道」來回答問句。治療一開始選擇該個案特有的固定式語句中第一個音節，先以慢動作示範一個音節的構音，強調第一個構音動作。重複時治療師與個案一起一邊說一邊用手打拍子，之後由個案自己說（一起打拍子）。成功後再換練習其他音節或練習多音節。此法的目的在加強意志性的控制固定式語句的執行，並由此出發擴展到其他語句。此法並強調由多種方式引出個案的言語，例如由仿說、圖片、模型、實物、問句、閱讀字卡等方式，以增加對說話動作的意志控制。

言語行為是半自動性動作，日常對話的言語行為是自動化動作與半自動化動作的相互配合、串接而成。自動化的程度依據個人之前使用該話語頻率而定，使用該話語頻率愈高自動化的程度愈強，高自動化話語所需要的言語動作程序化工作愈少，一些嚴重 AOS 患者多少保留一些殘存的自動化話語。當殘存的自動化言語變成唯一的言語行為時，語言治療師須對患者殘存的自動化話語加以評估，盡量發現患者殘存的自動化話語，包括一些高頻出現的日常詞語、親人的稱呼、口頭禪或者是常唱的歌詞，並分析其語音動作與出現的時機，設法促進個案對此話語意志性的控制，包括「開始」與「停止」的控制，可適時地停止此連串的言語動作於某一個音之上，將一連串的言語動作分解開來，分別加強意志性的控制，再由此話語的部分語音加以出發，擴展所能控制的詞語，漸漸地增加動作的難度。例如「恭喜發財」這句話，可以先分解為「恭喜」、「發財」，再分解為「恭」、「喜」、「發」、「財」四個音節，再變成「恭恭」、「喜喜」、「發

發」、「財財」，「恭一恭」、「喜一喜」、「發一發」、「財一財」，
「恭一恭」、「喜一喜」、「發大發」、「財大財」，「恭喜你」、「發
大財」，「恭喜你發大財」。

　　另外，可藉由在自動化序列中加入一些新的言語動作成分，加強患者
的言語動作控制能力，例如個案會說出「恭喜發財」這句話，我們就可變
化為「恭啊恭」、「喜啊喜」、「發啊發」、「財啊財」，或是「恭啊、
喜啊、發啊、財啊」等語句來練習。又例如個案會簡單的數數，由 1 數到
10 就可變成「1 啊、2 啊、3 啊、4 啊、5 啊、6 啊、7 啊、8 啊、9 啊、10
啊」，「啊 1、啊 2、啊 3、啊 4、啊 5、啊 6、啊 7、啊 8、啊 9、啊 10」，
或是「11、22、33、44、55、66……」，再來也可變成「1 再來 2，2 再來
3，3 再來 4，4 再來 5，5 再來 6，6……」。此治療原則就是在個案會說
的、熟悉的字音串中插入一些固定的音節，來幫助該句組之構音動作計畫
的切割分離，使其言語動作計畫再組織、重建。介入時，不僅使用聽覺輸
入，視覺性的輸入如字型、圖案或嘴型提示也可多使用，把握多感官的刺
激輸入原則。總之，AOS 主要介入的目標就是加強對「自動化言語」計畫
的再切割、組織、再創，使其能自主隨心所欲控制的言語運動程序。

■ 語音目標口部肌肉重建提示

　　語音目標口部肌肉重建提示（prompts for reconstructuring oral muscular
phonetic targets, PROMPT）（Bose, Square, Schlosser, & van Lieshout, 2001;
Chumpelik, 1984; Hayden, 2004, 2006; Rogers et al., 2006; Square, Chumpelik,
Morningstar, & Adams, 1986）聚焦於動作控制與動作的程序化，強調各語音
構音動作的位置，說話時使用臉部、下巴、頸部觸覺的線索來增進個案對
語音構音部位與方式的覺知。對於每一個語音音素或音節皆有設計一組有
關動作的提示（即 PROMPT），這些動作提示是有關該語音各構音子的動
作，例如下顎開度、嘴唇的張度、舌位的高低、氣流的方式（有聲／無
聲）、音段長短等的線索。在個案做構音動作時，同時施以連續性的手指

碰觸以提供觸覺線索提示。強調提供構音時各個有關構音結構的位置訊息，經由觸覺刺激啟動構音動作，以使構音動作達到最大的生理支持。觸覺刺激的形式具多元性，每個語音音素皆有獨特手指觸摸的位置、動作、施予的壓力、時長和順序。此方法屬於多感官刺激的治療法，除了觸覺提示之外，也提供聽覺和視覺的刺激。訓練的目標音選擇順序是先由音素著手訓練，然後是單音節詞，之後為片語。PROMPT 除了應用於言語失用症者的介入之外，也曾用於語音異常、自閉症、腦性麻痺兒童（Dodd & Bradford, 2000）和失語症患者（Bose et al., 2001）。Bose 等人（2001）研究 PROMPT 應用於一位失語症合併 AOS 患者的介入療效，發現 PROMPT 在改善構音準度和動作順序上有效果。

PROMPT 介入法的應用範圍甚廣，臨床上多用於兒童個案。對於 PROMPT 於兒童的介入，Hayden 與 Square（1994）提出了一個兒童言語動作發展的階層階段順序模式，以作為言語動作治療的順序引導，兒童言語動作發展的順序由先至後依序是由呼吸、發聲、下顎、圓展唇、舌頭控制、序列動作、調律，如此由下而上的七階段發展模式。他們認為正常兒童言語動作的發展即是按照此順序，言語動作障礙兒童接受治療也應以此順序來逐步學習控制這些言語相關的機制面向。此外對於兒童個案的介入應用，宜注意語音相關動作線索提供的數量，若過多會造成記憶的負擔問題，介入時應適應個別差異選擇性地提供個案最需要的動作線索。

■ 觸覺線索法

觸覺線索法（touch cue method）是於語音產生時同時使用觸覺與聽覺的線索。提供觸覺回饋線索，對每一種子音、母音各有觸覺刺激的提供，個案學會子音與母音的自我觸覺刺激和語音構音動作的連結關係，藉由特定的某種（部位）觸覺刺激引發某個語音的構音行為。介入分為三個階段，階段一：以無意義音節的練習來教導觸覺線索，並改進構音動作的連續性與增進個案的自我監控。階段二：使用單音節與多音節字詞做練習。階段

三：使用片語與句子，使用於自發性言語。

■ 目標音手語治療法

目標音手語治療法（signed target phoneme therapy, STP）是 Shelton 與 Garves（1985）為了治療一位 5 歲的發展性言語失用症的兒童而發展出來。是欲藉由視覺手語的提示引發兒童目標音之構音動作的回憶，幫助目標音的提取。由治療師先示範指拼手語與語音刺激的配對，指導個案發出語音，但並不要求個案能打出指拼手語，讓個案學習指拼手語和語音的連結配對，之後以指拼手語誘發語音的產生。練習時治療師只需要打出目標音（通常是某一子音）的指拼手勢，並不需要打出所有的音素，而語音手語只是對於個案口語動作引發的策略性運用，研究者（Shelton & Garves, 1985）認為指拼手語可以幫助音素動作的排序，在多模態的刺激下，DAS 兒童可以很快學會語音的動作順序。由於發展性言語失用症兒童通常可以很快學會指拼手語，此法或許也可提供一種替代性溝通的管道，但指拼手語的學習可能會增加兒童記憶的負擔。此外，適應性線索技巧（adapted cuing techniques）也是類似的一種提供視覺刺激的構音指導方法，使用一些手勢當作引發語音的線索，來提示個案構音有困難的目標語音。

■ 旋律語調治療法

旋律語調治療法（melodic intonation therapy, MIT）（Sparks, 2001; Sparks & Deck, 1994）屬於言語調律方面的介入，原本使用於布洛卡型失語症（Broca's aphasia）患者上。強調語調的旋律形式，治療師示範正確語調（或加上誇張式旋律）並打拍子，宛如歌唱或朗誦，讓個案模仿。重視韻律、音調和輕重音的分配。之後再逐漸退去打拍子與語調刺激。由雙音節詞、三音節詞等增加到多音節組成的句子。此法似乎有助於言語失用症患者說話動作的計畫與執行，由自動化的音樂旋律和拍子帶動歌曲詞彙、短

句的產出。

■ 重音強調對比練習

輪流強調、加強語句中不同詞語的重音,通常音調相對地提高、音量相對地加大以及音長相對地拉長,來表示強調與加強。例如:重音對比練習:「昨天我和大表哥去買書包。」「他要買一包兔子的飼料。」「昨天我吃了冰箱裡的紅葡萄。」再依照所問問題的不同回答說出不同重音對比強調的語句。舉例如下:

　　問:「昨天你和誰去買書包?」答:「昨天我和大表哥去買書包。」

　　問:「昨天你和哪一個表哥去買書包?」答:「昨天我和大表哥去買書包。」

　　問:「你哪時候和大表哥去買書包?」答:「昨天我和大表哥去買書包。」

　　問:「昨天你和大表哥去哪兒?」答:「昨天我和大表哥去買書包。」

　　問:「昨天你和大表哥去買什麼?」答:「昨天我和大表哥去買書包。」

　　問:「昨天你和大表哥去買書套嗎?」答:「昨天我和大表哥去買書包。」

另外也可使用具情境式的圖片問問題,回答出不同重音對比的語句。

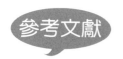

參考文獻

陳筱萍(2011)。*學前兒童言語失用症臨床特徵之研究*。國立高雄師範大學特殊教育系碩士論文,未出版,高雄。

Blakely, R. W. (2001). *Screening test for developmental apraxia of speech (STDAS-2)*. Tx: Pro-Ed.

Bose, A., Square, P. A., Schlosser, R., & van Lieshout, P. (2001). Effects of PROMPT therapy on speech motor function in a person with aphasia and apraxia of speech. *Aphasiology, 15*(8), 767-785

Chumpelik, D. (1984). The PROMPT system of therapy: Theoretical framework and applications for developmental apraxia of speech. *Seminars in Speech and Language, 5*(2), 139-155.

Dabul, B. L. (2000). *Apraxia battery for adults-2nd edition (ABA-2)*. Tx: Pro-Ed.

Dodd, B., & Bradford, A. (2000). A comparison of three therapy methods for children with different types of developmental phonological disorder. *International Journal of Language and Communication Disorders, 35*, 189-209.

Duffy, J. R. (2005). *Motor speech disorders: Substrates, differential diagnosis, and management*. St. Louis: Mosby.

Hayden, D. A. (2004). PROMPT: A tactually grounded treatment approach to speech production disorders. In I. Stockman (Ed.), *Movement and action in learning and development: Clinical implications for pervasive developmental disorders* (pp. 255-297). San Diego, CA: Elsevier-Academic Press.

Hayden, D. A. (2006). The PROMPT model: Use and application for children with mixed phonological-motor impairment. *Advances in Speech-Language Pathology, 8*(3), 265-281.

Hayden, D. A., & Square, P. A. (1994). Motor speech treatment hierachy: A system approach. *Clinics in Communication Disorders, 4*, 151-161.

Milisen, R. (1954). A rationale for articulation disorders. *Journal of Speech and Hearing Disorders. Monograph Supplement, 4*, 5-17.

Newcomer, P. L., & Hammill, D. D. (1997). *The test of language development-primary* (3rd ed.). Austin, TX: Pro-Ed.

Rogers, S. J., Hayden, D., Hepburn, S., Smith, R. C., Hall, T., & Hayes, A. (2006). A pilot study of the Denver Model and PROMPT interventions. *Journal of Autism*

Developmental Disorder, 36, 1007-1024.

Rosenbek, J. C. (1985). Treating apraxia of speech. In D. F. Johns (Ed.), *Clinical management of neurogenic communicative disorders* (pp. 267-312). Boston: Little Brown Company.

Shelton, I. S., & Graves, M. (1985). Use of visual techniques in therapy for developmental apraxia of speech. *Language, Speech and Hearing Services in the Schools, 16,* 129-131.

Sparks, R.W. (2001). Melodic intonation therapy. In R. Chappey (Ed.), *Language intervention strategies in aphasia and related neurological disorders* (4th ed.) (pp. 703-717). Baltimore, MD: Lippincott Williams & Wilkins.

Sparks, R. W., & Deck, J. W. (1994). Melodic intonation therapy. In R. Chapey (Ed.), *Language intervention strategies in adult aphasia* (pp. 368-379). Baltimore, MD: Lippincott Williams & Wilkins.

Square, P., Chumpelik, D., Morningstar, D., & Adams, S. (1986). Effecacy of the PROMPT system of therapy for the treatment of acquired apraxia of speech: A follow-up investigation. In R. H. Brookshire (Ed.), *Clinical aphasiology* (p. 221). Minnesota: BRK.

Stevens, E. R. (1989). Multiple input phoneme therapy. In P. Square-Storer (Ed.), *Acquired apraxia of speed in aphasic adults* (pp. 220-238). Philadephia: Taylor & Francis.

chapter 15 運動性言語障礙的研究

　　對於運動性言語障礙的研究是指以吶吃者或言語失用症患者為對象，針對他們的言語特性、評估或介入等方面的探討或調查。由於科學研究講求客觀性，需要有量化的數據證據以及相當的信度和效度，方為人所信服。一般運動性言語障礙的研究方法可使用聽知覺法或使用儀器測量分析等方法來產生量化數據證據。聽知覺法是運用聽知覺的方法發現或評估說話者的語音所具有的音聲、構音的特質，如語音清晰度、不良嗓音音質特性等。此方法在一般語言治療臨床上普遍地被運用。聽知覺法因為施行較為簡便，也不需要什麼專門的儀器，只需要語言治療者一雙靈敏的耳朵與細心的頭腦或經驗，因此運用較廣。但是此法的缺點是較容易為主觀或經驗所影響。聽知覺法的量化可採用「量表法」（scaling method），如梅爾診所使用DAB（Darley, Aronson, & Brown, 1969）所提出的三十八個聽知覺言語特徵向度（詳見於附錄 1）。雖然 DAB 的三十八個聽知覺言語特徵向度中，每一個知覺言語特徵評量向度皆有其定義，但他們所下的定義卻稍嫌抽象、簡略，不夠具體，且因每個評估者可能對於定義的認知、解讀有所不同，評估出來的結果或有差異。尤其量表法評量的一大缺點是每一個評判者所採的標準皆不盡相同，甚至同一位評判者對同一份語音樣本在不同時間評

量會有不同的結果，這是有關測量的信度問題。尤其是運動性言語障礙者的語音通常音聲品質不佳，再加上構音、共鳴不良等因素，這些因素對於「語音清晰度」（speech intelligibility）或「語言接受度」（speech acceptance）的影響通常具有加成的交互作用，因此吶吃者的語音特徵實非那些項目式向度評估所能捕捉或代表。

使用儀器的研究方法一般被認為較為客觀（Weismer, 2006），如聲學分析法和生理觀察或測量學等幾類方法。生理性評估工具有肌電圖儀（electromyography, EMG）、顎電圖儀（electropalatography, EPG）、喉電儀（EGG）、肺氣記量儀（pneumotachograph）、幅度量測傳導儀（strain-gauge transducer）、微束 X 光透射儀（X-ray microbeam）、EMA 和 MRI 造影測量（imaging measures）等。

➤➤ 生理性的測量

可運用高科技的方法來測量運動性言語障礙者的說話行為。生理性分析可說是最為客觀的分析，但常有儀器取用困難、測量較複雜、信號解釋不易等困難。對於運動性言語障礙者的生理性分析常見有動作動態測量（kinematic）、腦造影測量（imaging measures）、肌電圖儀（EMG）的測量、氣體動力學（aerodynamic）測量、咽喉內視法、呼吸的測量等。

■ 肌電圖儀的研究

肌電圖儀（electromyography, EMG）是使用電極記錄肌肉的電位活動。肌電圖儀的研究常見於神經學診斷、復健和運動學領域，研究身體各部分肢體相關肌肉運動的電生理活動。由於肌電位測量可以敏感地偵測神經肌肉活動的異常情形，是運動神經元疾病診斷上重要的工具。

在一個運動單元（motor unit）之中，運動神經元傳遞動作電位至一些

肌肉纖維，而造成肌肉的收縮。肌肉收縮由肌動電位（muscle action potential）產生造成，而且肌肉收縮強度愈強，動作電位信號也就愈密集（Holmes, 1993）。神經動作電位為脈衝波的形式。當一個動作有愈多的運動單元加入時，動作電位信號的集合振幅也就愈大。肌電圖儀（EMG）是專門發展用來測量肌肉動作電位的儀器，最早由神經生理學家發展用來評估和研究肌肉神經病理的情況，後來陸續運用在研究身體各部位的肌肉動作活動方面，如行走動作時腿部肌肉活動和手部動作的手部肌肉活動，當然也有許多研究者將 EMG 運用於說話動作的研究上。

當肌肉收縮時，隨著力道的增強，肌肉運動單元的電位增加，參與的運動單元數目也愈多，EMG 的信號頻率增加，脈衝也愈形緊湊。EMG 是使用感電的電極（electrode）記錄肌肉的電位活動。EMG 所用的電極可大致上區分為兩類，一類是肌肉內（intramuscular）電極，一類是表皮（surface）電極。肌肉內電極使用針形電極插入肌肉，記錄分析肌肉運動單元的活動，屬於侵入性（invasive）的測量。通常插入針極的肌肉會有少量的出血和疼痛。在臨床上，針極肌電圖儀常用來偵測肌肉一些不正常的自發性電位活動，如肌纖顫動（fibrillation）電位、肌束顫動（fasciculation）電位，過多的自發性肌纖顫動與肌束顫動和運動神經元疾病（如ALS）有關。當肌肉失去運動神經元的支配或肌肉本身病變時即會產生這些不正常、不穩定的肌纖顫動或肌束顫動電位。

置於肌肉內的電極有針電極（needle electrode）和鉤線電極（hooked-wire electrode）兩類。其中針電極可分為單極性（monopolar）、雙極性（biploar）、集中單極性（concentric）。單極性的雜訊值較高，雙極性是以兩個電極蒐集訊號再透過差異放大器（differential amplifier）將兩者信號相減再放大，雜訊值較低。鉤線電極為雙極性，它的尾端有一極細的倒鉤，勾於目標肌纖維上，由於體積細小，可以精細地測得某一些肌纖維的肌動電位。由於鉤線電極有體積較細小、質地較具彈性、易固定等優點，以往早期在有關言語動作上的肌動電位研究較多使用鉤線電極，使用鉤線電極測量EMG研究說話時構音機制各個口面部肌肉運動的情形，如喉部肌肉的

研究（Hirano & Ohala, 1969; Koda & Ludlow, 1992）、軟顎肌肉的研究（Kuehn, Folkins, & Cutting, 1982）以及舌頭肌肉的研究（Mowrey & McKay, 1990; Palmer, Rudin, Lara, & Crompton, 1992）。至於電極所測量的電位信號是哪些肌肉纖維的電位信號，就必須注意電極置放的部位。由於極細的鉤線電極尖端位於皮膚之下無法見得，需要以實際的EMG信號，加上已知有關該肌肉運動功能的相關知識配合加以測試驗證，讓受試者做一些動作運動該肌肉，再對電極所置放的位置加以適度調整，以確定所置放的位置是否為確實欲測量肌肉的所在位置。由於肌電位測量可以敏感地偵測神經肌肉活動的異常情形，是運動神經元疾病診斷上重要的工具之一。

在多種 EMG 測量中，黏貼於皮膚上的表皮肌電圖儀（surface electro-myography, sEMG）目前無論在研究上或是在臨床上的使用最為廣泛，原因是由於 sEMG 具有非侵入的特性。sEMG 使用小的電極片固定於皮膚表皮上蒐集皮膚之下肌肉電位信號。sEMG 信號的來源是皮膚之下肌肉運動單元的動作電位（motor unit action potential, MUAP）總和。sEMG 提供一種客觀的、無傷害性的肌肉電位活動量化的測量。當肌肉收縮的力道愈大時，運動單元徵召（recruitment）加入也愈多。使用多頻道的 sEMG 和表皮電極組可以同時測量多個肌肉群的電位活動，評估運動時各肌肉的功能或異常現象。圖 15-1 呈現表皮肌電圖儀，可同時測量說話者的口面部表皮 EMG 電位和語音訊號。

由於 sEMG 的電極是置放於皮膚表面，因此只限於測量位於皮膚之下的肌肉，深層肌肉的電位活動則無法量得，且 sEMG 量到的肌電位較小且不精確。sEMG 的主要缺點是量到的電位信號較為不具區分性，肌肉間電位活動也會互相影響或干擾，如交互傳聞（cross-talk）效應，因此 sEMG 測量無法區分出電極皮膚下附近重複層疊的肌肉群中個別肌肉纖維的電位信號，也無法精確得知測量到的電位信號是來自於哪些肌肉。近年來電極片的改進發展使得可測量的肌肉愈來愈精細，一來是由於電極片的大小愈來愈小，最小可至 1 mm，且使用導電性較強的材質如 Ag/AgCl，使得傳導的敏感度增加。同時，也改進了固定的方法，讓 sEMG 較為固定，較不隨著

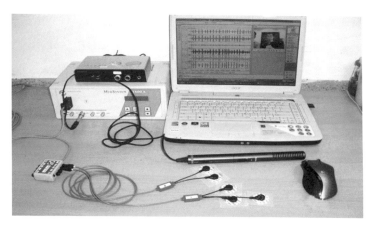

圖 15-1　表皮肌電圖儀

肌肉運動位移而產生一些雜訊，如 Haskins 研究室使用真空吸附的方式固定電極（MacNeilage & Sholes, 1964），甚至也有使用銀粉塗抹式的電極（Allen, Lubker, & Harrison, 1972），但塗抹式的電極較不穩定。雖然 sEMG 量到的不是來自於單一的運動單元的電位活動，sEMG 仍可量到類似針電極 EMG 的電位信號是一群運動單元總和起來的電位活動。

　　sEMG 的電極所測量到的是位於電極所在皮膚之下的肌肉群的電位活動，若是要觀察整體肌肉群的運作，sEMG 不失為一種簡便無害的有效工具。說話動作是言語相關系統（呼吸、嗓音、構音、共鳴）的肌肉群共同協調合作達成，這些肌肉群各自如何運作、各系統間又是如何協調合作，一直是語音科學家感興趣的課題，直到目前已有許多研究者使用 sEMG 研究言語動作的肌肉運作（Baken & Orlikoff, 2000），預期在不久的將來，sEMG 將廣泛使用於言語治療或介入，作為言語動作自我回饋動作調整的基礎。

　　近年來電生理方面的研究蓬勃發展，多種先進測量儀器的發展使得測量工作變得十分簡便，尤其是肌動電位的測量在運動學（kinesiology）上的使用十分普遍。肌電位的使用不僅可在評估方面，也可應用在介入治療上，例如用於生理自我回饋（biofeedback）方面，可讓個體重新認知自我運動時

的各肌肉活動情形，學習加以增強、抑制或調整肌肉張力，可促進動作的學習與功能的回復。目前 sEMG 自我回饋在物理治療和職能治療方面十分蓬勃，但在語言治療介入這方面的研究尚十分稀少。說話介入上使用EMG自我回饋通常使用聲音或是影像回饋，這些調整因為是屬於細部動作的變化，許多時候並不容易為說話者所感知，可藉由EMG自我回饋的信號瞭解肌肉張力變化的情形加以變化調整，讓個案自我認知感受並調整自我的肌肉張力，這可能也是一種可行的方法。

由於說話活動也是一種動作的組合，語音的產生是由言語說話的動作所造成，而說話動作則是由許多的肌肉協調合作收縮而成。肌肉的收縮是神經肌肉電位信號所產生，神經肌肉電位信號則是由大腦運動皮質發出的肌肉動作命令（motor command）所組合而成。因此，研究說話相關神經肌肉電位可以瞭解一連串言語說話動作產生過程當中一些運作機制的階層架構特性。說話動作計畫（motor plan）是由一組說話運動的程序（motor program）所組成，而造成一些個別肌肉收縮需透過一些動作命令所組成的說話運動程序。整個說話動作的執行是透過神經肌肉系統層次架構的組織共同完成的。運動性言語障礙者不佳的說話語音乃是由不良的說話動作造成。不良的說話動作有可能來自於有缺失的說話動作計畫或是運動程序，亦或是與動作指令相關的神經、肌肉缺陷。分析言語障礙者的神經肌肉電位可以深入瞭解他們言語說話的神經機制的缺陷所在。在比較和對照正常說話者和各類言語障礙者與說話動作相關的神經肌肉電位信號，藉由言語障礙者神經肌肉信號的缺陷可推論運動神經系統的處理層次上缺陷或是某層次上細部的缺損。而這些知識可運用於臨床的診斷和進一步的治療或介入方面。

語言與構音動作由一些特定肌肉群的動作運動形成，例如口輪匝肌（orbicularis oris muscle）收縮造成閉嘴，雙唇音的形成需要此肌肉的參與，而口部的開合各由一群肌肉負責，例如臉頰旁的咬肌（masseter）收縮造成下巴的上抬，頷下的前二腹肌（anterior belly of digastric muscle）收縮，使下巴張開。此外，語音的產生還需要喉部肌肉的參與和呼吸動作的配合才有

聲源。言語行為需要喉部嗓音系統和口部構音系統的協調運動合作，在時間的配合上需要精準的計時。每次發語的語音形成過程中都需要兩套系統在時間向度上相互協調配合。使用 sEMG 可以同時觀察兩套系統計時行為的交互作用和複雜的協調合作關係，例如唇部的預期性協同構音可由唇部 EMG 的測量和聲學信號時間上的關係推論而得。因此，可藉由同時在不同相關部位的多個管道 EMG 信號和語音聲學信號或是說話氣體動力測量的信號分析做比較，分析這些信號的等時性以及各管道間 EMG 信號的時序關係，再由在時間向度上的延遲關係來推論說話的神經肌肉訊號的計時特性，以及整體言語行為形成的計時特性。測量言語障礙者說話時的嗓音系統和構音系統的 sEMG 信號，和正常的說話者的信號比較可瞭解兩系統計時行為在言語障礙者方面偏異的情形，可進一步由偏異型態的分析推論喉部嗓音和口部構音兩系統在神經肌肉控制上的運作原理。在另一方面，配合與 EMG 同時性的聲學信號分析，可進一步瞭解語音製造時，喉部、口部兩系統神經肌肉電位的型態變化和語音信號之間的關係。

■ 氣體動力學的評估

運用氣體動力學（aerodynamic）評估可測量說話或發聲時的氣流與氣壓的參數，如聲門下壓、口腔內氣流流速、聲門阻力等，也可測量鼻氣流量。氣體動力學測量（pneumotachograph）工具系統，包括氣動面罩（circumferentially-vented pneumotach masks）、壓力換能器（pressure transducers）、氣流換能器、氣流及氣壓校正裝置（mask calibration unit）、訊號處理主機與相關軟體等。氣體動力儀器在使用前須先經過校正程序，氣壓和氣流部分都要先用具標準值的裝置校正完成。測量前，面罩先用藥用酒精消毒，並於面罩上的氣壓換能器孔套好短管，置放於口內嘴角處，用以測量口內壓。如圖 15-2 所示，測量時受試者緊密罩上面罩，並說出連續的送氣唇塞音音節，如/ pa, pa, pa, pa, pa.../或是/ pi, pi, pi, pi.../，因為發出這些音節的塞音時，聲帶會打開，此時口內壓（intraoral pressure）和喉部聲門

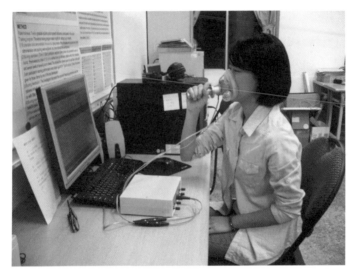

圖 15-2　氣體動力學測量

下壓力是一致的，儀器可以測得此壓力，而在發出音節的母音時口內壓會較小，發出母音的聲門下壓力就可以間接由這兩者間氣壓的差距估計而得。

■ 舌頭肌力的測量

舌頭肌力測量可以使用愛荷華口腔表現測量儀（Iowa oral performance instrument, IOPI），為一顆接著儀器的小彈性橡膠球裝置，置放於口中以舌頭施力擠壓，可測量舌頭上抬擠壓上顎的力量或是舌頭往兩側邊擠壓的力量，測量這些舌頭的力量可用以推論舌頭運動的最大肌力，但卻無法直接測量說話時的舌頭表現。因為測量時需要將橡膠球置於口內，言語動作時，口內球狀物干擾阻礙舌頭的正常動作，因此這儀器只能測量非言語時舌頭最大力道，無法測量實際說話時的舌頭運動力道。圖 15-3 呈現一個愛荷華口腔表現測量儀（IOPI, IOPI Medical）的橡膠球置放於舌面和上顎之間來測量舌頭的肌力。

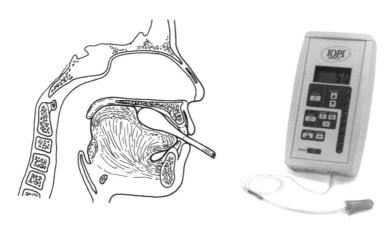

圖 15-3　愛荷華口腔表現測量儀

資料來源：引自 IOPI Medical (2006)。

■ 咽喉內視法

咽喉內視法是使用內視鏡觀察言語有關的構造如軟顎、咽喉、聲帶等運動的情形；內視鏡分有間接與直接式，直接式內視鏡有螢光電視內視儀。運動動態（kinematic）測量有微束 X 光透射儀（X-ray microbeam）、核磁電位測量（electromagnetic articulography, EMA）等。圖 15-4 呈現一位說話者正使用喉電儀（EGG）測量聲門閉合型態。

■ 造影測量

使用造影測量（imaging measures），如電腦斷層影像術（computer tomography, CT）、磁核共振影像術（magnetic resonance imaging, MRI）、功能式磁核共振影像術（functional MRI）、正子放射斷層影像術（positron emission tomography, PET）等可以透視腦部結構與頭、頸部位等與說話有關的結構，如舌頭、軟顎。電腦斷層影像術與磁核共振影像術主要為靜態式影像的取得。電腦斷層影像術是使用 X 光照射腦結構。磁核共振影像術是

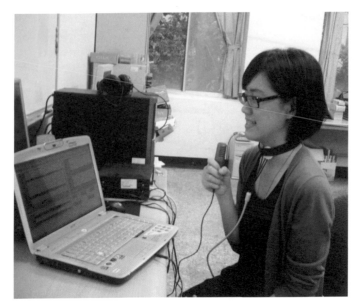

圖 15-4　喉電儀的使用

利用磁場的原理，偵測體內不同組織、部位的質子因外加磁場變化釋放出的能量。磁核共振影像術又比電腦斷層影像術解析度、對比性更佳，對於中樞神經系統的結構均可清晰呈現，且無放射線污染之虞，有助於顱內各種病變的偵測與診斷，例如對於小顆腫瘤 MRI 即較 CT 敏感，能發現 CT 不能發現出的小顆腫瘤。目前磁核共振影像術在國內各大醫院使用十分普遍。動態影像則是用功能式磁核共振影像術與正子放射斷層影像術來取得，兩者對於大腦功能性的評估可提供豐富的資訊，可用以檢測腦部活動區域影像與神經系統功能之間的關係。

　　說話時舌頭位置的捕捉和影像需要高科技的透視儀器，例如 EMA 系統使用十個電極捕捉上下唇部、齒槽和舌頭中線的位置移動訊息，受測者須戴上一個具核磁電位的頭盔，可分析說話動作進行時這些部位的移動距離與相對位置。

►► 語音聲學分析

　　比較前面所提到的研究設備或儀器，語音聲學分析（acoustical analysis）是一種較低價位的研究工具，但卻不失其客觀性，是一般研究中使用最廣泛的研究方法。在臨床上，也可用於實證資料的蒐集和呈現，在介入時也可用於個案的線上自我回饋，應用性相當廣泛。

　　語音聲學的分析主要將數位化的信號用聲學分析軟體或工具分析，分析在時間與頻率上的特性，常用的語音分析工具有 CSL（computerized speech lavatory）（Kay, PENTAX）（見圖 15-5）、TF32（Milenkovic, 2004）、Dr. Speech（Tiger Inc.）、Praat（Boersma & Weenink, 2010）等。

　　語音聲學分析比起聽知覺的方法可說是較為客觀，因為聲學參數的分析皆有一定的程序與標準，然而其中有時也有主觀性的因素介入，因為以肉眼為主的頻譜圖判讀有時難免有些許的偏差，尤其呐吃者的語言頻譜圖常不若正常說話者的典型模樣，可能增加判讀的困難（Kent & Read,

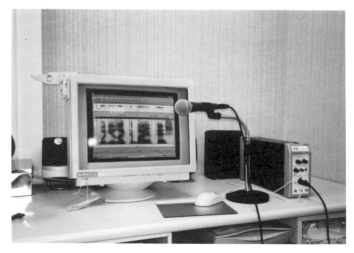

圖 15-5　CSL 語音頻譜分析儀

2002）。例如圖15-6呈現三位吶吃者言語的頻譜圖，由上而下分別是ALS、徐動型腦麻、小腦萎縮症患者。此位ALS患者有極重的鼻音，語音之中缺乏摩擦噪音，摩擦音嚴重省略；徐動型腦麻也有摩擦音省略的問題，停頓過長，節律失調；最下方的小腦萎縮症吶吃者的節律問題最為嚴重，顯示言語計時的困難。

　　然而目前大部分的吶吃聽知覺特性皆尚未能找到一組簡單的聲學參數相對應，而且一些參數正常的參照標準值，也尚未完整建立，例如一些有關音聲特質，如嗓音嘶啞、氣息聲等向度尚無法以聲學參數量化，因此語音知覺向度在聲學的量化還是有些困難。吶吃言語的聲學量化指標的訂定還需待進一步的研究證據出現。但另一方面，無庸置疑地一些在時間向度和頻率向度的聲學分析可增進我們對於吶吃說話者語音製造過程或其動作缺陷的瞭解，聲學分析是用以分析吶吃者言語行為的最佳利器。

■ 時間性的聲學分析

　　語音分析時一般以寬頻聲譜圖（spectrogram）或稱「聲紋圖」呈現，再認出所要測量的音段，分析音段的時長，如測量噪音起始時間（voice on-set time, VOT）或母音時長等。寬頻聲譜圖的頻寬一般為300 Hz，如果分析小孩或女性時，因為基頻過高（如超過250 Hz），頻寬可加至400 Hz（鄭靜宜，2011）。要注意的是時間性聲學參數無絕對性，一般會隨著說話的速率而變動，然而各部分音段時長卻不是隨說話速度同步性地等比變化，例如母音音段時長與說話速度大致呈正相關的關係，而VOT受說話速度的影響則較為有限。吶吃者的說話速度通常較一般正常說話者為慢，因此母音音段通常較長。常用的時間上語音聲學參數有下列幾種：噪音起始時間（VOT）、母音音段長、摩擦音與擦塞音的噪音時長等。

ALS男性：

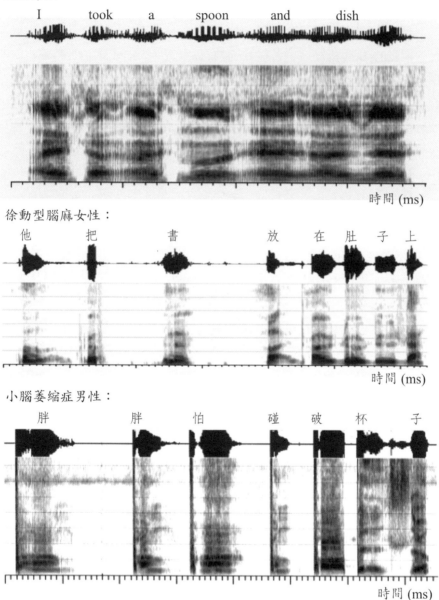

圖 15-6　三位吶吃者的言語頻譜圖

■ 嗓音起始時間

嗓音起始時間（VOT）是指發塞音（stops）時，口部氣流釋放與喉部聲帶振動時間的差距。一般而言，發有聲塞音（voiced stops）時，在口部釋放氣流的同時喉部聲帶開始振動，因此嗓音起始時間為 0；當在發無聲塞音（voiceless stops）時，強大的氣流由肺經喉部到口部，聲帶振動的開始距離口部氣流的釋放時間約有二十毫秒以上的延宕時間，即口部氣流釋放時間與喉部聲帶開始振動的時間差距大於二十毫秒，因此無聲塞音的嗓音起始時間較有聲塞音嗓音起始時間為大。

VOT 在語音知覺上是區辨有聲塞音與無聲塞音非常有效的參數，而 VOT 作為華語清濁音（送氣與否）的區辨亦為十分有效的參數。華語的塞音分為送氣音和不送氣音兩類。一般送氣音的嗓音起始時間遠大於不送氣音。塞音的類別與 VOT 的界線並不是絕對的，每一種語言對於 VOT 類別與界線稍有差異，區分有聲、無聲塞音的界線與塞音的類別隨各個語言不同而異，因此每一種語言的使用者對於 VOT 會有不同的感知。

吶吃者由於動作神經肌肉系統的損害，常有動作協調不良的情況。在語音製造上常有有聲／無聲或是送氣／不送氣語音混淆的情況（如/p/與/ph/混淆或/t/與/th/混淆等），這些語音的 VOT 參數的異常分布是主要原因。嗓音起始時間一般被視為涉及喉部發聲與口部動作協調控制，因為稍有幾十毫秒的 VOT 差距就可能在聽知覺上造成不同的效果，而正確 VOT 的產生需要精確口部動作與喉部動作兩部分協調運作。VOT 是重要也是最常見的語音聲學分析變項，尤其是對於吶吃者的言語 VOT 實是很值得深入分析的一個聲學參數。

■ 摩擦音與擦塞音的噪音時長

摩擦音的產生是由於氣流通過狹窄的通道造成旋流或渦流（turbulences），此旋流噪音一般為高頻率噪音並可維持一段時間，因此通常比塞音

為長。在聲譜圖上通常可見明顯的在高頻區持續一段時間的黑色紋區，黑色紋區為典型的噪音聲學特徵。摩擦音噪音頻率一般在 3,000 Hz 以上，又依構音的部位而有些差異，如/s/的構音位置比/ʃ/為前，因此/s/的噪音頻率就會比/ʃ/的為高，約在 4,000 Hz 以上。

塞擦音為塞音與摩擦音的結合，因此也會有一段高頻率噪音出現在母音之前，但一般比摩擦音的噪音時長要短，因此噪音持續的時間長短可作為摩擦音與擦塞音的聲學區別線索。如果說話者常有塞擦音與摩擦音相混淆的情形，如/tʂ/（ㄓ）、/ʂ/（ㄕ）與/tsʰ/（ㄘ）、/s/（ㄙ）不分，這些語音的噪音時長則是很值得一探究竟的參數。

由於摩擦音與擦塞音的構音動作需要比較精確的動作技巧，並且對動作的穩定度與協調性要求較高，因此常是語音異常者的語誤來源之一，常有被省略、替代或歪曲等現象，吶吃者也不例外，許多吶吃者在這些語音上都有構音不準的問題。若是在構音方式的混淆則可測量噪音的時長變項，若是在構音位置上的混淆則可量測頻譜的動差特性。

➤➤ 頻率與頻譜性的聲學分析

■ 母音的第一與第二共振峰頻率

語音知覺的研究顯示母音的區辨主要決定於第一與第二共振峰的頻率值。母音的前後通常與第二共振峰有關，構音部位愈前，第二共振峰愈高，例如前母音如/i, ε/通常有較高的第二共振峰頻率值；而後母音則相反，其第二共振峰頻率值較低。母音的高低通常與第一共振峰有關，構音部位愈低，第一共振峰愈高，低母音（如/a/音）通常有較高的第一共振峰頻率值，而高母音（如/u/音）則相反，第一共振峰頻率值較低。吶吃者常有母音扭曲或替代的現象，吶吃說話者所發的前、後母音與高、低母音第一與第二共振峰的頻率值，通常差異較小，對比性較低（相較於正常說話者），因

此母音間的聽知覺區辨性減少，造成所有母音聽起來都像是央元音（/ə/），此種央母音化的現象常見於較嚴重的吶吃患者。

■ 母音聲學空間面積

母音聲學空間面積（acoustic vowel space area）乃由幾個角落母音（corner vowels）的第一與第二共振峰頻率值計算而來，角落母音是指/a/、/i/、/u/、/y/等共振峰頻率較極端的母音。一般而言，吶吃者的母音聲學空間面積通常較緊縮（見圖 15-7），因為其舌位運動空間較侷促，舌頭動作較小，各種角落母音的共振峰頻率的差別變小（相對於正常人），因此母音聲學空間面積就會變小，所以可由母音聲學空間面積的形狀與緊縮的程度推論吶吃者於母音構音時舌頭運動的情形。

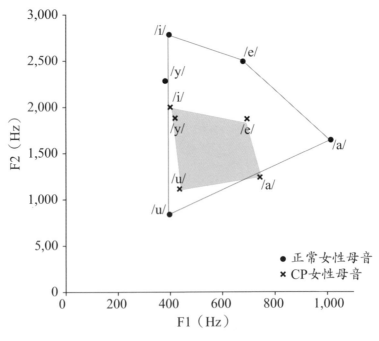

圖 15-7 母音聲學空間面積

■ 噪音頻率動差分析

　　噪音頻率動差分析（moments analysis）乃是將噪音頻率帶視為一種統計機率分配，可得四個動差參數：平均數、標準差、偏態與峰度。噪音頻率帶可切成等時間的縱剖面（如以十毫秒為單位），一軸為頻率，一軸為音能量的強度，再將此頻率反應圖形視為統計機率分配來計算，得出動差參數。可運用這些參數來分析摩擦音與塞擦音的動態噪音頻率特性，如華語捲舌音與非捲舌音在第一動差參數上的區辨效果。

■ F2 的走勢分析與 F2 傾斜度

　　語音頻譜圖上的 F2 的走勢（F2 trajectory）與舌位前後移動的位置有密切的關係，F2 的傾斜度（F2 slope）是舌位移動功能的一個指標。吶吃者在說話時舌頭前後的運動幅度常不及正常人，因此吶吃者 F2 的持平走勢與 F2 傾斜度縮小是一個值得注意的聲學現象，代表說話者的舌頭前後位移動作受限。在圖 15-8 中可觀察子音和母音之間轉折帶（transition）上的 F2 走

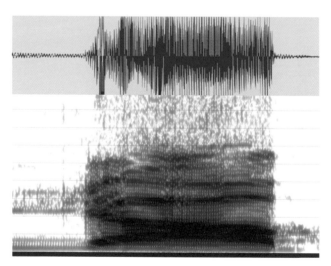

圖 15-8　吶吃者轉折帶的 F2 走勢

勢，可以推測此說話者構音時舌位移動的功能限制性。Rong、Loucks、Kim
與 Hasegawa-Johnson（2012）即發現腦性麻痺吶吃者 CV 音節的 F2 斜率和
語音清晰度呈顯著相關，語音清晰度最低的說話者 F2 斜率也最小，舌頭釋
放動作（幅度和速率）以及下顎張開幅度也最大。

■ 鼻音與鼻化母音

　　吶吃說話者常有鼻音過重的情況，導致鼻音與閉塞音混淆，如/ p /與
/ m /的混淆及/t/與/n/的混淆。一般鼻音的頻譜特性為相對比較強的能量集
中於低頻地帶（約 250 到 300 Hz），與其周圍的音迥異，被稱為鼻音喃喃
（nasal murmur）。可比較正常說話者與吶吃說話者的鼻音喃喃時長差異。

　　正常情況下與鼻音相鄰的母音一般會有鼻音化的情形，而母音的鼻音
化可用第一共振峰的振幅加以檢驗，鼻音化母音的第一共振峰振幅一般較
微弱。有些吶吃說話者有著鼻音過重的情形，母音的鼻化特別嚴重，可以
檢查這些鼻音過重的母音之第一共振峰振幅是否有弱化的趨勢，或是比較
吶吃說話者的鼻化母音和普通母音（不應被鼻化）之間第一共振峰振幅的
差異。

■ 基本頻率的分析

　　因為華語是聲調語言（tone language），華語吶吃者的語音清晰度缺陷
有部分來自於不良的聲調清晰度（Jeng, Weismer, & Kent, 2006）。聲調的不
同主要在於基頻（fundamental frequency, F0）型態的不同，華語的聲調有四
種：一聲、二聲、三聲與四聲，還有一種輕聲。華語四個聲調各有其基本
頻率（F0）的型態。由於支配喉內肌或喉外肌神經的損傷病變，吶吃者可
能無法隨心所欲地產生聲調的變化，說出的音節會有聲調混淆的現象或是
語調異常的情形，由聲調基本頻率型態的檢驗應可得到一些線索。鄭靜宜
（2003）分析腦性麻痺說話者產生出的華語單音節之基頻型態，發現 CP 說

話者在製造基頻起伏的限制，以致無法表現出華語的四種聲調變化。

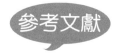

鄭靜宜（2003）。腦性麻痺說話者的國語聲調基本頻率（F0）型態與特性。**特殊教育與復健學報**，11，29-54。

鄭靜宜（2011）。**語音聲學——說話聲音的科學**。台北：心理。

Allen, G. D., Lubker, J. F., & Harrison, E. Jr. (1972). New paint-on electrodes for surface electrodes for surface electromyography. *Journal of the Acoustical Society of America, 52*, 124.

Baken, R. J., & Orlikoff, R. F. (2000). *Clinical measurement of speech and voice*. San Diego, CA: Singular Publishing Group, Thomson Learning.

Boersma, P., & Weenink, D. (2010). *Praat-doing phonetics by computer*. Institute of Phonetic Sciences, University of Amsterdam, Netherland.

Darley, F. L., Aronson, A. E., & Brown, J. R. (1969). Clusters of deviant speech dimensions in the dysarthrias. *Journal of Speech and Hearing Research, 12*, 462-469.

Hirano, M., & Ohala, J. (1969). Use of hooked-wire electrodes for electromyography of the intrinsic laryngeal muscles. *JSHR, 12*, 362-373.

Holmes, O. (1993). *Human neurophysiology*. London: Chapman & Hall Medical.

IOPI Medical (2006). *Iowa oral performance instrument (IOPI)*. Retrieved from http://www.iopimedical.com/Tongue_Strength.html

Jeng, J.-Y., Weismer, G., & Kent, R. D. (2006). Production and perception of Mandarin tone in adults with cerebral palsy. *Journal of Clinical Linguistics and Phonetics, 20*, 67-87.

Kent, R. D., & Read, C. (2002). *The acoustic analysis of speech*. San Diego, CA: Singular Publishing.

Koda, J., & Ludlow, C. L. (1992). An evaluation of laryngeal muscle activation in patients with voice tremor. *Otolaryngol Head Neck Surgery*, *107*, 684-696.

Kuehn, D. P., Folkins, J. W., & Cutting, C. B. (1982). Relationships between muscle activity and velar position. *Journal of Cleft Palate*, *19*, 25-35.

MacNeilage, P. F., & Sholes, G. N. (1964). An electromyographic study of the tongue during vowel production. *Journal of Speech and Hearing Research*, *7*, 209-232.

Milenkovic, P. (2004). *TF32* [Computer Program]. Madison, WI: University of Wisconsin-Madison, Department of Electrical Engineering.

Mowrey, R. A., & McKay, I. R. (1990). Phonological primitives: Electromyographic speech error evidence. *Journal of Acoustic Society of America*, *88*, 1299-1312.

Palmer, J. B., Rudin, N. J., Lara, G., & Crompton, A. W. (1992). Coordination of mastication and swallowing. *Dysphagia*, *7*, 187-200.

Rong, P., Loucks, T., Kim, H., & Hasegawa-Johnson, M. (2012). Relationship between kinematics, F2 slope and speech intelligibility in dysarthria due to cerebral palsy. *Clinical Linguistics & Phonetics*, *26*(9), 806-822.

Weismer, G. (2006). Philosophy of research in motor speech disorders. *Clinical Linguistics and Phonetics*, *20*, 315-349.

chapter ⑯ 本於實證的臨床實務

　　以實證為本的實務（evidence-based practice, EBP）是以證據為介入基礎的取向，又稱為實證醫學。從 1980 年以來 EBP 在醫療領域已有一段不算短的歷史，目前在各個健康保健（healthcare）領域也開始蓬勃發展，包括復健、聽力和語言治療等領域。所謂的「以實證為本」的實務（EBP）是介入者在做臨床介入決定之前，需透過小心的辨認、評估，並應用最新、最好的臨床研究資訊來做治療，亦即治療者做介入時在意識上與行為上應該使用目前有最新科學研究證據支持的最佳治療方法去治療他們的病患。治療者的任何治療決定必須是出自目前有最佳證據支持的方法，並且考量患者的最大利益（Sackett, Rosenberg, Gray, Haynes, & Richardson, 1996）。臨床介入的行動都是要有所根據的，而最好是根據科學驗證過的證據，做介入決定前需要先蒐集並評估研究證據的正確性及重要性。EBP 正衝擊傳統的醫學教育典範（traditional medical paradigm）、影響教學訓練的模式，也擴及到其他與介入或教學有關的領域中，如臨床心理學、特殊教育等。由於 EBP 是以證據為基礎，而所謂的證據大多是指研究，所以又被稱為以研究為基礎（research based practice）的取向。

　　以實證為本的介入是整合治療者個人的專業、目前可得的最佳研究證

據以及病患最大利益三方面因素的介入決定。科學化的介入成效評估是以實證為本介入重要的一環。事實上，它是一套相信科學證據，致力於尋找及運用科學證據來做臨床介入的學派。以實證為本的評量是以科學的方式系統地測量介入成效，提供介入者一個可信賴的回饋機制。以實證為本的介入主張介入決定需回歸於科學研究證據，減少個人的主觀判斷。只有經由科學研究得到的證據才值得信賴和採用，並憑藉這些證據作為介入治療決定的根本。

　　傳統的醫療典範比較依賴治療者個人經驗以及權威者的意見，在此當然介入者在受教育訓練過程所獲知的知識和技能以及一般的生理病理學知識也是介入決定依據的基礎之一。介入者在臨床上常會遇到有重複類似問題的個案，因此臨床執業者常會發展出對於某常見特定類型個案的例行性評估與介入程序，而這些例行性的作法來自長久以來經驗的累積以及治療者個人的專業知能，然而長久以往如此一成不變的介入模式可能會阻礙治療者專業的發展，他們並無法由日新月異的醫療或目前當代的科技研究發現中得到好處，也因此可能無法為個案謀取最佳利益。EBP 要求治療者吸收這些最新的醫療研究知識，造福正在手邊醫治的患者。EBP 並非要屏除一般的生理病理知識或是專業領域中權威者的意見，而是認為介入的決定需要考慮到目前新近的研究結果（Friedland, 1998），將之整合入治療者的專業知識體系之中，為個案做最適切的決定。況且許多以往可能被認為正確、具權威的意見或想法，在歲月中有可能禁不起實證研究的考驗而被推翻。而日新月異的醫療研究技術可能可以使得在過去被認為是無藥可救或無法可醫的個案獲得醫治。

　　Friedland（1998）指出 EBP 主要包含三個大面向，包括資訊的取得、對資訊的評估以及做決定的技術。對於採用以實證為本的介入者而言，介入的過程就如同做科學研究，是一個假設考驗過程以及問題解決的過程。介入初始需要蒐集及熟知之前相關的研究證據，經由論文期刊庫的搜尋與閱讀，評估各個可能介入方案的研究證據支持程度，使用最適當、最好的證據做介入決定的依據，然後定出一個最佳的介入方案，介入時或是之後

仔細評估個案的反應作為介入成效的證據。所謂最好的證據是來自最直接相關的高品質研究，而非一些未經證實的意見，除此介入者需考量其他患者的內、外在因素，做明智的介入決定，解決患者的臨床問題。也就是介入的決定一定有科學證據支持，而不僅僅只是個人的經驗而已。目前在網路上期刊全文的取得十分便捷，也使得科學研究結果的交流更為迅速、知識的累積與更新更為迅速。介入者需常常上網搜尋相關的新研究發現，以更新他們的專業資訊。此外，另一個更新資訊的捷徑是定期閱讀一些事先將有關最新研究整理好的專業性文章，或稱為事先消化過（predigested）整理好的文章，可知目前相關領域中最新的研究發現或介入方法的發展。科學領域的進步在於日新月異的新發現，各個專業領域期刊每期皆有新的研究發表，常常更新資訊的介入者便較能應用目前發現最新、較佳的介入法，瞭解各種介入法的優缺點，也較能監控個案介入過程的變化或結果。

在 EBP 中，介入者與個案的關係是一種平行式互動的關係，介入者可和個案討論介入的計畫，個案不僅僅有被告知的權利，更可以積極地參與治療照護的過程。介入者和個案討論幾種可能的介入選擇項，考慮選擇和設計最佳的介入方案，依據目前可得的最佳研究證據、治療者個人的專業訓練和病患的最大利益（包括個人期望、喜好）。傳統的介入模式較為權威導向，介入者全憑他的專業知能決定介入方法和介入方案，個案完全處於被動的立場。

➤➤ 言語介入的成效

對於臨床實務者而言最需要的研究證據無非是有關各種介入法或是某一特殊類型患者的介入成效研究或評論。成效測量（outcome measure）研究可以為臨床介入者提供許多可參考的意見和支持其介入理念。成效（outcome）是指介入後個案發生的正向改變，指的是醫療介入實施之後所獲得的改善結果或狀況。

近來國內語言治療介入服務也日趨普及化，語言治療師成為身心障礙者專業服務團隊的一員，主要目的在幫助有語言障礙者克服溝通的困難，並且提升語言溝通功能。語言治療的成效測量和服務品質的提升漸受重視，治療師常需提供介入成效評估的證據，因此成效測量的重要性與日俱增。

　　早在 1960 年美國的語言治療者即被要求將介入的結果用日常功能性的方式呈現（Lubinski, Golper, & Frattali, 1994），但是直到目前功能性量表的發展仍十分緩慢，可廣泛使用的具有信度、效度的評估工具仍舊缺乏，長期成效證據缺乏的結果將導致在健康服務和教育領域中喪失競爭力，甚至導致語言治療職缺的減少。語言治療缺乏實證性的成效證據將使語言治療的結果無法被肯定，影響大眾的接納程度，並涉及醫療、教育資源分配的減低。因此無論是語言治療領域內或領域外，對於語言介入的成效結果皆有共同的期待，對於成效評估的重要性也有一致性的共識，每個介入者皆有義務回答這樣一個問題：「語言介入是否對於個案有改善效果？」畢竟介入品質的改進是健康服務團隊始終關心的課題。這個問題的回答包括兩個層面：治療法功效（treatment efficacy）和治療成效（treatment effectiveness）。

　　「治療法功效」是指整體上某一種治療或介入法的效果，或許需要和另一種介入方法做對照、比較，需要系統性的廣泛調查與評估研究。由於治療法功效的評估是為回答廣泛性的問題，需要採較大型的控制研究設計，如隨機化實驗設計。研究環境的設定需在控制的情境中以避免無關變項的干擾，以保障因果推論。「治療成效」又稱治療有效性，是指某位治療者對某位（些）個案介入的有效性，是某位介入者對某位患者的介入結果的評估，環境的設定是在真實的情境裡。Frattali（1998）指出真實世界的情境常限制了治療成效研究的推論，由於情境中有許多不可控制的因素降低因果推論的信心，因此治療成效的評估只能使用相關或估計的陳述，無法使用因果式的推論。事實上，除了治療者對個案的介入因素外，還有許多因素會影響介入的成效，例如個案的年齡、嚴重程度、動機、家人的支持等因素。

研究中某一方法有治療法功效（treatment efficacy）其實並不能保證用在某個案身上有預期的治療成效（treatment effectiveness）。也因此，介入者在閱讀有關治療法效用的研究報告時，需要注意到報告中實施該種治療的候選個案的性質以及情境等因素。況且某種治療法或介入法在群體研究資料顯示有效，並不能保證用在個別的個案身上有效，因為治療法真實應用於個案時還需考慮一些實際的因素，例如個案的個別因素、個案的性別和年齡、病症的嚴重程度等個別化的重要因素，另一方面當然還可能涉及其他因素，如介入者的介入技巧是否純熟、介入者的介入是否掌握此介入法的精髓、介入活動的設計是否恰當、教材和教具的使用是否恰當、介入療程時間的長短等等。

有關語言治療法功效（treatment efficacy）的問題，需有較大樣本的實驗控制研究來回答。和其他醫療專業領域相較起來，在溝通障礙領域之中，大樣本的實驗研究一直很稀少，尤其是語言治療法功效研究數量也不多。大樣本的實驗研究往往受限於經費、人力，及可參加受試者人數無法順利產生，甚至也不乏中途而廢、胎死腹中的例子，因此若要累積相當可觀的治療法功效研究證據，的確是需要積極地發展、支持並爭取資源從事語言治療法功效研究，這也是溝通障礙領域成員的共同任務。另一方面有關語言治療成效（treatment effectiveness）的問題則是介入者個人的責任，介入者有義務對所介入的個案或個案的家屬呈現這個問題的答案，提出相關的證據來說明。

➤➤ 溝通障礙介入成效的評估指標

對溝通障礙（communication disorders）個案介入的成效評估需要用一些客觀的指標。究竟要使用哪一些指標？溝通障礙是個體無法與他人進行有效的溝通，對於溝通障礙者的溝通效能指標常因為分析層次不同而有不同的取向或方式。世界衛生組織〔World Health Organization (WHO), 1980〕

對於不健康的狀況有三層次的架構——國際損傷、失能和障礙分類（International Classification of Impairments, Disabilities, and Handicaps, ICIDH），即「損傷」（impairment）、「失能」（disability）和「障礙」（handicap）三層次，三者各有不同層面的定義。「損傷」或異常指的是個人在生理、心理或解剖結構的層次上的異常，如癱瘓、吞嚥異常、聽覺損傷等，是屬於個體身心某一部分內在結構層面的問題。「失能」則屬於個體功能層次上的問題，由於損傷使得個體失去（或被限制）行使某些日常生活活動的能力，如無法穿衣、無法行走、與人溝通困難等問題，身心方面的損傷常會導致日常生活的失能，屬於活動上的限制。功能性評估（functional assessment）屬於失能層次的評估，為評估個體在生活中進行各日常活動的能力，如日常生活中食、衣、住、行、溝通、如廁、休閒等能力。功能性評估通常使用點量表的方式評估，如七點或五點量表，評估者可能為介入者、個案家屬或個案本人。在復健治療領域中發展出各種功能性評估的工具，如功能獨立測量（Functional Independent Measure, FIM），為七點量表，由完全獨立到完全需協助。FIM 評估項目分自我照顧、大小便控制、行動能力、移行能力、溝通（聽、說、讀、寫、清晰度）、心理社會適應和認知功能等七大部分，除了成人 FIM 外也有小孩的 FIM（Functional Independent Measure for children）。另外，兒童失能量表（Pediatric Evaluation of Disability Inventory, PEDI）（Haley, Coster, Ladlow, Haltiwanger, & Andrellos, 1992）也提供溝通部分的功能性評估。

「障礙」為導源於損傷或失能的狀況，造成社會、經濟、環境的不利狀況，無法滿足個人社會參與的角色，如社會對殘障者的負面態度造成殘障者高失業率、低就業率或社會隔離等不利情況，「障礙」屬於社會環境層面問題，有關個人的生活品質或人生目標等大面向的不利情況，是個人參與上的限制。在各種情境下，個體的障礙狀況常常不是固定的，而是視環境中支持的多寡而改變，例如在一情境下由於輔具的使用使個體可以克服身心的限制而達成某些社會參與的目的，在某些情境下卻因為無法運用輔具而有參與的障礙。在復健領域發展出評量個案的障礙狀況工具有障礙

評估與資源工具（Handicap Assessment and Resource Tool, HART）、倫敦障礙量表（London Handicap Scale, LHS），其他也有用到一些個人的情緒、感覺或生活品質的評量表。然而由於牽涉較多的個人因素，一般的介入者較少做此方面的評估。

▶▶ ICF 分類編碼系統

介入成效的評估可以在損傷、失能和障礙這三層面上做評量，例如在「損傷」層面上評估個體在身心方面的能力缺陷；在「失能」層面上評估功能限制是否有減少或適應行為是否有增加；在「障礙」層面上評估個體生活方面的品質與社會參與的限制。依據以上三個層次，WHO 發展出一標準化的國際性健康損傷障礙編碼，稱為 ICF（International Classification of Functioning, Disability and Health）的分類編碼系統，為階層性編碼架構系統。ICF 最基本四大面向的編碼，包括身體功能（body function，b 開頭碼）、身體結構（body structure，s 開頭碼）、活動參與（activities and participation，d 開頭碼）、環境因素（environmental factors，e 開頭碼）。前三個是個人因素，包括生理、解剖上的缺陷、臨床症狀等。身體功能包括心智功能、感官功能、聲音和言語功能以及其他生理系統或器官的功能。身體結構是指身體的生理層面狀況，包括細胞、組織、器官和系統等部分。活動參與包括日常生活活動、自我照顧、人際互動交流等活動。環境因素包括物理環境、輔具的獲得、周圍人的支持、態度、社會福利制度，對個人可能是阻礙或是助益。由於 ICF 屬於國際性的標準，目前已有澳洲、加拿大等一些國家使用此編碼系統，我國目前身心礙障的鑑定也已改用 ICF 分類系統的新制度。

ICF 系統使用一組編碼來定義個人各方面的失能狀況和環境因素，在治療評估上也可使用此編碼來顯示成效，如加拿大的 CANCHILD 失能研究中心發展一個成效測量評估表（outcome measures rating form）即是使用 ICF

系統。個人的溝通功能方面可以使用 ICF 系統來定義，例如，b320.2 是指構音功能有中度的損傷，b167.4 是指語言功能完全異常，完全無語言功能，d330.1 是指口語訊息的製造有輕微的困難，d350.3 代表個案日常會話嚴重困難。小數點前的數字代表哪一個方面的病症或功能問題，可以查表得知；小數點後的數字稱為質性等級（qualifier），代表的是嚴重程度，由 0（無異常）到 4（完全異常），分別是輕微（1）、中度（2）、嚴重（3）、最嚴重（4）。澳洲的聽語領域在臨床和研究上已開始使用 ICF 系統架構來定義溝通障礙患者的溝通問題。然而由於 ICF 是一個整合性的編碼系統，包含所有失能的面向，但其中有關溝通障礙的部分其實不多，而且使用五點量表可能略嫌粗糙，量表對於一些較小的改進可能不夠敏感。因此或許可以加以修改以便適用於聽語溝通障礙的患者。

▶▶ 溝通功能的評估

若以「損傷」、「失能」和「障礙」三層次來看溝通障礙的介入成效，成效評估可分為三類：內在語言／言語能力（capability）的評估、溝通功能（function）的評估和生活品質（quality of life）的評估。溝通障礙領域中傳統的評估大多屬於損傷性層面的評估，主要在分析個體內在語言能力的異常，診斷語言／言語問題的根源所在。語言介入的主要目的是在增加求助者的語言溝通效能，在日常生活中能有清晰可被瞭解或接受的語言或其他有效溝通方式與其他人進行溝通，滿足個案的溝通需求。溝通功能的評估則是評估個案在日常生活中的溝通功能，屬於「失能」層次方面，藉由溝通功能性評估可以瞭解個案日常生活的溝通功能和情況，有助於介入目標的訂定和計畫的決定，因此個案語言功能性的評估常是重要的評估向度之一。「障礙」層次方面，在溝通障礙領域生活品質的評估較少，介入者通常在介入時訪談中多少得到一些相關的資訊，較沒有正式或結構化的調查。我們通常預期對於一個個案此三類評估的結果應該呈現正相關，但實

際上卻往往沒有必然的關係。臨床上常可見兩個具有相似程度損傷的病人往往具有不同的日常生活能力。內在能力和外顯功能之間沒有一對一的對應關係，損傷的結果也不一定導致日常功能不佳。有一些需要考量的因素，如嚴重程度、可補償性或環境等。

內在能力或損傷的評估目的在評估個體內在語言的能力或潛能，評估工具可以細緻地分析各方面語言／言語能力的缺陷或不足。內在語言／言語能力的評估工具包括一些正式與非正式的評估測驗工具。依照語言／言語障礙的各個次領域各有許多特別針對某一種障礙的正式與非正式測驗。目前溝通障礙領域中此類的評量工具最多，如測量詞彙理解的畢保德圖畫詞彙測驗修訂版（PPVT-R，陸莉、劉鴻香，1994）、測量兒童綜合語言能力的語言障礙評量表（林寶貴，1996）、測量兒童口語表達能力的兒童口語表達能力測驗（陳東陞，1994）、測量失語症患者語言能力的波士頓失語症診斷測驗（Boston Diagnostic Aphasia Examination, BDAE）（Goodglass & Kaplan, 1983）和波曲溝通能力指標測驗（Porch Index of Communicative Ability, PICA）（Porch, 1971），以及測量構音／音韻能力的多種構音／音韻的測驗或評量表等。這方面的測驗大多為標準化測驗，有標準化的施測程序、記分標準和對照常模。通常針對個案的溝通障礙類別，如構音／音韻異常、音聲異常、語言異常、語暢異常、吞嚥異常或混合等情況，選擇適當的測驗工具評估其異常的情況，診斷異常的存在或評估其嚴重度，療效的評估亦可用此類測驗工具作為總結式的評量，介入過程中當然也會有多寡不一的形成性評量。在語言教室或語言治療室中介入者傾向去治療個案的損傷，介入成效可由測驗分數的增加推測其能力的增進。然而在語言教室或語言治療室中的成績是否足以推論個案在實際溝通環境中的表現，答案恐怕是否定的，若沒有實際的評估測量或觀察，這些推論只是沒有效度的推測而已。這也是功能性評估的價值所在。因此，要瞭解個案的溝通問題，語言／言語能力的評估和溝通功能的評估需兩者並重，若只有偏重其中一方面都將會失去對個案溝通能力的完整性瞭解。

溝通的功能性評量目的在於評估個案在日常生活中與人溝通的效能，

即在自然情境中個體能接收和傳遞訊息的能力，功能性評量重點在於日常生活的場合中溝通能力的表現，因此可採實際的觀察來做評估，觀察者通常是與個案一起生活的家屬或教師。Frattali（1998）指出需要評估三部分：意義傳達的有效性、速度流暢性和適當性。目前語言障礙領域發展出的一些功能性評估工具，如國家成效測量系統（National Outcome Measurement System, NOMS）所使用的功能性溝通測量（Functional Communication Measures, FCMs）（American Speech-Language-Hearing Association, 1997）、測量口語溝通效能的語音清晰度評估、測量吞嚥功能的吞嚥失能指標（dysphagia disability index）、測量失語症患者的日常生活溝通能力評量（Communicative Abilities in Daily Living, CADL）（Holland, 1980）、Functional Communication Profile（FCP）（Sarno, 1969）、Communicative Effectiveness Index（CETI）（Lomas et al., 1989）、Ednburgh-Nijmegen Everyday Language Test（Blomer, Kean, Koster, & Schokker, 1994），以及測量語言損傷者的 Communication Profile: A Functional Skills Survey（Payne, 1994）。功能性的評量工具多數使用心理量尺的點量表法估計，由正常到最差，分為幾種程度，如 FCP 為九點量表，由正常到最差；CADL 為三點量表，分錯誤、適當和正確三等級；Communication Profile: A Functional Skills Survey 則使用五點量表評量各種溝通技能的重要性。通常「正常」是指個案患病之前的情況或是符合在正常群體的範圍值之內。這些經正式出版的評量工具多有評分者內信度、重測信度和效標關聯效度的資料。此類的評量工具多數還是依照個案的溝通障礙類型各用其特殊的功能性評估工具，但與評估損傷的工具相較起來較不那麼特殊化，溝通障礙類別間可以借用，例如 CADL 原設計是給失語症的病人使用，但老人失智症、智能不足者和聽障者也可以使用。目前此層面的評估在失語症部分較多，評估兒童的語言或言語功能的較少。Communication Environment Checklist（Rainforth, York, & MacDonald, 1992）和 Teacher-Child Communication Scale（Bailey & Roberts, 1987）有專門評估兒童在教室情境下的溝通功能。Goldstein 與 Gierut（1998）認為清晰度評估和連續語音樣本的聲母構音正確率（percentage of consonants correct, PCC）構音障礙嚴重度指標也是屬於功能性層次的評估。

　　功能性評估主要在測量和比較個案在各情境下的溝通效能和發掘其溝通困難的所在，介入成效則可顯現在溝通效能的提升上。整合性的語言評估至少應包含內在語言／言語能力的評估和外在日常溝通功能的評估，而語言介入的任務或目標也應涵蓋此兩層面能力的提升，不應偏重其一。若可能的話，還可包括在「障礙」層次上對生活品質提升的評量。

　　在「障礙」層次可以評估具有溝通困難的個體在社會參與方面的情況，評估個案溝通與社會參與的品質，介入成效可顯現在目前各方面生活品質的提升上。此種測量通常較個人化，需由障礙者個人的觀點出發，涉及個體本身的價值觀、生活方式、溝通環境、周圍親友的支持、文化背景、年齡等因素，因此評估的問題、向度或指標需個人化量身訂做，似乎較沒有統一的評估向度，也較難統一量化。「障礙」層次的評估需跨越各種日常生活可能的幾個情境的評估或觀察，如家庭、學校、電話、一般社交場合以及社會、經濟、環境的不利因素，大多採用問卷或口頭訪談的方式，調查個案本身或是個案的家屬對於個案溝通的困難或溝通費力情況的瞭解。目前此層次的正式評估工具較少，如測量音聲異常的音聲障礙指標（Voice Handicap Index）。

　　功能性溝通測量（Functional Communication Measures, FCMs）（American Speech-Language-Hearing Association, 1997）可用來量化介入成效，FCMs是一系列各種溝通障礙類型專用的功能性溝通能力評量表，採用七點量表的方式，以一級為最差，而以七級為最佳，分別在介入之初與結案時由介入者依照個案的溝通功能做測量，之後再藉著比較個案在前、後測的量表分數來估計治療介入所帶來的溝通能力成長。在學校中FCMs的指標是隨個案的 IEP 中的項目而改變的。介入者觀察學生在高低要求情況下的表現，高要求情況（high verbal demand）是指適齡的溝通內容與形式需求情境，低要求情況（low verbal demand）是指低於其年齡的溝通內容與形式需求情境，並且評估學生在有外界幫助時的表現。

　　以兒童口語輸出為例，一級程度是指口語啟動與反應在高要求活動下

從未有適齡表現，而在低要求活動下只有極少（rarely）的適齡表現。二級程度是指口語活動在低要求活動下有時（occasionally）會有適齡表現，而在高要求情況下表現從未適齡，但是當外在有最強支持時學生在高要求情況下有時少有適齡表現。三級程度是指口語活動在低要求活動下通常有適齡表現，而在高要求情況下少有適齡表現，但是當有最強支持時學生在高要求情況下有時會有適齡表現。四級程度是指口語活動在低要求活動下通常持續有適齡表現，而在高要求情況下有時表現適齡，當有最強支持時學生在高要求情況下通常會有適齡表現；當情境需要時學生卻極少會使用補償性的溝通策略。五級程度是指口語活動在低要求活動下通常持續有適齡表現，而在高要求情況下有時表現適齡，然而當有最少支持時學生在高要求情況下通常會有適齡表現；當情境需要時學生有時會使用補償性的溝通策略。六級程度是指口語活動在低要求活動下通常持續有適齡表現，而在高要求情況下通常表現適齡，當有最少支持時學生在高要求情況下通常一定會有適齡表現；當情境需要時學生通常會使用補償性的溝通策略。七級程度是指口語活動通常有持續適齡表現，不需要外在額外的幫助；當情境需要時學生持續地會使用補償性的溝通策略促進溝通。個案的功能性溝通功能是如何決定的？由以上例子可知，溝通能力的表現是需要治療者經由仔細的觀察與比較，比較包括個體間的比較與個體內的比較，需要有適合學生年齡的常模來做個體間的比較，個體內的比較則是學生在不同溝通需求時的表現以及若有幫助時的表現改變，需要跨情境的觀察。定義功能性溝通功能等級的要素有年齡、溝通情境需求（高、低）、支持的有無和使用策略能力。

美國聽力語言學會（American Speech-Language-Hearing Association, ASHA）的溝通障礙療效國家中心（National Center for Treatment Effectiveness in Communication Disorders, NCTECD）在 1997 年時建立了一個國家成效測量系統（National Outcome Measurement System, NOMS），為語言和聽能復健介入成效資料蒐集系統，是一個全國性的資料庫（national database），為醫療與教育系統的語言治療師與聽力師介入成效的量化系統，介

入的個案包括在醫療系統與教育系統的成人與兒童。此資料庫以個案年齡來分類，分為三種：醫療系統中的成人（Adults in Health Care）、學齡兒童（K-6 Schools）和學前兒童（Pre-Kindergarten Health/Schools）（ASHA, 2000）。NOMS 的 FCMs 不是要來取代一般臨床上所使用的測驗評估工具，如一些重要的標準化測驗，而是一個整合性的輔助評估工具。FCMs 是一種評等系統，乃是一種用來量化學生溝通功能的輔助性工具。而所要評量的溝通功能是展現於日常生活之中，如學校、家庭等日常社交場合。也鑑於許多測驗工具因為有許多的專業術語，一般家長、個案或教師較難以瞭解，功能性的評估所使用的語言較易為一般人所瞭解，因此使用功能性量表方式來評估個案的溝通功能。然而目前此功能性量表卻尚無信度、效度的評估資料，也尚無評分者間信度的評估資料。Mullen（2004）提出 NOMS 的三點限制，第一是在受試者方面沒有對照組的控制，第二是治療的程序不得而知，第三是 FCMs 缺乏信度考驗的問題。

NOMS 使用 FCMs 功能性評估用以評估療效時，語言治療師只憑功能性評量評估治療效果難免會流於主觀。臨床上常出現所謂的安慰劑效果（placebo effect），不僅會影響個案也會影響介入者。主觀的期望效果不免影響語言治療師和家屬的判斷。語言治療師若缺乏自我批判的勇氣，以及涉及自己業務的成效，難免為保護自己而產生正向的偏誤，此系統由語言治療師憑著七點的功能性評量報告介入成效可能有不夠客觀之嫌，而且若真有自欺欺人的偏誤也無法避免。無法避免成效的高估偏誤是 FCMs 最大的缺點。介入成效的評估需要有客觀量化的實際證據支持才行。

▶▶ 什麼是「證據」？

以實證為本的臨床介入對於科學研究證據的重視是無庸贅言的，所謂的證據則是來自科學方式的實證探索與研究。在治療者做臨床介入前需要先蒐集已經有的科學研究證據，以這些證據和個案的問題狀況為基礎設計

適當的介入計畫，並且在介入告一段落後提出介入成效的證據。

對於有關個案的問題做相關研究證據的蒐集，可經由使用相關期刊、論文庫的搜尋，得到許多相關的研究證據。有些研究證據是來自大型、較完美的實驗設計；有些研究證據則來自較不完美的實驗設計；有些證據甚至只是權威者的意見。在這個資訊爆炸的網路時代，介入者需要具有分辨研究品質的能力。評估研究的品質需要系統性對該類研究有徹底的瞭解，批判性地閱讀研究報告，以評估各種研究的證據，服膺於來自優良研究的好證據。治療者的介入決定取決於有好的證據支持的方案選項。不同的證據品質主要是在於證據的產生來自不同的研究設計與方法，一個好品質的證據來自於好的研究設計與方法，在介入方式和結果成效間建立清楚的因果關係，因此證據說服性也較強。一個研究的設計可決定產生出證據的強度。當然，研究證據的強弱也會隨臨床治療者所要問的問題種類而改變。

根據醫療界發展出的證據分級法，如 Oxford Center for Evidence-based Medicine Levels of Evidence（Oxford Center for Evidence-based Medicine, 2011），分為五個等級標準，略述如下：

1. 等級一：證據的說服性最強，最強的證據來自隨機控制實驗（randomized controlled trials, RCT）研究的系統性回顧（systematic review），如後設分析（meta-analysis）研究或是全面性世代研究（inception chort studies）的系統性回顧。在 RCT 中受試者被隨機分派到接受治療組或是安慰劑組，在治療者並不知道受試者組別的情況下進行實驗，之後比較治療組或是安慰劑組之間的差異性。一個設計良好的雙盲隨機控制實驗（double-blind randomized controlled trials）是研究的黃金標準（gold standard），具有最少的偏誤和最大的歸因性（attribution）。隨機化取樣可以得到具有相當代表性的樣本（需考慮有足夠數量），由於隨機化取樣與隨機組別分派控制了可能的混淆變項，使獨變項成為明確的結果或差異性的歸因所在，結果可得到明確的因果關係推論，因此隨機控制實驗在研究證據等級中是位於最高的頂峰。然而，有時完全隨機的研究並不可得，尤其是在

實際臨床上並無法隨機選擇病人，或組間病人的嚴重度並無法控制一致，或是受試人數過少，可能有取樣的偏誤存在。

後設分析則是系統性地回顧以往多人做過的類似研究，整合這些研究的統計效果，將其合併計算，得到一個整體的統計效果，得出最後的結論來。做此種研究的先決條件是需要累積一定數量的相似研究。

2. 等級二：說服性次強，證據來自單一的隨機控制實驗（RCT）、全面性的世代研究、有一致性標準的橫斷研究（cross sectional studies），或有戲劇性效果的觀察研究。

3. 等級三：具中等說服性，證據來自非隨機化實驗設計、追踪性研究（follow-up study）、非隨機控制的世代研究。

4. 等級四：說服性弱，證據來自系列個案報告（case series）或個案控制研究（case control studies）。

5. 等級五：說服性最弱，來自未經考證的領域專家的意見、或是機械性的推論（mechanism-based reasoning）。

另外也有三級制的分類法：第一級是 RCT，第二級為非 RCT，第三級是專業權威意見和描述性個案報告（U. S. Prevention Services Task Force, 1996）。這些證據等級分類法只是對研究說服性的大致分類，其實除了研究設計的因素之外，對於一個研究的品質還需考量許多內、外在因素，例如研究中受試者的性質、效果量的大小、證據的信度、效度、可應用程度（直接相關性、花費時間）、技術或方法成熟性。若有許多的研究皆產生一致的結果，則該介入方式或論點具有充分證據支持，若只有一個有關的研究，則證據支持度不充分，若是有許多的研究但是結論卻不一致，則需要小心分辨是否研究設計的差異導致不同的結果，有些研究的問題在不同的狀況下可能有不同的答案。領域的特殊性造成相關研究的性質不同，在溝通障礙領域的研究中由於經費獲得的限制與問題的迫切性較低，始終缺乏大型的隨機臨床實驗研究，多數的成效研究屬於等級三，或許可考慮等級三再加以細分。專業領域不同其實是可以考慮將標準略加以修訂以提升

領域研究的層次。或是擬定一個提升研究等級的進程，分階段進行，當然最後的目標還是隨機控制實驗或後設研究的發展。

後設分析（meta-analysis）被認為可以用來統整許多相關研究，尤其是臨床療效研究的好工具。在科學界，單一實驗常不能決定某一論點的成立或否決，需要參看一系列或許多相關研究的結果，若有一致性的發現，如此的結論證據則較讓人信服。後設分析是整合相關主題的研究結果，運用一些統計的方法，檢驗各研究結果的一致性，整合各研究的共同發現後得到一個整合性的結論，有助知識的累積與進步。其實後設分析是一個做文獻回顧的好工具，統整相關研究的結果，處理相關研究中相矛盾的結論。效果量的評估是後設分析（meta analysis）的重要項目之一。

後設分析是整合相關主題的研究結果，運用一些統計的方法，檢驗各研究結果的一致性，整合各研究的共同發現後得到一個整合性的結論，有助知識的累積與進步。效果量（effect size）的評估是後設分析的重要項目之一，效果量是標準化距離虛無假設的距離指標，也就是實驗組的結果與控制組的結果兩者之間在依變項上相距的量（經過正規化後）的多寡，即為 d 值，或者可以說是所有變異數值中可以被獨變項解釋的比率。d 值愈大，則代表兩者差距的量愈大，即實驗組和控制組之間有很大的不同，代表實驗的效果愈強；d 值愈小則差距愈小，則代表實驗效果愈小，效果量愈小。在實驗統計上，有時實驗效果儘管達到顯著，如 t 或 F 值達顯著水準，但是有時效果量卻不一定很大，而小的效果量的說服性往往不強，此時實驗組和控制組雖有統計上顯著的差異，但兩者差異其實並不大。傳統的顯著性考驗統計只告訴我們是否應拒絕虛無假設，只是「是」或「否」的二分法，並無法得知到底效果有多大、可拒絕虛無假設的信心多強。效果量在成效研究中代表治療或介入對結果影響量的多寡，當然是希望愈大愈好。另外，計算信賴區間（confidence interval）是一種估計效果量的方法，信賴區間愈大，代表不確定性愈大，效果量也愈小。因此信賴區間的大小是愈小愈好，和 d 值之間其實是可以互相轉換。此外一些無母數統計量也可以做效果量的計算。最後，各相關研究效果量的整合還要考慮到樣本大小做

‧加乘計分後，再求平均以得到最後統整的一個效果量 *D*。

　　從事後設分析的研究者閱讀所有相關的個別研究報告，汲取報告中提供的統計數據，並將個別的研究效果量標準化、分析比較，再將個別的效果量集結起來估計整體的效果量。後設分析整合相關研究的結果，得到一個共同的結果趨勢。通常等到相關研究累積到一定的程度，就會有相關研究的後設分析研究出現，因此為便於未來從事後設分析的研究者於研究中提取所需的數據資料，原始的研究報告中就必須載明使用的統計方法和相關統計數據，若能有變項效果的效果量（effect size）分析更好。在第五版的《APA 出版手冊》（*Publication Manual of the America Psychological Association*）中也載明研究報告通常需要包含效果量或是信賴區間（American Psychological Association, 2001）。目前許多專業期刊也要求統計數據資料需包含效果量或是信賴區間的資料。

　　Robey 與 Dalebout（1998）指出後設分析需要有高內在效度和外在效度的優良研究作為材料來分析，若是分析的研究控制變項上不佳、品質不良或是研究間方法的差異性過大，都會威脅後續後設分析的效度。後設分析需要涵蓋所討論問題有關的所有好證據，而可作為後設分析材料的研究最好為 RCT，若是相關研究過少，不可避免地就需要涵蓋入準實驗（quasi-experiments），或是一些控制較差的研究，無可避免地會威脅此後設分析的效度。而目前單一樣本設計由於無法得出其效果量，似乎較無法納入後設分析的研究當中。

▶▶ 臨床顯著性和可應用性

　　除了評估研究證據的統計顯著性外，足以作為介入根據的證據還需要有臨床顯著性和可應用性。臨床顯著性是在臨床上患者因治療而顯現功能上的改善，改善的量足以有統計上的信度。通常統計上顯著並不保證臨床使用上的效果顯著，統計顯著效果的出現是由於統計機率所造成，而實際

上臨床顯著的數據值可能不高，因此，介入者決定是否採用此研究的治療方法還要評估是否值得花時間、財力和可能的傷害風險去做此種治療。答案若是肯定的，就是具臨床顯著性。介入者可根據研究結果報告中呈現的數據資料，進一步分析相關研究結果的臨床顯著性，計算一些指標數值，如效果量、絕對風險降低量、相對風險量比率、需要治療的數目、個案數量，分析研究結果的臨床顯著性，作為臨床診斷、介入決定的依據。

下列幾個指標是常用的測試臨床顯著性（Brown, 1999）：

1. 絕對風險降低量（absolute risk reduction, ARR）：比較接受治療病人和沒有接受治療病人間產生不良後果的比率，接受治療病人降低多少不良後果的機率量，例如唐氏兒接受早期語言介入後降低日後有語言障礙的比值（risk ratio, RR）。

2. 相對（relative）風險量比率：接受治療病人產生不良後果對沒有接受治療病人產生不良後果的比值，代表接受治療產生不良後果相對於沒有治療病人的百分比。愈低代表治療效果愈好，接受治療不良後果愈少，若是 1 代表兩者是一樣的，即兩者產生不良後果的機率沒有不同。

3. 需要治療的數目（number needed to treat, NNT）：比起無治療組，至少要有多少病人需要用此種方式治療以減少一個不良的後果。NNT 為 ARR 的倒數。NNT 愈大代表要投注的努力愈多，治療愈多的人，才能減少不良後果，NNT 愈大代表效果愈小。

4. 相對風險降低（relative risk reduction, RRR）：相對於無治療組，治療組降低危險的比值。

以上是使用避免不良後果的角度來看的，也可以由正向的成效來看，將以上四個指標轉換成以下四種指標：

1. 絕對改善比率（absolute rate of improvement, ARI）：比較接受治療病人和沒有接受治療病人間產生改善的比率。相對助益比率（relative benefit, RB）代表接受治療產生好後果相對於沒有治療病人的百分比。

2. 需要治療的數目（number needed to treat, NNT）：至少要有多少病人
   需要用此種方式治療，可得到比無治療者多一個具有改善成效的個
   案。

3. 相對改善比值（relative improvement rate, RIR）：是一個比值，治療
   介入者增加的改善相對於無治療者的改善比值。

4. 平均數的信賴區間（confidence intervals）：其大小也是一個評估治
   療效果有用的資訊，如果具有狹窄的 95%信賴區間則指標的準確性
   較高，反之若 95%信賴區很廣，代表點估計不準確，則介入效果較
   不確定，相對的風險較大。樣本人數多時信賴區間較狹窄。

　　有效的介入根基於正確的臨床診斷，才能對症下藥。在診斷分類方面
有幾個指標也常被使用，診斷包括診斷分類和區分性診斷。診斷、介入決
定的技巧包括有病症機率估計、決策分析、閾值測試、成本－成效（cost-
effectiveness）分析。運用機率理論根據患者的症狀和各種測試評估結果計
算可能病症的累積機率。可能的機率比值（likelihood ratios）是一些診斷上
可以使用的指標，包括正機率比值（positive likelihood ratio, LR+）和負機率
比值（negative likelihood ratio, LR−），正機率比值是指由個案得到的有疾
病的分數推測他真正有此疾病的機率。負機率比值則正好相反，負機率比
值是指由個案得到的正常分數推測他真正沒有此疾病的機率。敏感度（sen-
sitivity）為一種診斷方法或工具，可正確辨認出一疾病的比值；精確特定性
（specificity）是一種診斷方法或工具，可正確辨認出無此疾病的比值。可
以由敏感度和精確特定性指數推導出 LR＋和 LR−，其中 LR＋ = *sensitivity
/（1−specificity）*， LR− = *1−sensitivity / specificity*。

▶▶ EBP 在語言介入的應用

　　原使用於臨床醫學上的 EBP，是否適合使用於溝通障礙（包括語言病
理和聽力學）的專業領域上？EBP 其實並非新觀念，而是強調研究和證據

的重要。溝通障礙領域是屬於現代科學的學門之一,科學原本就重視研究和證據。EBP 即是要求使用有研究證據支持的介入法介入(並考量個案的損益後),使用科學研究的精神和方法進行介入。對於介入程序需有系統性地嚴格控制,而非隨興地變化。

事實上,臨床醫學和復健醫學間是有差異存在的,臨床醫學門診執業者的個案數量常較多,尤其是常可看到醫生對於門診病人的看診,一個早上的掛號常有上百人,對一個病人的問診時間常不超過十分鐘,通常若非慢性病,一個療程通常最多在三個禮拜內結束。而一個病人在復健部門,就需要花上較長的時間,且療程通常較長,都在一個月以上,甚至好幾年。而語言治療的性質則較接近復健性質,一個個案的介入一次通常需要三十分鐘以上,療程也通常在兩個月以上。由於療程時間較長,因此由短期上來看相對成果的效果量也就較小。因此可見,語言介入活動和多數臨床治療的性質有相當大的差異性。就介入結果而言,由於語言介入多屬於教導使其行為發生改變,大多屬於非侵入式的介入,因此相對的風險較小,而醫學臨床治療通常需要用藥或經一些物理或化學的處理,多屬於侵入式的介入,相對的風險較大。Brown(1999)指出對於低風險的介入(low risk intervention),證據的評量標準較不需要如此嚴格。因為介入風險爭議較小,傷害性低(甚至無傷害性),較不具緊迫性,但也因此能爭取到的研究經費資源通常有限,領域中也就較缺乏大規模的臨床隨機試驗,研究大多為準實驗設計、相關實驗或描述性研究,研究中樣本人數通常不多,因此長久下來研究證據的累積也較慢,自然研究證據的說服性較小。由以上可知,一般的醫學臨床介入和語言介入的本質是有差異的,原本應用於醫學臨床的 EBP,若是將之推廣應用於聽語治療專業上,可能需要略為修改(modify)以適合聽語治療專業不同的本質。例如證據的等級劃分,依據聽語溝通障礙領域內多數的研究,在目前的情境可能就不適合分為五級。由於領域中有關介入的研究,大樣本的研究並不可得,大多為小樣本的研究。其實一些直接有同主題的小樣本研究集結起來,也可成為值得參考的證據,此時若能加上介入者的專業知識和經驗,對於個案也會有所幫助。

介入者在臨床上常會遇到具有類似問題的個案，因此執業者常會發展出對於某常見特定類型個案例行性的評估與介入程序，這些例行性的作法來自長久以來經驗的累積、專業知能以及專業領域的指導原則。在醫學領域中常出現有關介入的指導原則（guideline）的訂定，而這些指導原則的訂定是根據證據的等級強度和說服性製造專業指導原則，將有助於臨床介入和增進介入成效。專業指導原則需能夠定期回顧與修訂，整合近一、二年最新近的研究發現與檢討。Pinsky 與 Deyo（2000）指出臨床介入者常面臨堆積如山的文獻和繁忙的臨床工作，閱讀文獻時臨床介入者也常會面臨相矛盾的研究結果，莫衷一是，此時運用專業領域的指導原則是最佳的選擇。但前提必須是專業指導原則必須是經過多位專業人士審慎地整理和批判性地閱讀各個文獻後討論得到的結論，需有透明化的決策過程與實際研究的根據，也就是專業指導原則的訂定需要有證據為基礎。將研究證據發展為專業領域的指導原則有助於決定介入方式的決定，增進領域內的共識與發展。當然，介入者在使用專業指導原則時還是必須以批判性的態度評估專業指導原則的品質，決定是否使用於臨床介入中，而不是將專業指導原則當作是問題發生時推諉卸責的護身符。

▶▶ 成效評估研究的設計與方法

　　何謂成效？如何定義成效？成效可以包含的範圍相當廣，舉凡如學業表現、能力表現、功能、活動、適應行為、社會適應情況、獨立性、生理症狀、健康狀況、滿意度、就業率、對社會貢獻程度、生活品質等皆可能成為測量的變項，包括生理、心理、社會、整體的各層面。需針對不同的成效評估目的選擇成效測量的目標。在教育和溝通障礙領域中，對於短期介入成效的評估目標大多著眼於能力表現和功能這兩大部分。

　　研究的設計一般分為大樣本實驗、單一受試研究兩類。大樣本實驗包括有前測－後測比較、長期縱貫式比較、同儕配對比較等準實驗設計和隨

機實驗組和控制組設計。在聽語介入的療效評估方面，大樣本的臨床成效研究常不易進行，其一是臨床上具有病理同質性的群體並不容易尋找，不僅要有同質的實驗組，還要有同質的控制組，而同質的控制組設置在研究倫理上可能會有困難。其二是在介入方面較難控制一致。不管是一對一或一對多的行為教學或介入模式，皆難以控制為一致。不僅教學或介入過程難以標準化，且其中涉及的干擾變項極多，如同一研究中有不同的教學介入者，而且在師生互動中在實務方面許多條件部分極難保持一致。教學介入活動本是一種動態的過程。有人曾將教學視為一種藝術，常需要依照學生或甚至家長的反應彈性變通，因此要保持實驗組和控制組兩組除了自變項外其餘部分保持一致，其實有相當大的困難度。因此，實驗的結果時常較難以單純歸因於實驗的自變項，而此種實驗也多只能歸為準實驗設計（quasi-experiment）而非真正的雙盲 RCT。

單一受試研究是目前在溝通障礙領域使用最頻繁的研究設計，因為接觸的臨床介入個案多為一對一的形式，而且由於單一受試研究不需要尋找大量同質性的受試者，施行可能性相對容易。但也由於只有單一受試者，沒有控制組，無法與他組做比較，個案自身也是控制組，介入效果只能在單一個案身上比較，在不同的時間點上做比較。由於只有單一個案，在樣本數最少，無關混淆變項多的情況下，單一受試研究的內在效度和外在效度出現較多的缺陷，也較容易被質疑。內在效度是指研究變項的效果是否可以脫離其他相關混淆變項的糾纏，而成為單獨可以解釋依變項的唯一原因。相關混淆變項如取樣的偏誤、測量的偏誤、程序的偏誤等。外在效度是指研究中的變項效果可以推論到研究外的其他情境或個人或群體身上，完全隨機取樣的大樣本實驗的外在效度可以受到保障。而單一受試研究中單純的前測－後測（AB）設計，由於無法釐清其他混淆變項的影響，並無法得到明確因果關係的推論，尤其是受試者變項，因為只有一名受試者，因此需要有一些控制設計，才較能得到明顯的成效歸因。其中 ABA、倒返設計（reversal, ABAB）、多基線跨行為（multiple baseline across behaviors）、多基線跨情境（multiple baseline across situations）是較常用的單一

受試研究設計。

倒返設計的程序為 ABAB，「A」為基線測量，「B」為介入程序，再來的「A」為回返基線，最後為重複介入程序「B」。如此個案重複經過實驗和非實驗階段，比較在這些階段中的改變量，則較可將這些改變歸因於實驗介入因素。多基線設計適合用在不允許倒返的不可逆反應或學習行為上。例如在做構音介入時，以多個錯誤音為行為單位觀察介入時（後）的改變，便適合使用此實驗設計。一開始同時觀察多種行為建立基線，再陸續處理每個行為並持續記錄尚未介入的行為，各個處理期和基線期時長最好保持一致，階段期的嘗試次數最好也要一致。但有時個案行為習得的速率不太一致，可使用設定標準，到達一定標準後變更處理的行為。為去除行為處理的次序效果，可使用相反的順序對抗平衡方式處理不同行為。McReynolds 與 Kearns（1983）指出單一受試研究的結果非常需要重複施行在不同的個案身上累積成果，以證明自變項的實際效果。

➤➤ EBP 的介入歷程

EBP取向的介入歷程就如同做研究一樣，是問問題和回答問題的歷程，介入成效就是其中一個需要不斷提問的重要問題。在介入初期，介入者須對個案進行全盤性評估，並根據評估結果、相關研究證據或其他因素等，選擇介入的取向與介入目標，據此設計介入方案，此時要問的問題通常是：個案的語言能力可否用某一介入法來提升？某些言語上的困難是否可以用某些方法克服？這些為治療法功效（treatment efficacy）的問題，要回答這種性質的問題需要有大樣本的臨床實驗證據，而臨床實驗證據通常來自大規模的臨床測試（clinical trial），它們通常是研究者在有充裕的經費、人力、資源的支持下從事的大規模臨床測試研究，並將實驗研究的結果公開發表並討論，形成專業共識，例如讓大家知道某治療的方法或技巧的有效性為何、是否可用於某群個案身上，或對某些類型個案的效果如何。一般

而言，醫學上的 RCT 大都為大藥廠或大型醫療儀器公司出資從事研究的。

一般的臨床介入者需要熟知領域內重要研究的結果，要知道這些研究的結果訊息就需要蒐集相關文獻的資料。藉由期刊論文網路資料庫的查詢，可以有效地在短時間內得到這些資料，經過批判性的閱讀和篩選後，找到最適切相關的證據，並在這些證據支持下設計合適的治療方案。在介入期間，於實施介入之後或固定期間，評估對個案介入實施的治療成效（treatment effectiveness），療程結束一段時期後有追蹤結果評估。可知在整個介入歷程中成效評估具有相當重要的角色，採取一般實證性成效評估的研究為證據，引導介入方案的設計，之後使用成效評估監控介入歷程，藉由動態性成效評估分析介入的短期效果，確認效果的存在與大小，並藉由成效評估的結果調整介入方式，計畫下一階段的介入。最後藉由成效評估顯示整體介入的結果，得知個案的改變是否來自於介入，或是其他因素導致的結果。這些以單一受試為對象的研究，有一些個體內控制研究方法可以使用。其實就單一個案介入成果的評估本身也可成為一個研究。

▶▶ EBP 介入成效的評估

EBP 的介入者須為自己的介入成效提出實際的證據來。介入成效可分為長程性成效（long term outcome）和短程性成效（short term outcome），長程性成效是過了一段時間後顯現出可歸因於介入或治療的效果，可能包括生活品質的改善、升學率或就業率的提高、學習成就提高、薪水的增加等。短程性成效為介入後測量到的可能出現的立即效果，短程性成效通常是介入者較關心的問題。作為一個介入者，最關心的課題莫過於介入的方法是否有效。以實證為本的臨床介入方式重視治療成效和治療法功效的評估。事實上，EBP 的介入歷程本身就是以做研究的方式為導向，因此介入成效的評估也是一個實證研究的歷程。

評估成效的程序首先要明確指出需要評估什麼以及評估的目的為何。

內容包括如何評估、什麼時候評估以及評估本身的信、效度分析。成效評估首先要做的工作就是定義評估變項，為評估變項下一個操作型定義，定義測量的性質。操作型定義即是量化測量變項，例如不流暢的頻率、語音清晰度的高低、子音的正確率或是平均語句長度等。介入成效藉由治療者所設計的評估套裝工具來定義，而完整的評估向度除了包含損傷層面，也應該包含功能性的評估，如溝通效能的評估。再來需說明評估進行的方式以及使用的方式等。例如如何進行評估？使用何工具？目前現有可用的工具有哪些？這些工具的信、效度、適用性為何？評估背後的想法是什麼？有什麼證據支持此評估的適合性？也就是需簡單列出一些相關研究。另外如進行評估的時間、前測或基準線的資料蒐集、後測或固定時距的測量等資料的提供也是愈完整愈好。最後一部分最重要，即有關評估結果的描述，可使用以上介紹的 EBP 統計指標，除了列出數據外，還可用圖表呈現。

►► 介入者在臨床教育養成中需培養的能力

目前推動 EBP 可能會遇到許多問題，其中遇到最大的問題可能是專業人員能力上的限制，次要問題是 EBP 費時費事，增加工作量。為克服第一個問題，ASHA 建議未來臨床聽語介入者在養成教育中需包含有 EBP 的介紹以及 EBP 的能力培養，臨床聽語介入者養成教育中需加強培養以下 EBP 專業能力：

1. 蒐集證據的能力：圖書館、文獻資料庫搜尋、網路資源的搜尋運用。
2. 證據良莠的判斷能力：藉由期刊論文網路資料庫的查詢，可以在短時間內得到很多資料。目前網路的資訊十分豐富，但也充斥著各種良莠不齊的資訊，而使用者的問題往往不是得不到相關的資訊，而是不知如何有效地篩選正確資訊，資訊的獲得往往不是問題，但是對於資訊批判性的閱讀和篩選則需要經過一番訓練和練習。因此，在教育訓練歷程中有培養此能力的需要。

3. 成效評估的能力：在損傷或是功能的層面上選擇合適的成效指標、量表或測驗工具，並執行正確的施測與計分。介入者需認識目前可用的各種測驗評估工具的性質和優缺點，並具備相關的施測、計分、解釋等能力。

4. 做研究的能力：在以實證為本的介入中，一位介入者不僅是證據的使用者，也是證據的產生者，從事臨床研究產生科學研究證據以供大家參考。一個介入行動同時也是一個科學的研究。利用研究證據作為自我引導改善的依據。在介入者的養成教育中需普及並深化研究法的教導，以及提供練習的機會。在養成教育的過程中能使每個介入者皆有做研究的能力、瞭解 EBP、知道如何設計一個研究、操弄獨立變項、測量依變項以及控制無關變項，並且能寫出清楚、可讀的報告結果。

5. 目前在台灣，語言介入實務者往往受限於外語能力的不足以及專業能力有限，無法大量搜尋和消化專業相關研究文獻或更進一步從事研究，可能是目前推動 EBP 的最大障礙，需要有專業文獻的整理與定期文獻回顧的出版以供閱讀。當然治標不如治本，訓練提升語言介入實務者的外語能力也是十分重要。

6. 學習和加強選擇、實施，甚至發展適當的測驗評量工具的能力。

7. 目前應加強推動語言治療專業和特殊教育的合作。在美國有超過一半比率的語言治療師是被學校聘請全日在學校工作的，這些在學校服務的語言治療師服務的對象大多是身心障礙的學生，因此他們極重視特殊需求學生的IEP，語言治療師需學習IEP的擬定，成為個案IEP支持者的一份子。在台灣的語言治療師絕大多數是在醫院之中，和特教方面的合作較有限。身為特教服務專業團隊一員的語言介入者須以開放的態度，虛心面對他人對治療成效的質疑，適時地提出評估的支持證據，來證明治療的成效。

▶▶ 結論

　　EBP 的方式就是臨床介入需本於實證，而證據來自科學研究，科學研究產生新知識，知識即力量。相同的道理，臨床介入的成效評估一樣需要本於研究證據，沒有研究證據支持的成效評估制度最後將引來他人的質疑與詬病，降低支持度。就如同 NOMS 所面對的困境一樣，NOMS 是一種快速累積成效資料的方式，然而由於其實證支持度薄弱，不具客觀性，又沒有強制性（當然強制性將有可能引來民怨），因此語言治療師參加比率不高，且每況愈下，可預期最後將面臨被自然放棄的命運。ASHA 已表示未來將不再繼續積極支持 NOMS，將朝向 EBP 這條路發展。語言治療介入者需要學習臨床研究的方法、控制無關變項的方式、瞭解目前的最新治療取向、設計介入的方案，並從事介入活動。成效報告中載明治療介入的方案、取向、治療的根據、治療歷程中的一些問題、治療介入的評估方式和結果，並將之刊登於相關的期刊中，成為治療成效資料庫中的一筆資料。相關的後設分析研究者定期整理這些資料，出版統整的成效報告提供大家研讀，成為治療介入者的介入根據之一。根據 EBP，介入者本身也是知識的生產者，研究理論和實務間關係密切，介入者同時也是研究者。可增進專業領域中知識的累積，當然對於增進介入成效也是可以預期的事。

　　長久以來，學術領域中研究和實務之間常有一條跨不過去的鴻溝（gap），實務人員很少會著手去尋找相關研究，追蹤證據，因而形成研究是研究，理論是理論，實務是實務，三者各不相干的情形。研究人員和實務者間的交流也不強。科學研究的目的是累積知識，但知識的力量在於運用，沒有被運用的知識是死的知識。EBP 以實證為本的取向為研究知識和實務之間搭了一座橋樑，讓介入實務者跨越鴻溝，實務者也同時是研究人員，在臨床上實務者做證據搜尋時，可知道目前尚缺乏哪部分的研究，以實事求是的精神，著手從事介入相關研究，在這同時也無形提升了介入服

務的品質。當然應用 EBP 於聽語治療專業，可能需要略為修改（modify）以適合聽語治療專業不同的本質。

發展本土化臨床介入的成效評估方式需要有相關的研究作為支持，然而目前有關的本土性研究可說是十分稀少，因此為促進本土性聽語成效評估研究的發展，可以分為幾個進程有計畫地來推動。另外，相較於英語語言評估工具，目前在國內溝通障礙領域的評量工具較少，三層次的評估工具皆較缺乏，尤其是評估功能和障礙層次的測驗非常稀少，應多鼓勵這些評估測驗工具的發展。

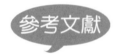

參考文獻

林寶貴（1996）。**語言障礙評量表**。台北：國立台灣師範大學特殊教育研究所。

陳東陞（1994）。**兒童口語表達能力測驗**。台北：中國行為科學。

陸莉、劉鴻香（1994）。**畢保德圖畫詞彙測驗——修訂版**。台北：心理。

聽語學會（主編）（1994）。**語言與聽力障礙之評估**。台北：心理。

American Psychological Association (2001). *Publication manual of the America Psychological Association* (5th ed.). Washington, DC: Author.

American Speech-Language-Hearing Association (ASHA) (1997). *National treatment outcome data collection project*. Rockville, MD: Author.

ASHA (2000). *National Outcomes Measurement Systems (NOMS): K-6 speech-language pathology user's guide. Functional Communication Measures* (pp. 13-17). Rockville, MD: Author.

Bailey, D., & Roberts, J. E. (1987). *Teacher-child communication scale*. Chapel Hill, NC: University of North Carolina.

Blomer, L., Kean, M.-L., Koster, C., & Schokker, J. (1994). Ednburgh-Nijmegen

Everyday Language Test: Construction, reliability, and validity. *Aphasiology, 8,* 381-407.

Brown, S. J. (1999). *Knowledge for health care practice: A guide to using research evidence.* Philadelphia: W. B. Saunders.

Centre for Evidence-based Medicine Levels of Evidence (2011). *Evidence-based Medicine Levels of Evidence.* Oxford University (UK). http://www.cebm.net/index.aspx? o=5653

Frattali, C. M. (1998). *Measuring outcomes in speech-language pathology.* NY: Thieme.

Friedland, D. J. (1998). *Evidence-based medicine: A framework for clinical practice.* Columbus, OH: McGraw-Hill.

Goldstein, H. & Gierut, J. (1998). Outcome measurements in child language and phonological disorders. In C. M. Frattali (Ed.), *Measuring outcomes in speech-language pathology* (pp. 406-437). NY: Thieme.

Goodglass, H., & Kaplan, E. (1983). *Assessment of aphasia and related disorders* (2nd ed.). Philadelphia: Lea & Febiger.

Haley, S. M., Coster, W. J., Ladlow, L. H., Haltiwanger, J. T., & Andrellos, P. J. (1992). *Pediatric evaluation of disability inventory* (PEDI). Boston, MA: New England Medical Center Hospitals, Inc.

Holland, A. (1980). *Communicative abilities in daily living* (CADL 2). Austin, TX: Pro-Ed.

Lomas, J., Pickard, L., Bester, S., Elbard, H., Finlayson, A., & Zoghaib, C. (1989). Communicative effectiveness index: Development and psychometric evaluation of a functional communication measure for adult aphasia. *Journal of Speech and Hearing Disorders, 54,* 113-124.

Lubinski, R., Golper, L. C., & Frattali, C. (1994). Professional issues: From roots to reality. In R. Lubinski & C. M. Frattali (Eds.), *Professional issues in speech-language pathology and audiology* (3rd ed.) (pp. 3-45). San Diego, CA: Singular Thomson Learning.

McReynolds, L.V., & Kearns, K. P. (1983). *Single subject experimental designs in communicative disorders*. Baltimore: University Park Press.

Mullen, R. (2004). Evidence for whom? ASHA's National Outcomes Measurement System. *Journal of Communication Disorders, 37*, 413-417.

Oxford Center for Eridence-based Medicine (2001). *Oxford center for evidence-based medicine-levels of evidence*. Retrieved March 27, 2013, from http://www.cebm.net/index.aspx?0=1025

Payne, J. (1994). *Communication profile: A functional skills Survey*. san Antonio, TX: Communication Skill Builders.

Pinsky, L. E., & Deyo, R. A. (2000). Clinical guidelines: A strategy for translating evidence into practice. In J. P. Geyman (Ed.), *Evidence-based clinical practice, concept and approaches* (pp. 119-123). Boston: Butterworth-Heinemann.

Porch, B. (1971). *Porch index of communicative ability* (PICA). Palo Alto, CA: Consulting Psychologists Press.

Rainforth, B., York, J., & MacDonald, C. (1992). *Collaborative teams for students with severe disabilities*. Baltimore: Paul Brookes.

Robey, R., & Dalebout, S. (1998). A tutorial on conducting meta-analyses of clinical outcome research. *Journal of Speech Language and Hearing Research, 41*(6), 1227-1237.

Sackett, D. L., Rosenberg, W. M. C., Gray, J. A. M., Haynes, B. R., & Richardson, W. S. (1996). Evidence-based medicine: What it is and what it isn't. *British Medical Journal, 312*, 71-72.

Sarno, M. (1969). *Functional communication profile: Manual of direction*. New York: Institute of Rehabilitation Medicine.

U.S. Prevention Services Task Force (1996). *Guide to clinical prevention services* (2nd ed.). Baltimore: Williams & Wilkins.

World Health Organization (1980). *International classification of impairment, disabilities, and handicaps*. Geneva: Author.

附錄 1　三十八個聽知覺言語特徵向度評估表

姓名：＿＿＿＿＿＿＿　評估者：＿＿＿＿＿＿＿　日期：＿＿＿＿＿＿＿

　　請根據各項語音特徵，用數字評估其嚴重度，數字愈大代表該特徵愈明顯、愈嚴重，若正常則不畫記。

	聽知覺言語特徵	特徵描述	1	2	3	4	5	6	7
1	音高（pitch level）	嗓音不合其年齡或性別，太高或太低。							
2	破音（pitch break）	音高突然出現無預期的驟然升降。							
3	音調無起伏（mono-pitch）	音調單調，無一般語調型的抑揚頓挫。							
4	音聲顫抖（voice tremor）	嗓音抖動，如顫抖狀。							
5	音量單調（monoloudness）	缺乏一般說話音量的大小變化。							
6	音量變化過大（excess loudness variation）	音量突然出現無預期的變化，忽大忽小。							
7	音量逐漸變小（loudness decay）	聲音逐漸變小聲。							
8	音量時變（alternating loudness）	音量似有規律性地時大時小。							
9	整體音量（loudness level, overall）	音量太大或太小。							
10	刺耳粗澀聲（harsh voice）	聲音粗啞、乾澀。							
11	沙啞聲（hoarse voice, wet）	濕的聲音沙啞，如有黏液哽在喉頭的聲音。							
12	持續氣息聲（breathy voice, continuous）	持續的衰弱、細微的氣息聲。							

	聽知覺言語特徵	特徵描述	1	2	3	4	5	6	7
13	間歇性氣息聲（breathy voice, transient）	氣息聲為間斷式，時有時無。							
14	嗓音緊困（strained-strangle-voice）	聲音聽起來很緊，像是很用力地由狹窄的喉頭擠出似的。							
15	聲音停頓（voice stoppage）	聲音突然停頓，如遇到阻塞似的。							
16	鼻音過重（hypernasality）	鼻腔過度地加入共鳴；應無鼻音的語音卻出現鼻音成分。							
17	鼻音過少（hyponasality）	聲音中鼻音成分過少；應有鼻音的語音卻缺乏鼻音。							
18	鼻漏氣（nasal emission）	氣流由鼻腔噴溢而出。							
19	用力的吸氣與呼氣（forced inspiration-expiration）	過度的吸換氣，話語被用力的吸氣與呼氣動作所打斷、干擾。							
20	明顯的吸氣聲（audible inspiration）	語音中混有明顯的吸氣的氣息聲。							
21	呼氣末喉音（grunt at the end of expiration）	呼氣末尾帶有低沉的喉音。							
22	說話速率（rate）	整體說話速率有問題，不是太快就是太慢。							
23	片段狀語句（short phrases）	說話者因需換氣之故，導致說話詞語過短，呈片段狀。							
24	片段性速率過快（increase of rate in segments）	連續話語中某一片段速率過快。							
25	整體速率過快（increase of rate overall）	整體話語由開始到結束的速度愈來愈快。							
26	重音減少（reduced stress）	缺少適當的重音或語音的強調。							

	聽知覺言語特徵	特徵描述	1	2	3	4	5	6	7
27	說話速率變異（variable rate）	說話速率忽快忽慢，很不規則。							
28	停頓過長（prolonged intervals）	於詞間或音節間有不正常的停頓。							
29	不當沉默（inappropriate silences）	話語有突然不當的停止。							
30	語音過急短促（short rushes of speech）	詞語中常帶有停頓，詞語短促。							
31	重音過度無對比（excess and equal stress）	在不需重音時卻出現重音。							
32	音素延長（prolonged phonemes）	出現音素拖長。							
33	音素重複（repeated phonemes）	出現音素重疊。							
34	子音不準（imprecise consonants）	子音模糊、扭曲或缺乏準度。							
35	無規則性構音瓦解（irregular articulatory breakdown）	間歇性無系統的構音突然失去準度。							
36	母音扭曲（distorted vowels）	母音音段語音扭曲。							
37	語音清晰度（overall intelligibility）	整體話語可讓人理解的程度。							
38	怪異性（bizarreness, overall）	整體聽起來有非比尋常、怪異的特質，但此特質卻與其內容無關。							

總計（將以上小項的分數加起來，並除以項數求各項平均數和總平均）

1～3 噪音音高（3）	4～9 噪音音量（6）	10～15 噪音音質（6）	16～18 共鳴（3）	19～21 呼吸（3）	22～33 語調節律（12）	34～36 構音（3）	總平均（7）

整體總評：

附錄 2-1　口腔構音結構檢查表

姓　名：＿＿＿＿＿＿＿　年齡：＿＿＿＿＿＿　日期：＿年＿月＿日

紀錄者：＿＿＿＿＿＿＿

（一）結構部位檢查

部位	狀態	項目	正常（打✔）	異常情況（左、右側）	備註
唇	靜止	外觀（色澤、緊閉性、對稱性）			
	動作	突出（對稱性）			
		雙側回縮（展唇微笑狀）			
		圓唇、展唇交替動作			
	力道	發「ㄆㄚ」時雙唇的緊閉度			
舌	靜止	外觀（有無萎縮、肌束抽動）			
		對稱性			
	動作	伸出嘴外（直伸能力、對稱性）			
		伸出嘴外並左右搖擺			
		舌尖抬起（下頜需往下）			
		反覆伸出、縮回			
		舌尖置於牙齦反覆上下			
		彈拍舌葉（或發出/la, la.../聲）			
		舌根反覆抬起（發出/ka, ka.../聲）			
		捲舌（舌前翹抬上捲接近上顎）			
	力道	伸舌抵擋外界阻止伸舌的抗力			
		當舌在口內抵頰時，抵擋外界推回的抗力			

部位	狀態	項目	正常（打✔）	異常情況（左、右側）	備註
軟顎	靜止	對稱性			
		位置高低			
	動作	發「ㄚ」時的提起			
		重複發「ㄚ」時的提起			
下顎	靜止	位置高低			
		對稱性			
	動作	左右側推			
		重複開合（觀察最大下張幅度）			
	力道	當上下齒咬合時，抗拒被扳開的力量			
		當張嘴時，抗拒下顎被合上的力量			
		當閉嘴時，抗拒下顎被扳開的力量			
牙齒	缺齒	__顆，位置在上齒列：左__，右__；下齒列：左__，右__			
	咬合	□第一型（正常）　□第二型（上齒凸，暴牙） □第三型（下齒凸，戽斗）			
其他異常：					

（二）言語相關功能評估（呼吸、發聲、共鳴、口腔輪替運動）

1. 口內壓測量：至少有＿＿＿＿＿＿公分水柱高的壓力（吸管放置於水平面以下至少有幾公分，此時吹氣入吸管中有明顯氣泡產生）。

2. 最長發聲時長：

   母音ㄚ：＿＿＿＿＿＿秒，一：＿＿＿＿＿＿秒，ㄨ：＿＿＿＿＿＿秒

   （常模：成人最少十五秒，大於四歲的小孩最少七至十秒）

3. 嗓音音質：□正常　　　□沙啞粗糙　□氣息聲　　□音高過高
   　　　　　　　□音高過低　□音量過小　□音量過大

4. 鼻音過重程度：□無　□輕微鼻音　□中度鼻音　□重度鼻音

5. 口腔輪替運動：

   a. AMR：ㄆㄚ、ㄆㄚ、ㄆㄚ……，重複十次的時間為＿＿＿＿＿＿秒
   （age 4-15 yr. 二至五秒）

   b. SMR：ㄆㄚ、ㄊㄚ、ㄎㄚ，重複十次的時間為＿＿＿＿＿＿秒（age 6-adult 四至十秒）

   c. 喉部 DDK：ㄚ、ㄚ、ㄚ……，重複十次的時間為＿＿＿＿＿＿秒

   輪替運動速率：□正常　□過慢　□不流暢

6. 多音節流暢度：ㄅㄚ、ㄅㄨ、ㄅㄧ、ㄒㄩ、ㄙㄨ（仿說，連續說出兩次）

   □正常　□過慢　□不流暢

整體印象／總評：

※備註：

- 事先準備器材：壓舌板、小手電筒、檢診手套、計時器、口壓測量水杯、紀錄表格。

- 每個動作測試時，主試者需先示範一次，可給予受測者一至二次的練習，再正式施測觀察。

附錄
2-2 口腔構音結構檢查表簡版

姓　名：＿＿＿＿＿＿　年齡：＿＿＿＿＿＿　日期：＿＿年＿月＿日
紀錄者：＿＿＿＿＿＿

部位	狀態	項目	正常（打✓）	左側異常（減弱）	右側異常（減弱）	備註
唇	靜止	外觀（色澤、緊閉性）				
		對稱性				
	動作	突出（對稱性）				
		單側回縮（展唇）				
		雙側回縮（展唇）				
		圓唇、展唇交替動作				
		抿嘴				
	力道	發「ㄆㄚ」時雙唇的緊閉度				
舌	靜止	外觀（有無萎縮、肌束抽動）				
		對稱性				
	動作	伸出嘴外（直伸能力、對稱性）				
		左、右側伸				
		伸出嘴外並左右搖擺				
		舌尖抬起（下頜需往下）				
		捲舌（舌前翹抬上捲接近上顎）				
		反覆伸出、縮回				
		舌尖碰觸上下牙齦（反覆上下）				
		拍彈舌葉（或發出如/la, la.../聲）				
		舌根反覆抬起（發出如/ka, ka.../聲）				
		兩構音部位輪替運動（發出/ta/、/ka/……聲）				

部位	狀態	項目	正常（打✓）	左側異常（減弱）	右側異常（減弱）	備註
舌	力道	伸舌抵擋外界推回的抗力				
		伸舌抵擋外界推舌側彎的抗力				
		舌在口內抵頰時，抵擋外界推動的抗力				
軟顎	靜止	對稱性				
		位置高低				
	動作	發「ㄚ」時的提起				
		重複發「ㄚ」時的提起				
		提起的對稱性				
下顎	靜止	位置高低				
		對稱性				
	動作	左右側推				
		重複開合（觀察最大下張幅度）				
	力道	當上下齒咬合時，抗拒被扳開的力量				
		當張嘴時，抗拒下顎被合上的力量				
		當閉嘴時，抗拒下顎被扳開的力量				
牙齒	缺齒	數量：＿顆，位置：＿＿＿				
	咬合	□第一型（正常）（開咬）　□第二型（上齒凸） □第三型（下齒凸）				
其他						
整體評論：						

附錄 3 華語單音節詞清晰度評估表

姓名：_____ 日期：_____ 清晰度分數：_____

	Y	一	ㄨ	ㄛ或ㄡ	ㄢ	ㄤ	ㄩ	ㄣ或ㄥ
ㄅ	爸	必	布	播	半	棒		
ㄆ	怕	譬	鋪	婆				
ㄉ	大	地	肚		蛋	盪		
ㄊ	踏	替	兔					
ㄍ	尬		故					
ㄎ	喀		褲		看	抗		
ㄐ		機					居	金
ㄑ		妻					區	裙
ㄗ	紮		租	揍				
ㄘ	擦		粗	湊				
ㄓ	扎		豬	周				
ㄔ	插		出	抽				
ㄙ	撒		酥	嗽				
ㄕ	殺		書	收	山	傷		
ㄒ		西					需	胸
ㄈ	法		服	佛	飯	放		
ㄏ	哈		虎	吼	漢	航		
ㄇ	罵	蜜	木					
ㄋ	那	溺	怒					
ㄌ	辣	梨					驢	
零聲母	阿	椅	五	藕	暗		與	

構音正確率：

_____ 個／78 ＝ _____ ，正確率：_____ ％

說明：

1. 適用對象為中重度吶吃者，過於輕度和極重度者較不適用。
2. 使用可包括七十八個華語單音節詞和十個句子（見附錄5）。單音節詞形成最小音素對比音對。
3. 涵蓋了十七組語音對比，即十一組聲母對比、五組韻母對比及一組聲調對比。
4. 可避免多音節詞的上下文脈絡的詞彙效果。
5. 除得到語音清晰度分數外，可瞭解各語音對比中構音缺陷所在，以作為進一步介入的基礎。

華語最小音素對比詞紀錄表

針對說話者產生的語音來判斷兩對比音是否可清楚地被正常聽者區分，若可以則得 1 分。

	語音對比	1	2	3	4	5	6	7	8	小計
C1	送氣／不送氣　塞音	怕爸	踏大	喀尬	譬必	替地	鋪布	兔肚	褲故	
C2	送氣／不送氣　塞擦音	擦紮	粗租	出豬	插扎	湊揍	抽周	妻雞		
C3	塞音三構音部位（雙唇／齒槽／軟顎）	怕踏喀	爸大尬	鋪兔褲	布肚故					
C4	擦音／塞擦音	撒紮	撒擦	酥粗	酥租	西妻	需區			
C5	捲舌／非捲舌音	扎紮	殺撒	書酥	收嗽	豬租	出粗	周鄒	抽湊	
C6	鼻音／塞音	罵爸	那大	木布	怒肚	蜜必	溺地			
C7	齒槽擦音／齒槽塞音	薩踏	訴兔							
C8	唇齒擦音／送氣唇塞音／軟顎摩擦音	法怕哈	父鋪護	佛吼婆						
C9	邊音／不送氣齒槽塞音	辣大	梨地							
C10	軟顎摩擦音／零聲母	哈阿	虎五	吼藕	漢暗					
V1	前／後　母音	必布	譬鋪	地肚	替兔					
V2	高／低　母音	必爸	譬怕	地大	替踏	布播	服佛			

380

	語音對比	1	2	3	4	5	6	7	8	小計
V3	圓唇／非圓唇　高母音	居機	區妻	需西	驢梨	與椅				
V4	齒槽鼻韻／非鼻韻	半爸	蛋大	軍居	金機	山殺	飯法	漢哈	暗阿	
V5	軟顎鼻韻／非鼻韻	棒爸	溫大	傷殺	放法	航哈				
總計										

對比正確組數：_____ 組／七十八組，正確率 = _____ ％

總評：

附錄 5 **語音清晰度評估句子材料**

A. 最小音素對比音構成語句（根據附錄 4 中的語音）

1. 他罵粗話撒野被揍。
2. 他害怕殘酷的暗殺。
3. 受傷的溺水虎怒吼。
4. 請替他把書放在肚子上。
5. 小周不客氣地踏過木棒。
6. 阿西喜歡和爸爸去盪鞦韆。
7. 今天法軍紮營在偏僻的地區。
8. 那山上有五隻大豬，七隻兔子。
9. 有機器的插頭在出租與販賣。
10. 咳嗽必須服梨子、蜂蜜與半顆蛋。

B. 華語子音測試語句材料

注音	語句	注音	語句
ㄅ	爸爸揹白背包。	ㄙ	三輛賽車塞車。
ㄆ	皮皮攀爬琵琶樹。	ㄗ	在早晨摘除雜草。
ㄇ	母貓咪喵喵叫。	ㄓ	找找桌子的蟑螂。
ㄈ	阿福發現防風林。	ㄔ	超人邊超車邊唱歌。
ㄊ	兔兔突然逃脫。	ㄕ	數學老師數石獅子。
ㄉ	弟弟吹笛得第一。	ㄘ	操場草皮粗粗的。
ㄋ	乳牛努力產牛奶。	ㄏ	要好好呵護和關懷。
ㄍ	高哥哥愛唱歌。	ㄖ	人用天然熱氣烤肉。
ㄎ	口渴喝可口可樂。	塞音群	皮皮看到溝通板。
ㄐ	姐姐藉機喝酒。	摩擦音群	雖然受傷，還是出席比賽。
ㄑ	琪琪去漆油漆。	塞擦音群	張姐照常走去採茶葉。
ㄒ	小萱喜歡穿新鞋。	鼻音群	軟毛黃貓咪你在哪裡呢？
ㄙ	撕破素色絲襪。		

最小音素對比雙音節詞語材料

以下雙音節音對可供最小音素對比清晰度評估之用。

1. 鋪子／簿子	26. 大怒／大陸	51. 豬頭／梳頭
2. 棒子／胖子	27. 農人／聾人	52. 廚子／卒子／竹子
3. 麵條／便條	28. 翻書／搬書	53. 鴿子／車子
4. 兔子／褲子	29. 守法／手把	54. 會走／會抖
5. 騙子／辮子	30. 會晤／廢物	55. 想像／獎項
6. 屏風／民風	31. 掃地／草地	56. 寵物／總務
7. 地主／替主	32. 草莓／倒楣	57. 插頭／殺頭
8. 排骨／白骨	33. 刷子／刮子	58. 骨頭／虎頭／鼠頭
9. 大吼／大狗	34. 錯誤／作物	59. 出走／出醜
10. 釦子／豆子	35. 閃亮／膽量	60. 出走／租走
11. 踏地／大地	36. 小三／小山	61. 新奇／心情
12. 大辣／辣辣	37. 西區／七區	62. 學務／覺悟
13. 木棒／布棒	38. 桌子／鍋子	63. 睡了／醉了
14. 客人／個人	39. 擦手／扎手	64. 心醉／心碎
15. 姑姑／哭哭	40. 梳子／珠子	65. 晚上／網上（往上）
16. 手套／手銬	41. 不幸／不敬	66. 陽台／楊桃
17. 打賭／打鼓	42. 犧牲／雞胗	67. 床上／船上
18. 看書／看豬	43. 茄子／鞋子	68. 驢子／梨子
19. 袋子／蓋子	44. 戲水／汽水	69. 地區／第七
20. 討厭／考驗	45. 小溪／小雞	70. 蜥蜴／習醫
21. 故事／護士	46. 學得／覺得	71. 醒來／信賴
22. 大戶／大父	47. 星星／晶晶	72. 消散／小三
23. 付錢／戶前	48. 新的／金的	73. 水餃／睡覺
24. 很熱／很樂	49. 天下／天價	
25. 暖暖／軟軟	50. 球友／酒友	

附錄 7 口腔動作活動

【舌頭運動】

1. 將壓舌板（或湯匙）立於口外（唇），令伸舌舔觸，連續做五次。

2. 置口腔海綿棒於上顎齒槽區令伸舌上抬，使用舌頭擠壓之，連續做五次。

3. 把嘴張開，重複把舌頭縮入、伸出口外（稍微即可），連續做五次。

4. 把嘴張開，把舌頭稍伸出口外，再往上翹，觸碰上唇（或上齒），連續做五次。

5. 舌尖伸出，向左右嘴角搖擺，連續做五次。

6. 舌頭在口內左右移動，推抵兩頰內側，左右各五次。

7. 用舌尖抵上、下唇，連續做五次。

8. 把嘴張開，重複把舌頭縮回（步驟 1）、放平（步驟 2）、再伸出口外（步驟 3），連續 1、2、3 步驟，做五次。

9. 舌頭在牙齒外側轉動做清潔牙齒狀。

10. 用舌頭拍打下齒槽，發出聲音（類似ㄌㄚ），連續做五次。

11. 舌上抬做馬蹄聲（或任何怪聲皆可），連續做五次。

12. 說：「阿—依、阿—依」五次，注意舌頭的動作要確實。

13. 說：「依—嗚、依—嗚」五次，注意舌頭的動作要確實。

14. 說：「依—阿—嗚、依—阿—嗚」五次，注意舌頭的動作要確實。

15. 變化：「依—阿—嗚」的順序與速度練習之。

【嘴唇運動】

1. 嘟起嘴唇做吹口哨狀說：「嗚」，連續做五次。

2. 拉開嘴唇說：「依」或是裝「微笑」，連續做五次。

3. 說：「伊—嗚—依—嗚—伊—嗚」，連續做五次，注意嘴唇的動作變

化。

4. 露出上下牙後、放鬆，並重複做五次。

5. 兩頰內縮，嘟嘴作聲。

6. 上下唇內縮後用力，發出：「吧」，並重複做五次。

7. 上下唇含住管狀物品，抵抗往外拉力。

8. 吸半吸管的水，以舌唇吸抵住使水不下掉。

【下顎運動】

1. 連續張嘴、閉嘴動作五次。

2. 上下牙相碰出聲，連續五次。

3. 咬住橫置的壓舌板（或湯匙）。

4. 嘴盡量張大，持續五秒鐘。

5. 盡量張開嘴後，嘟起嘴說：「啊—嗚—啊—嗚」。

6. 說：「啊—伊—啊—伊」。

7. 說：「啊—嗚—伊—啊—嗚—伊」。

8. 說：「ㄚ　ㄨㄟ　ㄚ　ㄨㄟ」。

9. 做大嘴嚼狀或嚼餅乾或口香糖。

【吹氣活動】

1. 連續做吹氣動作五次。

2. 連續做有聲吹氣動作，「呼—呼—呼」五次。

4. 用吸管吹水。

5. 置舌頭於上下齒之間慢慢吹氣。

6. 慢慢哈氣愈長愈好。

7. 鼓脹兩頰持續愈久愈好。

8. 鼓脹兩頰然後發出爆聲，如「怕」音。

9. 鼓脹起兩頰做漱口狀。

10. 吹哨子、吹鳥笛、吹泡泡、吹碎紙片、吹蠟燭等。

【連續口腔動作】

1. 說ㄆㄧ　ㄆㄚ　ㄆㄧ　ㄆㄚ連續五次。

2. 說ㄅㄧ　ㄅㄚ　ㄅㄧ　ㄅㄚ連續五次。

3. 說ㄊㄧ　ㄊㄚ　ㄊㄧ　ㄊㄚ連續五次。

4. 說ㄆㄚ　ㄆㄚ　ㄆㄚ連續五次。

5. 說ㄊㄚ　ㄊㄚ　ㄊㄚ連續五次。

6. 說ㄎㄚ　ㄎㄚ　ㄎㄚ連續五次。

7. 說ㄆㄚ　ㄊㄚ　ㄎㄚ連續五次。

8. 說ㄌㄚ　ㄌㄚ　ㄌㄚ連續五次。

9. 說ㄈㄚ　ㄈㄚ　ㄈㄚ連續五次。

10. 說ㄙ　ㄙ　ㄙ連續五次。

11. 說ㄚ　ㄧ　ㄨ連續五次。

12. 說ㄚ　ㄨ　ㄧ　ㄝ連續三次。

13. 說ㄅㄚ　ㄅㄨ　ㄅㄧ　ㄅㄝ連續三次。

14. 說ㄉㄚ　ㄉㄨ　ㄉㄧ　ㄉㄝ連續三次。

15. 說ㄅㄚ　ㄅㄧ　ㄅㄨ連續五次。

16. 說ㄆㄚ　ㄅㄧ　ㄎㄨ連續五次。

【口腔動作模仿】

1. 學親親嘴（嗯嘴）或假裝親一個孩子。

2. 假裝和人說再見「bye, bye」。

3. 假裝吃東西的動作。

4. 假裝抽菸動作。

5. 假裝刷牙（手握牙刷上下動，並露齒）。

6. 假裝漱口「ㄍㄡ　ㄍㄡ　ㄍㄡ、ㄆㄨㄧ」。

7. 假裝吹氣球。

8. 假裝咳嗽、清喉嚨、吐痰、吞口水。

9. 假裝做「安靜」不要說話的信號「ㄒㄩ、ㄒㄩ」（無聲）（舉食指至唇邊）。

10. 假裝打哈欠。

11. 假裝罵人（balabala……或類似生氣罵人聲皆可）。

12. 假裝哭（哭聲）。

13. 假裝如兔子的唇齒動作（上齒咬下唇）。

14. 假裝不小心吃到辣椒很嗆辣，舌頭上下左右伸展。

15. 假裝冷到牙齒打寒顫（上下牙齒相碰擊）。

【聲音動作模仿】

1. 學小狗叫「汪　汪　汪」。

2. 學鬧鐘響「嗶　嗶　嗶　嗶」。

3. 學鴨子叫「呱　呱　呱」。

4. 學小貓叫「喵　喵　喵」。

5. 學公雞叫「ㄍㄨ　ㄍㄨ　ㄍㄨ」。

6. 學火車聲「ㄑ　ㄑ　ㄑ」（無聲）。

7. 學小鳥叫「ㄗ　ㄗ　ㄗ或ㄐ　ㄐ　ㄐ」（無聲）。

8. 學小白兔的樣子上齒咬下唇發出聲音「ㄈ　ㄈ　ㄈ」（無聲）。

附錄 8 目標音語句完成測驗題項

　　事實上，除了從 1 數到 10 以外，還是有許多簡易的誘發問題可以來引發固定音素的產生。以下這些題目通常具固定答案，可用以檢測構音的準確和對語意的理解，刺激音節皆不超過十個音節。測試者應選擇適合個案認知程度的題目來施測。

ㄅ

- 通常家裡有媽媽和……（爸爸）
- 我們寫字要用……（筆）
- 中秋節吃……（月餅）
- 眼睛、鼻子和……（嘴巴）
- 小孩上學要揹……（書包）
- 剪刀、石頭、……（布）
- 天上的雲是什麼顏色？……（白色）
- 窗戶是用什麼做的？……（玻璃）
- 「聰明」的相反是……（笨）
- 他亂講話，黑……（白講）

ㄆ

- 「賺錢」的相反是……（賠錢）
- 兔子用跳的，烏龜用……（爬的）
- 買票坐車要……（排隊）
- 他走得很快，變成是用……（跑）的
- 每天要帶衛生紙和……（手帕）
- 吃香蕉之前要先剝……（皮）
- 老公和老……（婆）
- 他不小心把紙撕……（破）了
- 小朋友去上學說：老師好，……（小朋友好）

ㄇ

- 弟弟和……（妹妹）
- 爸爸和……（媽媽）
- 什麼雞會生蛋……（母雞）
- 「有」的相反是……（沒有）
- 「快」的相反是……（慢）
- 什麼動物喵喵叫……（貓）
- 冬天睡覺時要蓋……（棉被）
- 蜜蜂會製造蜂……（蜜）
- 飯是什麼煮成的……（米）
- 不能告訴別人，這是一個……（秘密）

- 自然就是……（美）
- 用鑰匙去開……（門）
- 蝴蝶的幼蟲是……（毛毛蟲）
- 很貴沒有打折我們不能……（買）

ㄈ

- 阿彌陀……（佛）
- 平安就是……（福）
- 恭喜……（發）財
- 肚子餓了要……（吃飯）
- 媽媽在廚房……（煮飯）
- 八月八日是……（父親節）
- 天上飛的交通工具是……（飛機）

- 人的呼吸器官是……（肺）
- 窗戶的形狀是長……（方）形的
- 他很胖，很想要減……（肥）
- 衣服破了用針和線可以……（縫）起來
- 「貧窮」的相反是……（富有）
- 除了鳥，還有什麼會在天空飛……
  （飛機、風箏）

ㄅ

- 慶祝生日吃……（蛋糕）
- 有禮貌要說：請、謝謝、……
  （對不起）
- 一年有哪四季？……
  （春、夏、秋、冬）
- 毛毛蟲長大變成……（蝴蝶）

- 「小」的相反是……（大）
- 「長」的相反是……（短）
- 用……（電腦）上網查資料
- 房間很暗要開……（電燈）
- 他吃了熊心豹子……（膽）
- 他喜歡喝紫菜……（蛋花）湯

ㄊ

- 用……（鐵鎚）釘釘子
- 元宵節吃……（湯圓）
- 颱風出現在何季節……（夏天）
- 星星、月亮、……（太陽）
- 經過火車平交道時要……
  （停、看、聽）

- 農夫在哪裡工作……（田裡）
- 醜小鴨長大變成……（天鵝）
- 帽子戴在……（頭上）
- 心有靈犀一點……（通）
- 他是……（跆）拳道的黑帶高手

- 烏龜和⋯⋯（兔子）賽跑
- 馬路很不平凹凹⋯⋯（凸凸）的

ㄋ

- 男生和⋯⋯（女生）
- 誰在田裡種田？⋯⋯（農夫）
- 爺爺和⋯⋯（奶奶）
- 情緒有喜⋯⋯（怒）哀樂
- 早餐吃麵包，喝⋯⋯（牛奶）
- 天下無⋯⋯（難事），只怕有心人
- 恭喜發財，⋯⋯（紅包拿來）
- 他會扭來⋯⋯（扭去）地跳舞
- 「容易」的相反是⋯⋯（難）
- 一年過去了又是新的一⋯⋯（年）
- 什麼動物在天上飛？⋯⋯（鳥）

ㄌ

- 帥哥和⋯⋯（辣妹）
- 「悲傷」的相反是⋯⋯（快樂）
- 過去、現在和⋯⋯（未來）
- 兔子愛吃紅⋯⋯（蘿蔔）
- 窗戶是用什麼做的？⋯⋯（玻璃）
- 公園裡有翹翹板和⋯⋯（溜滑梯）
- 「年輕」的相反是⋯⋯（年老）
- 今天高速公⋯⋯（路）塞車
- 「懶惰」的相反是⋯⋯（勤勞）
- 郵差在門口一直按門⋯⋯（鈴）

ㄍ

- 阿媽和⋯⋯（阿公）
- 「很矮」的相反是很⋯⋯（高）
- 王子和⋯⋯（公主）
- 兄弟是指弟弟和⋯⋯（哥哥）
- 早晨咕咕叫的是⋯⋯（公雞）
- 兔子和誰賽跑⋯⋯（烏龜）
- 慶祝生日要吃生日⋯⋯（蛋糕）
- 什麼動物汪汪叫⋯⋯（狗）
- 敲鑼打⋯⋯（鼓）
- 早上升旗唱什麼歌？⋯⋯（國歌）

ㄎ

- 用鑰匙⋯⋯（開門）
- 「笑」的相反是⋯⋯（哭）
- 青蛙的幼蟲是⋯⋯（蝌蚪）
- 「悲傷」的相反是⋯⋯（快樂）
- 母親節要送媽媽什麼花？⋯⋯
  （康乃馨）
- 他每天都要喝摩卡⋯⋯（咖啡）
- 「甜」的相反是⋯⋯（苦）

- 「關門」的相反是……（開門）
- 「失敗」的相反是……（成功）

ㄏ

- 醫院裡有醫生和……（護士）
- 口渴了要……（喝水）
- 毛毛蟲長大變成……（蝴蝶）
- 會發光的蟲是……（螢火蟲）
- 恭喜發財……（紅包拿來）

ㄐ

- 是真的還是……（假的）
- 誰抓小偷……（警察）
- 弓和……（箭）
- 近視眼要帶……（眼鏡）
- 「新」的相反是……（舊）

ㄑ

- 有禮貌要說：請、謝謝、對不……
  （起）
- 一年有哪四季？春、夏……（秋、冬）
- 騎乘機車要戴安……（全帽）
- 八月八日是……（父親節）
- 我們要注意交通安……（全）
- 「重」的相反是……（輕）

ㄒ

- 王子英俊……（瀟灑）

- 嬰兒很吵大聲在……（哭）

- 鯨魚住在……（海裡）
- 「白天」的相反是……（黑夜）
- 「討厭」的相反是……（喜歡）
- 「愛」的相反是……（恨）
- 小……（猴子）吃香蕉

- 先有蛋還是先有……（雞）
- 媽媽的兄弟叫做……（舅舅）
- 老鷹捉小……（雞）
- 小朋友喜歡玩玩……（具）
- 他去郵局……（寄）信

- 火氣大，臉上會長……（青春）痘
- 再見，希望我們後會有……（期）
- 打折大特價，百貨公司有週年……
  （慶）
- 拜託，我要……（求求）你
- 你喜歡跑步還是打……（球）？

- 老師和……（學生）

- 白雪公主和七個……（小矮人）
- 襪子和……（鞋子）
- 縫衣服要用針和……（線）
- 什麼時候發紅包……（新年）
- 颱風出現在何季節……（夏天）

- 有長鼻子的動物是……（大象）
- 「討厭」的相反是……（喜歡）
- 紅燈停，綠燈……（行）
- 飯後一根菸，快樂似……（神仙）

ㄓ

- 媽媽在……（廚房）煮飯
- 會結網的……（蜘蛛）
- 貓有……（爪子）會抓傷人
- 椅子和……（桌子）
- 「輕」的相反是……（重）
- 最懶惰的動物是……（豬）

- 他是什麼頭？……（豬頭）
- 她擦口紅在……（化妝）
- 他寫字要一枝筆和一張……（紙）
- 他小孩要去上幼……（稚）園
- 這裡大象有幾……（隻）
- 船到橋頭自然……（直）

ㄔ

- 吃牛排要用刀子和……（叉子）
- 肚子餓了要……（吃飯）
- 大馬路上有很多……（車子）
- 一年的四季是……（春、夏、秋、冬）
- 會發光的蟲是……（螢火蟲）
- 「漂亮」的相反是……（醜）

- 「失敗」的相反是……（成功）
- 「香」的相反是……（臭）
- 馬路上最大台的是……（公車）
- 「回來」的相反是……（出去）
- 他不告而別，離家……（出走）
- 禮義廉……（恥）

ㄕ

- 開門用……（鑰匙）
- 口渴了要……（喝水）
- 飯前洗手，飯後……（漱口）
- 生病要看……（醫生）
- 花、草、……（樹木）

- 上學要揹……（書包）
- 上午、下午、……（晚上）
- 什麼大魚會吃人……（鯊魚）
- 「胖」的相反是……（瘦）
- 一分耕耘，一分……（收穫）

ㄖ

- 白雪公主和七個……（小矮人）
- 二十四孝有一個孔融……（讓）梨
- 牛排是什麼做的？……（牛肉）
- 「冷」的相反是……（熱）

- 夏天天氣很……（熱）
- 「硬」的相反是……（軟）
- 吃素的人不吃……（肉）
- 忠孝……（仁）愛信義和平

ㄗ

- 端午節吃……（粽子）
- 眼睛、鼻子和……（嘴巴）
- 「站起來」的相反是……（坐下去）
- 他在浴室裡洗……（澡）
- 不要跑，慢慢……（走）
- 巨峰葡萄是……（紫色）的

- 她自己自做……（自）受
- 「乾淨」的相反是……（髒）
- 他的手很……（髒），要洗乾淨
- 「反對」的相反是……（贊成）
- 「減少」的相反是……（增加）
- 道別時要說……（再見）

ㄘ

- 「對」的相反是……（錯）
- 色彩鮮豔，這是一張……（彩色）
  照片
- 牛、羊吃……（草）
- 「笨」的相反是……（聰明）

- 草發霉猜一種水果……（草莓）
- 學生在……（操場上）舉行升旗典禮
- 小朋友喜歡玩捉迷……（藏）
- 上洗手間就是去上……（廁所）
- 吃魚要小心……（魚刺）多

ㄙ

- 下雨時要撐……（雨傘）
- 通常我們去哪裡小便……（廁所）
- 「多」的相反是……（少）
- 「放大」的相反是……（縮小）
- 檸檬的味道是……（酸的）

- 樹上有……（松）鼠跑來跑去
- 掃地要用……（掃把）
- 這照片不是黑白的，是……（彩色）的
- 烏龜和兔子……（賽跑）

ㄩ

- 中秋節吃……（月餅）
- 月亮是什麼形狀……（圓形）
- 晚上天上的……（月亮）圓又圓
- 鳥在天上飛，什麼在水裡游？……
  （魚）

- 鳥的翅膀上有……（羽毛）
- 天上有藍天和白……（雲）
- 壞人被關到監……（獄）裡

附錄 9　短文練習材料

北風與太陽

　　有一天，北風和太陽爭吵著誰比較厲害，他們都認為自己才是最強的。這時候，正好有一個穿著大衣的路人經過。於是，他們決定比賽，看是誰能夠讓路人脫掉大衣的就是贏家。首先北風用力地吹，但它吹得愈用力，路人反而愈抓緊衣服，北風只好放棄。這次輪到太陽猛力地曬，路人很怕熱，很快地就把衣服脫掉了。最後，北風終於承認太陽是比較厲害的。（142 個音節，語音平衡短文）

琪琪的腳踏車

　　琪琪有台小腳踏車，這台車是她 4 歲時的生日禮物。一開始，她很喜歡騎，但她很怕跌倒，騎上後一直往後看，就怕輔助輪會歪掉，會跌下來。她練習幾次後，就不想騎了。過了好幾年，那腳踏車就一直放在牆壁旁邊，沾滿了灰塵。最近，媽媽想要多運動，新買了一台折疊式腳踏車。琪琪卻和媽媽搶著騎。琪琪在空地練習了三次，居然就學會騎了。現在，她們各自擁有一台小折，一台白色，一台紅色。並且常到郊外去騎車。你會騎車嗎？也像她們一樣愛騎車嗎？（180 個音節，語音平衡短文）

慢跑

　　上個週日，爸爸陪媽媽出去慢跑，他們繞著整個公園，跑了四圈之後，不知怎麼就突然刮起風，接著閃電打雷，隨後就下起傾盆大雨，他們趕快跑到涼亭躲雨。可惜的是，媽媽的名牌跑鞋泡湯了。媽媽低頭看著她的白鞋子，沾滿泥土，十分捨不得，苦著臉快哭出來。爸爸說：「好了啦，我們來比賽，看誰可以把自己的鞋子弄得最髒？輸的人就要幫贏的人洗鞋

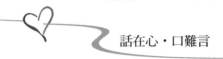

子。」結果最後回來的是兩個泥巴人。（152 個音節，語音平衡短文）

是誰敲門？

我聽到有人敲門，懶懶地說了一聲：「請進來。」門開了，我看見一個年輕人瘦長的身體，明亮的眼睛，還有一張誠懇的臉，看他臉上的表情以及嚴肅的態度，真像有什麼事情要我幫忙。（71 個音節，語音平衡短文）

爸爸的白皮包

上個禮拜天，媽媽陪爸爸慢跑，突然下起大雨，趕快跑到旁邊躲雨。可惜的是，爸爸的白皮包泡湯了。爸爸抱著那白皮包，十分不捨，苦著臉快哭出來。回家後，爸爸帶八隻白鴿到普布飛島，參加賽鴿比賽，他想帶撲克牌到島上，他把撲克牌放進白皮包。登機前，媽媽把別針別在白皮包上，這特別的別針上印有趴趴熊，有八隻趴趴熊排成一排，真是特別可愛。賽鴿比賽開始，颳起大風，白鴿像是風箏似地飛起，一群白鴿飛在天空盤旋。爸爸皮包的別針在陽光下發著光芒，突然有東西從天空掉下，爸爸低頭看，白皮包上有團乳白色的鴿糞，啊！一切都太慢了。（247 個音節，多唇塞音短文）

遛狗

隔壁住著一位獨居的婆婆，他的兒子怕她會太無聊，就找了一隻可愛的小狗來陪她。牠是一隻白色的拉不拉多。起初這隻小狗乖乖的，不會吵，很少叫。婆婆對待牠就如自己的小孩，日日牽著牠出去遛狗。過了幾個月後，這隻拉不拉多愈吃愈多，也愈「拉」愈多，力氣也愈來愈大。被狗拖著走的婆婆說：「唉呀，不知是狗來遛我，還是我來遛狗？」（131 個音節，無鼻音短文）

喵喵

喵喵是隻胖胖的美國短毛貓，牠很喜歡主人幫牠梳毛和按摩。每當主

人拿起黃色毛梳，說：「喵喵梳梳毛。」喵喵就會趕緊跳到餐桌上，乖乖躺倒下來，同時喉嚨發出呼嚕呼嚕的聲音，好像在說：「主人，來吧！快來梳毛吧！」一副很享受的模樣。（93 個音節，多鼻音短文）

中秋

黃金月，月金黃。

流水倒映，黃月金。

中秋月餅，談笑配滋味。

似水年華，青春華年流水逝。

忙忙碌碌，芸芸人海中的庸庸碌碌。

噗通噗通，換來的只是海海人生一場空。

水中撈月去，雲淡風才輕，過眼雲煙瞬間逝。

煙消雲散眼前過，原來不過是一盞明月一陣煙。

親愛的，小心肉別烤焦了。（110 個音節，語音平衡短文）

附錄 10 共鳴異常評估語句材料

　　評估共鳴異常的鼻音過重可用 A 部分的句子，評估共鳴異常的鼻音過少可用 B 部分的句子。A 部分的句子由口壓較大的子音音節所組成，B 部分的句子則多由具鼻音的音節所組成。

A. 評估鼻音過重的檢驗句

1. 爸爸揹包包。
2. 爸爸抱寶寶。
3. 胖弟跑不動。
4. 把他揹起來。
5. 小狗吃骨頭。
6. 立刻去洗澡。
7. 阿婆說不要。
8. 巧克力汽水。
9. 不要嘻嘻哈哈。
10. 爸爸頭髮好翹。
11. 車票在口袋裡。
12. 砰！氣球破掉了。
13. 臭小狗跑來跑去。
14. 哥哥陪他拍皮球。
15. 舉起手來拍一拍。
16. 河裡有隻大白鵝。
17. 弟弟哭了大聲叫。
18. 司機叫他快下車。
19. 這絕不是他的錯。
20. 他不陪小狗去跑步
21. 姐姐吹了好多氣球。
22. 他趴在地板寫作業。
23. 這日製的手機壞掉了。
24. 早上做體操、跑跑步。
25. 為大家帶來這首歌曲。
26. 這故事的開始就是結束。
27. 他要加入這刺激的遊戲。
28. 不知道他就是代課老師。
29. 他得到最大的禮物是一部跑車。
30. 他爸爸不知道還跑出去找他回來。

B. 評估鼻音過少的檢驗句

1. 你看瞇瞇眼。
2. 貓咪喵喵叫。
3. 媽咪沒慢跑。
4. 新年新願望。
5. 牛奶瓶燙燙。
6. 妙妙被燙傷。
7. 女生和男生。
8. 冰棒甜蜜蜜。
9. 蜂蜜口香糖。
10. 那熊熊愛蜂蜜。
11. 甜蜜蜜的笑容。
12. 上學穿運動鞋。
13. 你臉上黏黏的。
14. 米田共很難聞。
15. 貓咪喵喵想吃米。

16. 人民和公民等同。
17. 妹妹買龍貓風箏。
18. 天上星星亮晶晶。
19. 女生通常想整型。
20. 蜜蜂嗡嗡忙採蜜。
21. 想點蜂蜜檸檬紅茶。
22. 蜜糖蛋麵黏成一團。
23. 奶奶是媽媽的母親（媽媽）。
24. 泥娃娃很想念媽媽。
25. 奶粉和鮮奶哪種好？
26. 想送你們買電腦的錢。
27. 波霸奶茶加蜂蜜和奶精。
28. 剛剛那邊有農人撞傷貓咪。
29. 每天上班常看見你媽媽很忙。
30. 你想聞香噴噴的牛奶麵包嗎？

附錄 11 華語逐增加長度語句材料

　　以下各條項中的語句在各種音節長度時皆有其意義。練習或測試時可以逐漸增加音節數目的方式，要求個案仿說，以評估個案的語句長度效果，仔細觀察個案是否隨著語句長度增加，語音錯誤增多，可用於言語失用症的言語評估和訓練。

　　例如：「學校好大間」為：學　學校　學校好　學校好大　學校好大間；「學說話好快樂」為：學　學說　學說話　學說話好　學說話好快　學說話好快樂。

【四音節】

1. 爸爸慢（快）跑。
2. 麵包好吃。
3. 胃口大開。
4. 體育館大。
5. 修理門窗。
6. 數一數二。
7. 大便當飯。
8. 小便當菜。
9. 他煩死人。
10. 肌肉強壯。

【五音節】

11. 媽媽揹背包。
12. 妹妹好大聲。
13. 弟弟好小氣。
14. 弟弟說話吵。

15. 台灣大哥大。
16. 我在家理髮。
17. 別怕人來看。
18. 別開口說話。
19. 白色窗簾布。
20. 紫色毛巾被。
21. 新生代言人。
22. 天氣熱（冷）死人。
23. 嬰兒照相館。
24. 有火雞肉飯。
25. 學士服裝秀。
26. 掃地工具箱。
27. 獅子大吼叫。
28. 計算機器人。
29. 黑豆花好吃。
30. 學校好大間。
31. 爸爸爬山梯。

32. 好奸詐的人。

33. 兔子穿褲子。

34. 北極星座圖。

35. 他會變魔術。

36. 蛋炒九層塔。

37. 那就別混搭。

38. 你別放狗屁。

【六音節】

39. 到海邊玩水去。

40. 哥哥說話好棒。

41. 好吃的麵包店。

42. 星期天熱死人。

43. 壞心腸的熊貓。

44. 洗衣服的人們。

45. 消防員好快速。

46. 基督教的書局。

47. 朋友來玩水球。

48. 我家離法（理髮）院近。

49. 學說話好快樂。

50. 白色書皮的書。

51. 那麵包好好吃。

52. 大黃狗看家門。

53. 擦油漆工作苦。

54. 黃金魚蛋包飯。

55. 開心的手術房。

56. 借我車票看看。

57. 那叫黃石公園。

58. 你別裝糊塗蛋。

59. 獅子會跳火圈。

【七音節以上】

60. 台北市花園廣場。

61. 彩色機器人大賽。

62. 我來教你跳水舞。

63. 賣麵包的電影院。

64. 茶花女的心情好。

65. 皮卡丘跑馬拉松。

66. 一起去玩火箭隊。

67. 天花板上的貓咪叫。

68. 跳舞的貓咪喵喵叫。

69. 硬梆梆的頭盔帽子。

70. 他叫班代表來唱歌。

71. 他去開房間的電風扇。

72. 我拿書包來給他弟弟。

73. 不（要）去游泳池游泳。

74. 媽媽揹背包來買飯包。

附錄 12 台語逐增加長度語句材料

　　以下各項中的台語語句在各種音節長度時皆有其意義。練習或測試時可以用逐漸增加音節數目的方式，以仿說方式進行。因限於台語文字書寫的限制，有些項目請將語句文意轉成台語來念。

【三音節】

1. 巴豆夭（肚子餓）。
2. 加減做。
3. 敢有影？
4. 你好嗎？
5. 吃飽未？
6. di 得位（在哪裡）？
7. 未夭緊。
8. 倒退嚕。
9. 感謝你。
10. 好野人。
11. 真歹勢。
12. 真古椎。
13. 真熱鬧。
14. 古早時。
15. 洗手面（衫褲）。
16. 飲落去。
17. 安怎講？
18. 免攔講。
19. 夭壽死。
20. 雨來天。

21. 真難看。
22. 飼料米。
23. 臭彈仙。
24. 瀑踢面。
25. 笑死人。
26. 趴趴走。
27. 七逃人。
28. 沒面子。
29. 有（無）行（去、來）過。
30. 火氣大。
31. 有飲未。
32. 哇未醉（我沒醉）。

【四音節】

33. 鹹菜頭湯。
34. 你免得急。
35. 你免得驚。
36. 你敢 vei di（你敢要嗎？）
37. 你麥 tsa 伊（別理他）。
38. 哇唔巴你（伊、去、來、吃）。

39. 敢無雨來？

40. 你有閒無？

41. 鬼勒剛前（幾天前）。

42. 排骨湯麵。

43. 要來看你。

44. 蘆筍汁湯。

45. 這無嘆錢。

46. 西北雨來。

47. 這雨來天。

48. 賭博債多。

49. 麥擱博（來、去、買）囉！

50. 兄弟人多。

51. 姐妹情深。

52. 拜天公祖。

53. 免討債錢。

54. 伊真艱苦。

55. 緊去找伊。

56. 無要緊啦。

57. 有蜘蛛絲。

58. 毋湯擱去。

59. 這風颱天。

60. 這要看你。

61. 真難做人。

62. 哇打拚做。

63. 敢 e hiau（會）做？

64. 咬牙齒筋。

65. 你看到無？

66. 了錢賣你。

【五音節】

67. 哇 vei（要）去（我要去）找你。

68. lan（咱）免等待伊。

69. 毋湯倒退嚕。

70. 你免擱惋嘆。

71. 這無啥好講？

72. 這乎伊（你）去講。

73. 電視機壞去。

74. 趕緊來看戲。

75. 作陣去跳舞（看戲、做工、打拚、吃飯、買衫、賣鞋、讀書、算帳）。

76. 你有去看無？

77. 有鬼領衫褲（有幾件衣褲）？

78. 辦桌請人客。

79. 一個好人客（所在）。

80. vei（要）煮菜心湯。

81. 我來教你用（寫、剝、看……等）。

82. 行（寫、畫、念、飲、看）到何位去？

83. 三點半鐘久。

84. 毋湯擱賭博。

85. 伊來洗頭毛（殼、身軀）。

86. 看門狗仔吠。

87. 免 dei 來 dei 去（跟來跟去）。

403

88. 加減賣賣咧。

89. 洗衣機好用。

90. 免驚（叫）人來看。

91. 大扁食湯麵。

92. 有拜有保庇。

93. 咱得作罟頭。

【六音節】

94. 趕緊去換衫褲。

95. 哇 e 去找頭路。

96. 乎你（伊）去交人講。

97. 你要買啥咪悶？

98. 有啥咪好康 e？

99. 這有風景好看。

100. 你免帶們 gian（禮物）來。

101. 這俗胖（土司）好吃。

102. 伊敢有影有來。

103. 這水餃湯酸酸。

104. 水餃皮碇叩叩。

105. 熄電眠無電火。

106. 生意唔（無）好做。

107. 這狗（貓）會抓貓鼠。

108. 舅公祖來看戲。

109. 這無啥咪物件。

110. 我夾（這）有塞ㄅㄧㄚ（私房）
　　　錢。

111. 你底時 vei（要）過（嫁）去？

【七音節以上】

112. 伊去找到頭路啊。

113. 真久無看到你子囉。

114. 我知影伊 e 厝邊頭尾。

115. 我要去買菜頭粿。

116. 伊等無人來 biam（打）掃。

117. 先生娘 e 嘴齒痛。

118. 龍眼乾湯真好飲。

119. 免怨嘆天公無保庇。

120. 這（哪）有啥咪好講（看、
　　　吃、買）e。

長短句組合語句材料

　　以下句子由複雜語音或重複語音所組成，可用以測試構音或言語失用症。運用仿說的方式，檢驗短句和長句語誤的不一致程度，若說長句時的語誤比短句的語誤愈多，則言語失用症的程度愈嚴重。

1. 琪琪騎馬。
2. 白琪琪騎白馬。
3. 白琪琪騎白馬上街去。

4. 媽媽揹寶貝。
5. 媽媽揹寶貝出去玩。
6. 爸爸和媽媽揹寶貝出去玩。

7. 妹妹揹背包。
8. 妹妹揹背包拿皮包。
9. 妹妹揹背包拿皮包吃飯包。

10. 滴答響。
11. 弟弟的時鐘滴答響。
12. 弟弟的時鐘滴答響不停。

13. 考試。
14. 參加考試。
15. 她明天要去參加考試。

16. 放屁。
17. 放狗屁。
18. 叫他別放狗屁。

19. 花香。
20. 茉莉花香。
21. 這茉莉花香氣撲鼻。

22. 木乃伊。
23. 木乃伊特展。
24. 你要不要去看木乃伊特展？

25. 防腐劑。
26. 黃色泡麵有防腐劑。
27. 他發現黃色泡麵有防腐劑。

28. 氣球飛。
29. 氣球飛上天。
30. 熱氣球飛上天空。

31. 咖啡杯。

32. 青色咖啡杯。

33. 他特別喜歡青色咖啡杯。

34. 消防員。

35. 消防員爬樓梯。

36. 消防員爬上樓梯去救人。

37. 橘色果凍。

38. 橘色果凍很難吃。

39. 這橘色香瓜果凍很難吃。

40. 不如不要。

41. 亂寫不如不要寫。

42. 如果亂寫就不如不要寫。

43. 舅公喝酒。

44. 很久沒和舅公喝酒。

45. 他很久沒和舅公一起喝啤酒。

46. 救護車。

47. 救護車警鈴。

48. 救護車警鈴大聲響著。

49. 下雨。

50. 下大雷雨。

51. 現在正在下著大雷雨。

52. 刮風下雪。

53. 不怕刮風下雪。

54. 他不怕刮風下雪的天氣。

55. 空氣清新。

56. 山上空氣真清新。

57. 呼吸清新的山上空氣。

58. 飛機墜落。

59. 飛機墜落在山區。

60. 罹難的飛機墜落在偏遠山區。

61. 媽媽揹妹妹。

62. 媽媽揹妹妹拿茶杯。

63. 聖誕卡片。

64. 他寄聖誕卡片。

65. 去年他寫聖誕卡片寄給我。

66. 颱風警報。

67. 有颱風警報不可登山。

68. 有陸上颱風警報時不可登山。

69. 草莓蛋糕。

70. 草莓奶油蛋糕。

71. 這草莓奶油蛋糕口味特別。

72. 冰淇淋。

73. 夏天吃冰淇淋。

74. 喜歡在夏天吃冰淇淋。

75. 颱風天。

76. 颱風天打棒球。

77. 颱風天去釣蝦打棒球。

78. 花朵凋謝。

79. 花瓶中的花朵凋謝了。

80. 這個花瓶中的花朵沒澆水快凋謝了。

81. 停車場。

82. 室內停車場。

83. 這個室內停車場已客滿。

84. 非洲黃金鼠。

85. 非洲黃金鼠吃水果。

86. 非洲黃金鼠吃飼料和水果。

87. 池塘邊游泳。

88. 青蛙去池塘邊游泳。

89. 星期天青蛙去池塘邊游泳。

90. 口齒留香。

91. 這雞排吃了口齒留香。

92. 吃口齒留香的雞排要排隊。

93. 杯水車薪。

94. 這錢只是杯水車薪。

95. 這杯水車薪的錢不夠買一台筆電。

附錄 14 華語常用語句材料

1. 嗨！	26. 煩！	51. 借過！
2. Ya！	27. 給！	52. 再見！
3. 對！	28. 喝！	53. 拜託！
4. 不！	29. 吃！	54. 糟糕！
5. 好！	30. 臭！	55. 抱歉！
6. 喂！	31. 氣！	56. 還好！
7. 要！	32. 乖！	57. 有嗎？
8. 誰？	33. 爛！	58. 哪有？
9. 我。	34. 遜！	59. 是誰？
10. 他。	35. 壞！	60. 會嗎？
11. 你。	36. 敢？	61. 沒有。
12. 有。	37. 屁！	62. 不會。
13. 來！	38. 等！	63. 起來！
14. 走！	39. 哈！	64. 拿走！
15. 去！	40. 哈囉！	65. 拿去！
16. 快！	41. 你好。	66. 給你。
17. 滾！	42. 好啊！	67. 不好！
18. 別！	43. 好了！	68. 好餓！
19. 棒！	44. 不要！	69. 好吃！
20. 糟！	45. 不對！	70. 好喝！
21. 是！	46. 不算！	71. 好玩！
22. 鬼！	47. 不錯！	72. 好渴！
23. 吼！	48. 別急！	73. 好吵！
24. 哼！	49. 別怕！	74. 好癢！
25. 唉！	50. 謝謝！	75. 好笑！

76. 好痛！
77. 好大！
78. 好少！
79. 好多！
80. 好累！
81. 好熱（冷）！
82. 好貴！
83. 好笨！
84. 好難！
85. 好棒！
86. 好臭！
87. 好乖！
88. 好香！
89. 好醜！
90. 好軟！
91. 好硬！
92. 好爛！
93. 好扯！
94. 好瞎！
95. 好巧！
96. 好遜！
97. 好土！
98. 好蠢！
99. 好爽！
100. 加油！
101. 趕快！
102. 快點！
103. 算了！

104. 噁心！（真噁心）
105. 放屁！
106. 瞎掰！
107. 睡覺！
108. 生氣！
109. 開心。
110. 糟了！
111. 請便！
112. 你敢！
113. 一起（去）。
114. 騙人！
115. 對了（啊）！
116. 安啦！
117. 現在。
118. 馬上！
119. 幼稚！
120. 閉嘴！
121. 別動。
122. 別急。
123. 別說。
124. 住手！
125. 休想！
126. 夠了！
127. 掛了！
128. 廢話！
129. 討厭！
130. 少來！
131. 吹牛！

132. 才怪！
133. 活該！
134. 機車！
135. 狗腿！
136. 鬼扯！
137. 鬼爛！
138. 笨蛋！
139. 白目！
140. 小氣！
141. 倒楣！
142. 愛現！
143. 作夢！
144. 請客！
145. 請問？
146. 對不起！
147. 一定要！
148. 我發誓！
149. 趕快來
　　　（走、去）！
150. 我不會（要）！
151. 我也要！
152. 麻煩你。
153. 行行好。
154. 我想要。
155. 看電視。
156. 可以嗎？
157. 何必呢？
158. 要不要？

159. 有沒有？
160. 多少錢？
161. 貴不貴？
162. 你是誰？
163. 你瘋了！
164. 你傻了！
165. 不見了！
166. 不可以！
167. 不管了！
168. 不要說（了）。
169. 不對勁。
170. 不舒服。
171. 沒有啊！
172. 沒有了！
173. 別說（提）了！
174. 算了吧！
175. 弄壞了！
176. 壞掉了！
177. 破掉了！
178. 沒電了！
179. 又來了！
180. 又錯了！
181. 我贏了！
182. 我輸了！
183. 我累了！
184. 起床了！
185. 睡覺了！
186. 真討厭！

187. 真麻煩！
188. 真遺憾！
189. 真沒用！
190. 真偏心！
191. 真倒楣！
192. 真好吃！
193. 真好玩！
194. 真好聽！
195. 真幸福！
196. 真好笑！
197. 真厲害！
198. 無所謂！
199. 沒關係！
200. 都可以！
201. 好可愛！
202. 好難過。
203. 好難看！
204. 好漂亮！
205. 好美啊！
206. 好便宜！
207. 好可惜！
208. 好過癮！
209. 好無聊！
210. 好噁心！
211. 好肉麻！
212. 超噁爛！
213. 等一下！
214. 成功了！

215. 笑死人！
216. 就是囉！
217. 猜猜看？
218. 猜對了。
219. 真是的！
220. 太神了！
221. 太貴了！
222. 太好了！
223. 閉嘴啦！
224. 冤枉人！
225. 來幫忙（我）！
226. 不客氣！
227. 開玩笑！
228. 不要笑！
229. 好好玩（吃）！
230. 吵死人！
231. 很好用！
232. 很機車！
233. 急什麼！
234. 吃吃看！
235. 不錯吃！
236. 我還要！
　　（多一點）
237. 裝可愛！
238. 你發誓？
239. 隨便啦！
240. 快一點！
241. 慢一點！

242. 多一點！

243. 少一點！

244. 好一點。

245. 有空嗎？

246. 為什麼？

247. 怎麼了？

248. 要你管？

249. 你是誰？

250. 誰說的？

251. 是真的！（？）

252. 知道嗎！（？）

253. 有用嗎？

254. 多少錢？

255. 漂亮嗎？

　　（帥嗎？）

256. 羨慕吧？

257. 誰贏了？

258. 來打賭！

259. 來比賽！

260. 沒什麼。

261. 告狀王！

262. 鬼扯蛋！

263. 管他的！

264. 馬屁精！

265. 死定了！

266. 死要錢！

267. 死白目！

268. 幹得好。

269. 我不管！

270. 我喜歡。

271. 我保證！

272. 去你的！

273. 去死啦！

274. 給我滾！

275. 好恐怖！

276. 你糟了！

277. 想得美！

278. 神經病！

279. 無厘頭！

280. 我的天！

　　（喔麥尬）

281. 慢吞吞。

282. 別等了！

283. 別作夢！

284. 別生氣！

285. 別亂來！

286. 別亂搞！

287. 別雞婆！

288. 別傻了！

289. 別催我！

290. 別害我！

291. 別嚇我！

292. 別煩我！

293. 別鬧了！

294. 別學我！

295. 別多嘴。

296. 別看我！

297. 別理他（我）！

298. 別緊張！

299. 別麻煩！

300. 別摸魚！

301. 別裝蒜！

302. 別見怪！

303. 別欠揍！

304. 別擔心！

305. 沒必要。

306. 才沒有！

307. 三條線！

308. 老毛病！

309. 烏鴉嘴！

310. 來表決！

311. 死心吧！

312. 去洗澡。

313. 去吃飯。

314. 不公平！

315. 不一定。

316. 很可能。

317. 可能是。

318. 都是你。

319. 氣死我（人）了！

320. 唉呦！好痛！

321. 好想睡覺。

322. 請問一下！

323. 別再說了！

324. 別聽他的！
325. 別笑死人！
326. 別開玩笑！
327. 別想歪了。
328. 別來無恙！
329. 真沒想到。
330. 多多包涵！
331. 看得出來。
332. 不好意思。
333. 不守信用！
334. 不要管我！
335. 不要騙我！
336. 不要吵我！
337. 不要過來！
338. 不要說了！
339. 沒有良心！
340. 我不相信。
341. 有話直說！
342. 再來一次！
343. 都可以啊！
344. 都是你啦！
345. 就是這樣！
346. 這是我的。
347. 這真好玩！
348. 真沒水準！
349. 就是這樣。
350. 贏的請客。
351. 急死人了！

352. 這是秘密！
353. 這比較好。
354. 他睡著了。
355. 叫他出來！
356. 我睡不著。
357. 我忘記了。
358. 我也要玩！
359. 我才不信。
360. 我不知道。
361. 我生氣了。
362. 我知道了。
363. 我不行了。
364. 我急著要。
365. 我頭好痛！
366. 嚇我一跳。
367. 問我問題。
368. 你很面熟。
369. 你會後悔。
370. 你等著瞧。
371. 亂七八糟。
372. 胡搞瞎搞。
373. 正是時候。
374. 好！沒問題！
375. 再說一次。
376. 是不是啊！？
377. 有沒有空？
378. 是這樣嗎？
379. 這是什麼？

380. 這是誰的？
381. 什麼時候？
382. 這樣好嗎？
383. 有人在嗎？
384. 你在哪裡？
385. 你知道嗎？
386. 究竟是誰？
387. 是真的嗎？
388. 要吃什麼？
389. 吃飽了嗎？
390. 哪裡不對？
391. 好不好嘛？
392. 什麼聲音？
393. 誰在那裡？
394. 看什麼看？
395. 該怎麼辦？
396. 那不然咧？
397. 那又怎樣？
398. 什麼意思？
399. 什麼樣子？
400. 算你厲害！
401. 沒有騙你。
402. 豈有此理！
403. 不用麻煩！
404. 又不會死。
405. 這個不好！
406. 有完沒完！
407. 沒完沒了！

408. 饒了我吧！
409. 原來如此。
410. 說話算話。
411. 下次再來（聊）。
412. 都幾點了！
413. 小氣巴拉。
414. 馬馬虎虎。
415. 算了吧你。
416. 直說無妨。
417. 太過分了！
418. 不守信用。
419. 來打勾勾。
420. 真搞死人。
421. 好久不見。
422. 說話不算話。
423. 上網查一下。
424. 自己想辦法。
425. 不是故意的。
426. 不能告訴你！
427. 我要睡覺了。
428. 我想休息了。
429. 太誇張了吧！
430. 大家一起來
　　　（去）！
431. 都是你害的。
432. 你方便就好。
433. 別冤枉好人！
434. 別幸災樂禍！

435. 你要小心喔！
436. 便宜沒好貨！
437. 好心有好報！
438. 真不是蓋的！
439. 這要問我媽
　　　（爸）。
440. 拜託，看一下！
441. 別急！慢慢來！
442. 噓！小聲一點！
443. 這樣才對嘛！
444. 包在我身上。
445. 不關我的事。
446. 你的名字是？
447. 誰管那麼多？
448. 這是誰弄的？
449. 有什麼好處？
450. 搞什麼東西？
451. 怎麼還不去？
452. 有這種事情？
453. 有什麼關係？
454. 穿什麼好呢？
455. 究竟是怎樣？
456. 到底怎麼了？
457. 發生什麼事？
458. 這樣瞭解嗎？
459. 搞什麼飛機？
460. 怎麼會這樣！
　　　（？）

461. 真是服了你。
462. 別鑽牛角尖！
463. 幫我一件事。
464. 大恩不言謝。
465. 重來！再一次！
466. 真是受不了。
467. 這不是重點。
468. 你想太多了。
469. 別欺人太甚。
470. 別加油添醋。
471. 信不信由你。
472. 門兒都沒有！
473. 我們是朋友。
474. 我懂你的意思。
475. 是真的，不騙你！
476. 我沒辦法決定。
477. 我要再說一次。
478. 請給我多一點。
479. 你怎麼會這樣？
480. 有什麼好吃的？
481. 你有沒有辦法？
482. 你在幹（做）什
　　　麼？
483. 為什麼不早說？
484. 有什麼了不起？
485. 要不要猜猜看？
486. 你說這什麼話。
487. 真是個好主意。

488. 算便宜一點吧！

489. 搞不清楚狀況！

490. 不要這樣子啦！

491. 這是我自己的。

492. 有總比沒有好。

493. 我真不喜歡這樣。

494. 好累，我想休息了。

495. 請安靜！不要講話！

496. 趕快藏（躲）起來！

497. 吃不下！不吃了！

498. 你問我，我問誰？

499. 你有沒有看到……？

500. 最近在忙什麼？

501. 你到底要怎樣？

502. 那不是很好嗎？

503. 事情就是這樣。

504. 有時候就會這樣。

505. 真的是這樣子嗎？

506. 才不是這樣子呢。

507. 有沒有什麼新聞？

508. 我覺得不舒服。

509. 這樣有益健康！

510. 今天天氣真好。

511. 船到橋頭自然直。

512. 人在福中不知福。

513. 早睡早起精神好。

514. 有一件事很奇怪。

515. 該怎麼辦，就怎麼辦。

516. 你究竟在想什麼？

517. 一樣米養百樣人。

518. 一寸光陰，一寸金。

519. 天底下沒新鮮事。

520. 有耕耘才有收穫。

521. 江山易改，本性難移。

522. 見怪不怪，其怪自敗。

523. 我想告訴你一件事情。

524. 不一樣，它就是不一樣。

525. 不要問我，我不知道。

526. 最近有什麼八卦（新聞）嗎？

527. 恭喜發財，紅包拿來。

528. 他們剛剛在說些什麼？

529. 最近有什麼新的消息？

530. 真沒想到事情會這樣。

531. 休息是為了走更長的路。

532. 只要你高興有什麼不可以。

533. 天下無難事，只怕有心人。

534. 別氣餒，成功是屬於堅持到最後的那個人。

國家圖書館出版品預行編目（CIP）資料

話在心‧口難言：運動性言語障礙的理論與實務／
鄭靜宜著. -- 初版. -- 臺北市：心理, 2013.09
面；　　公分. --（溝通障礙系列；65026）

ISBN 978-986-191-558-6（平裝）

1. 語言障礙　2. 神經語言學　3. 失語症

416.867　　　　　　　　　　　　　　102015152

溝通障礙系列 65026

話在心‧口難言：運動性言語障礙的理論與實務

作　　者：鄭靜宜
執行編輯：李　晶
總 編 輯：林敬堯
發 行 人：洪有義
出 版 者：心理出版社股份有限公司
地　　址：231026 新北市新店區光明街 288 號 7 樓
電　　話：(02) 29150566
傳　　真：(02) 29152928
郵撥帳號：19293172 心理出版社股份有限公司
網　　址：https://www.psy.com.tw
電子信箱：psychoco@ms15.hinet.net
排 版 者：龍虎電腦排版股份有限公司
印 刷 者：竹陞印刷企業有限公司
初版一刷：2013 年 9 月
初版四刷：2023 年 1 月
I S B N：978-986-191-558-6
定　　價：新台幣 450 元